U0295330

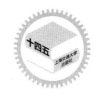

医学院校"十四五"规划教材
——临床护理新形态教材——

口腔颌面头颈肿瘤护理学

侯黎莉　王悦平　**主编**

教学课件　　拓展阅读
在线课程　　案例解析
云视频　　　复习与自测

扫一扫
获取数字资源

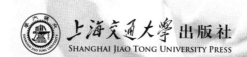

上海交通大学出版社
SHANGHAI JIAO TONG UNIVERSITY PRESS

内容提要

本教材为口腔护理专业新形态教材,主要内容包括口腔颌面头颈肿瘤护理学学科介绍,口腔颌面头颈良恶性肿瘤的围手术期护理,以及口腔颌面头颈肿瘤手术常用麻醉及护理、手术缺损修复重建护理、放化疗及靶向治疗护理、常见并发症护理、康复护理、护理专科技术操作等。同时,依托纸媒教材,通过二维码链接丰富、多元化的数字资源,如教学课件、在线课程、护理操作云视频、拓展阅读、案例解析、复习与自测等,内容丰富、形式多样,从而使教材内容立体化、生动化,易教易学。本教材适合临床护理本科生和研究生使用,也可供口腔颌面外科专科护士培训使用。

图书在版编目(CIP)数据

口腔颌面头颈肿瘤护理学/侯黎莉,王悦平主编
. —上海:上海交通大学出版社,2024.3
ISBN 978-7-313-30369-1

Ⅰ.①口… Ⅱ.①侯…②王… Ⅲ.①口腔颌面部疾
病—肿瘤学—护理学—教材②头颈部肿瘤—肿瘤学—护理
学—教材 Ⅳ.①R739.8②R739.91③R473.73

中国国家版本馆 CIP 数据核字(2024)第 043631 号

口腔颌面头颈肿瘤护理学
KOUQIANG HEMIAN TOUJING ZHONGLIU HULIXUE

主 编:	侯黎莉 王悦平		
出版发行:	上海交通大学出版社	地 址:	上海市番禺路 951 号
邮政编码:	200030	电 话:	021-64071208
印 制:	上海景条印刷有限公司	经 销:	全国新华书店
开 本:	787mm×1092mm 1/16	印 张:	23
字 数:	486 千字		
版 次:	2024 年 3 月第 1 版	印 次:	2024 年 3 月第 1 次印刷
书 号:	ISBN 978-7-313-30369-1		
定 价:	78.00 元		

编 委 会

主 审

何　悦　上海交通大学医学院附属第九人民医院

主 编

侯黎莉　上海交通大学医学院附属第九人民医院
王悦平　上海交通大学医学院附属第九人民医院

副主编

杨　悦　北京大学口腔医院
毕小琴　四川大学华西口腔医院
王宇群　南京医科大学附属口腔医院
张剑春　浙江大学医学院附属口腔医院

编委名单（按姓氏汉语拼音排序）

樊　丽　安徽医科大学附属口腔医院
范改萍　中国医学科学院肿瘤医院山西医院　山西省肿瘤医院
冯　培　齐齐哈尔市第一医院
胡崟清　上海交通大学医学院附属第九人民医院
黄梅梅　徐州市中心医院
李　冰　解放军总医院第一医学中心
李　娜　南昌大学第一附属医院
吕　青　中国医学科学院肿瘤医院
罗　姜　中南大学湘雅口腔医院
毛涵艳　浙江大学医学院附属口腔医院
毛　艳　上海交通大学医学院附属第九人民医院
缪云仙　云南省肿瘤医院
沈　龙　上海交通大学医学院附属第九人民医院
施佳敏　上海交通大学医学院附属第九人民医院
王海洋　四川大学华西医院

王　娟　甘肃省肿瘤医院

王　莉　武汉大学口腔医院

温作珍　中山大学孙逸仙纪念医院

吴福丽　南京医科大学附属口腔医院

徐诸凤　上海交通大学医学院附属第九人民医院

颜晶晶　丽水市人民医院

杨文玉　上海交通大学医学院附属第九人民医院

杨悦来　上海交通大学医学院附属第九人民医院

姚　华　上海交通大学医学院附属第九人民医院黄浦分院

殷玉兰　上海市奉贤区奉城医院

应元婕　上海交通大学医学院附属第九人民医院

余　红　安徽医科大学附属口腔医院

余　蓉　四川大学华西医院

曾　健　中南大学湘雅医院

张春谊　空军军医大学第三附属医院

张金凤　上海交通大学医学院附属第九人民医院

张　军　中国医科大学附属口腔医院

张媛媛　上海交通大学医学院

赵　婷　山东第一医科大学附属省立医院

赵小妹　上海交通大学医学院附属第九人民医院

郑莉莉　青岛大学附属医院

序

《口腔颌面头颈肿瘤护理学》一书即将出版,应主编之邀作序。肿瘤一直以来是严重危害人类身心健康的重大疾病,其中口腔颌面头颈肿瘤患者因疾病特殊的解剖部位,往往面临着呼吸、吞咽、发音、咀嚼、容貌等多方面的功能障碍,给患者的身心带来了沉重的负担。因此,患者对护理的需求相较一般肿瘤患者更高。而当前,我国护理学科教育仍以通科教育为主,专科护理人才发展缓慢,口腔颌面头颈肿瘤方向的护理人才尤为稀缺。

我国口腔颌面头颈肿瘤学历经 70 余年的辛勤耕耘,现已成长为国内多学科协作、具有鲜明特色及良好发展势头的学科内容之一。所谓"三分治疗,七分护理",医护应为一家,同舟共济,以患者的康复为共同宗旨。据此,由上海交通大学医学院附属第九人民医院护理部牵头,联合全国数家著名医院的护理专家合作编写的《口腔颌面头颈肿瘤护理学》,为培养高素质、高水平的口腔颌面头颈肿瘤专科高阶护理人才提供了一本更加科学严谨的专业指导书籍。

书中遵循理论联系实际的原则,不仅详细阐述口腔颌面头颈肿瘤领域的相关护理知识及护理技术,追踪国内外最新研究成果,还系统总结诸多医护人员关于该领域的丰富临床经验,成为国内首部特色鲜明的口腔颌面头颈肿瘤护理领域的专科著作。本书不仅是口腔专业护理人才培养及进修的重要教学参考书籍,更是培养口腔颌面头颈肿瘤方向护理人才的主要蓝本。希望广大致力于口腔颌面头颈肿瘤专科护理的医务人员能得益于此书,专业能力不断提升,为广大口腔颌面头颈肿瘤患者提供更好的护理和康复服务,为口腔护理事业的发展贡献力量!

中华护理学会口腔颌面外科护理专业委员会主任委员

中华口腔医学会口腔护理专业委员会主任委员

李秀娥

2023 年 10 月

前　言

随着医学科技的迅猛发展和医疗专业分支的不断细化，"专病专治"成为未来医学的发展方向。口腔颌面头颈肿瘤是全球十大恶性肿瘤之一，其治疗棘手、预后不佳。近年来，在医学诊疗及临床护理上面临着新的机遇和挑战，同时基于"生物-心理-社会"医学模式的转变，对医护人员如何努力提高患者生活质量也提出了更高的要求。

护理学自 2011 年成为一级学科以来，专科护理建设持续推进，而在口腔颌面头颈肿瘤护理领域的发展仍较为迟缓。为满足广大护生和护理人员的学习需求，发展特色专科护理，我们精心编写并出版了《口腔颌面头颈肿瘤护理学》一书，该书具有如下几个鲜明的特点：

1. 突出"口腔"专科及"肿瘤"专科的护理特色

本书系统、全面地介绍了口腔颌面头颈肿瘤专科护士必备的基本理论、基础知识与基本技能，铺垫与夯实了口腔颌面头颈肿瘤领域专科护理的临床应用基础。

2. 突出以患者为中心的整体护理理念

本书以护理程序为框架，充分体现了"以人为本"的整体护理理论在口腔颌面头颈肿瘤患者临床护理中的可及性与科学性，更进一步展现了护理人文关怀精神，提升护理服务品质。

3. 护理知识与口腔医学的发展紧密契合

本书在口腔医学新业务、新技术的临床应用基础上,及时增加和更新了相应的护理服务标准,能更好地帮助读者追踪学科前沿,提升专业能力。

《口腔颌面头颈肿瘤护理学》的出版凝聚了编者们的智慧和辛劳,展现了编者们严谨、认真、科学的工作作风和对口腔颌面头颈肿瘤护理学发展的竭心尽力之精神,在此对各位编委及参编单位的大力支持表示最诚挚的感谢!希望本书能够给予专业护理人员提供指导性意见!

由于时间仓促及编者水平的局限,书中可能出现不足及疏漏之处,还望广大读者和同道批评指正。

上海市口腔医学会口腔护理专委会主任委员
上海交通大学医学院附属第九人民医院护理部主任
医学博士、主任护师、博士生导师

2023 年 10 月

目　录

第一章 绪 论

第一节 口腔颌面头颈肿瘤护理学的发展及现状

一、口腔颌面头颈肿瘤的流行病学

头颈部肿瘤是发生在人体最复杂解剖区域的一类肿瘤,是全球第六大常见肿瘤,每年新增病例超过 66 万例,死亡 32.5 万例。广义的头颈部肿瘤包括口腔颌面部、耳鼻喉部和颈部的肿瘤,其中口腔颌面头颈肿瘤(oral and maxillofacial head and neck cancer)是指发生于口腔、鼻腔、鼻窦、喉和咽等部位的肿瘤,2020 年在全世界新发约 93.2 万例,死亡病例达 46.7 万例。口腔颌面部肿瘤的类型很多,其又有良、恶性之分。良性肿瘤常见有来源于软组织的涎腺混合瘤、牙龈瘤、血管瘤、淋巴管瘤、神经纤维瘤、纤维瘤等,来源于骨组织的巨细胞瘤、骨瘤等。恶性肿瘤以上皮性来源癌为常见;病理类型以鳞状细胞癌为主,其次为腺性上皮癌、基底细胞癌、未分化癌、淋巴上皮癌等;按其发生部位可分为牙龈癌、唇癌、颊癌、舌癌、口底癌、腭癌、上颌窦癌等。口腔颌面肿瘤的主要危险因素包括长期吸烟、酗酒、咀嚼槟榔、口腔黏膜疾病、口腔卫生状况差、病毒感染、不良修复体反复刺激等,多好发于中老年男性。近年来,随着人们生活习惯的改变和肿瘤疾病谱的演变,与人乳头状瘤病毒感染相关的口腔颌面肿瘤患者逐年增多,且多为年轻及非吸烟患者,给患者带来了巨大的疾病负担,也亟须引起公共卫生领域的关注。

二、口腔颌面头颈肿瘤学科的发展历史

20 世纪 90 年代至 21 世纪初期是中国口腔颌面外科走向世界的关键 20 年。1998 年中华口腔医学会口腔颌面外科专业委员会正式成立,并于次年正式加入国际口腔颌面外科医师学会。2001 年口腔颌面肿瘤学组也正式成立,华西口腔医院温玉明教授任第一任组长,学组的成立进一步推动了该领域的发展。2018 年 5 月,由 125 家成员单位组成的上海市第九人民医院集团口腔颌面头颈肿瘤诊治专科联盟正式成立,通过在

全国知名院校、省市级综合医院及口腔医院间建立医、教、研资源统筹协调和分工合作机制，以提高我国口腔颌面头颈肿瘤领域的整体水平，预示着头颈肿瘤由专科单一转变为多科整合的发展趋势。

2019 年 5 月，由口腔颌面头颈肿瘤学组、涎腺学组、修复重建学组、肿瘤内科学组及脉管瘤学组整合，成立了第一届口腔颌面头颈肿瘤专业委员会，上海交通大学医学院附属第九人民医院张陈平教授任第一任主任委员，并于 2019 年年底举办了以"聚合引领、协同发展——推进口腔颌面头颈肿瘤多学科团队（multiple disciplinary team，MDT）诊疗"为主题的学术大会，注册人数逾千位，盛况空前，充分体现了口腔颌面头颈肿瘤学充足的后备人才储备及良好的发展势头。历经 70 余年的辛勤耕耘，口腔颌面头颈肿瘤学已发展成为包括口腔颌面头颈肿瘤外科、头颈肿瘤放射、头颈肿瘤内科、颌面激光、脉管畸形、唾液腺疾患、种植赝复、修复重建、吞咽康复及肿瘤基础研究等多个方面，形成了具有鲜明中国特色的口腔颌面头颈肿瘤学科。

三、口腔颌面头颈肿瘤诊治的现状与护理重点

口腔颌面部良性肿瘤常见为无痛性肿块；恶性肿瘤表现为硬结扩大、肿物外突、表面溃疡等，逐渐向周围与深层组织浸润，伴有疼痛感，在硬结逐渐扩大、肿物外突的情况下易出现感染和出血。目前，口腔颌面肿瘤的治疗方案以外科手术为主，放化疗为辅，配合各种生物免疫治疗或药物靶向治疗。口腔颌面肿瘤手术部位解剖结构极为复杂，重要生理组织和结构紧密连接，外科根治手术后带来的舌、颊、颌骨等功能器官的缺损，影响患者呼吸、吞咽、言语、嗅觉、肩颈活动等重要生理功能。同时，该部位聚集着交错复杂的神经、肌肉、血管，极易发生出血、感染等并发症，术中往往遗留口腔颌面部软、硬组织的缺损和畸形，需要同期行皮瓣移植修复术。由此可见，患者术后的护理需求较高。

护理学是以自然科学和社会科学理论为基础，运用护理理论、知识、技能及其发展规律来维护、促进、恢复人类健康的综合性应用科学，是医学科学中的一门独立学科。随着"生物-心理-社会"医学模式的转变，现代医学的诊疗目标不仅仅需要延长患者的生存时间，更需要关注患者的生活质量。提高患者围手术期及出院后生活质量是提高患者满意度，提升护理服务水平的一项重要评价指标。口腔颌面头颈肿瘤患者的常规护理重点可包括以下几项。

（一）重视高龄合并基础疾病口腔癌患者的护理

口腔颌面肿瘤好发于 50～65 岁的中老年人，随着我国人均寿命的提高，高龄和全身状况较差的口腔癌患者也逐渐增多，这给临床的治疗和护理带来了更大的挑战。随着年龄增长，老年患者机体组织器官功能逐渐衰退，术前营养状态及电解质状态也较差，对手术的耐受力降低，同时不少老年人术前可能合并高血压、糖尿病等心脑血管疾病，长期服用多种药物，这也不同程度地增加了麻醉风险及手术风险。术前护理人员应积极配合医生做好各种术前评估及检查，稳定基础疾病，帮助患者及家属调整身体状态和情绪应对。口腔颌面肿瘤手术因创伤切口大、手术时间长、术中出血量大、部分患者

保留人工气道等综合因素,易引起老年患者术后切口及全身感染。因此,除预防性使用抗生素外,护理人员应重视患者的日常口腔卫生,根据患者进食方式及清醒程度,制订合适的口腔清洁方案,改善口腔内干燥、异味、血痰痂、黏膜红肿等问题。对痰液黏稠的患者严格遵守无菌操作原则,按需吸痰,通过雾化治疗稀释痰液,防止患者因痰液堆积引起的坠积性肺炎、吸入性肺炎或窒息。同时,因伤口引流和体位制动,患者一般被动卧床 3～5 天,自理能力降低,高龄尤其伴心血管疾病患者容易出现血流灌注缓慢,护理人员应早期拔除非必要中心静脉置管,遵医嘱使用抗凝药物、气压泵治疗等措施,防止患者出现深静脉血栓。此外,手术应激刺激、麻醉药物接触、术后引流管感染、体位制动等多种因素会使老年口腔癌患者术后谵妄发生率升高。术后谵妄会延长患者的住院时间,提高术后并发症的发生风险和病死率,增加患者远期并发症或后遗症。护理人员应及时评估患者的认知状态,必要时对老年重症患者行路径化管理和个案管理,针对性地做好术后病情观察,早期进行预防干预。

(二) 关注手术并发症,重视患者围手术期管理

口腔颌面肿瘤患者术后常见并发症包括切口出血、伤口感染、皮瓣坏死、获得性肺炎等。护理人员应协助患者充分评估营养状况及全身系统性疾病,完善术前检查,对于检查结果有异常或基础疾病难以控制的患者,应请相关学科会诊,MDT 及时干预。口腔颌面肿瘤患者术后特异性并发症为皮瓣血管危象,亦称血循环危象,是指缝接吻合的血管发生血液通路受阻,从而危及移植组织体成活的一种病理现象,多发生在术后 24～72 h 内。常见原因包括血管受压、疼痛刺激、慢性感染等带来的血管痉挛或吻合口张力过大引起的血栓。术后 3 天内,护理人员应每小时密切观察患者的皮瓣颜色、温度、质地及血运情况,完整观察整个皮瓣形态,做到每班交接和对比。在患者卧床期间,护士也应注意其体位的摆放,避免对血管吻合口及走向部位的机械刺激。一旦患者出现皮瓣血管危象,须急诊手术探查,必要时接受二次手术。此外,术后护理人员应密切观察患者的生命体征,关注患者引流液的颜色、性状和容量,注意维持患者血糖、血压、出入液量平衡及电解质平衡,保障患者围手术期安全。

(三) 加强带管出院患者的居家健康指导

口腔颌面肿瘤带管出院患者常规携带气管套管或胃管。口腔是上消化道的起始,毗邻上呼吸道、颅底等重要解剖结构,是行使呼吸、咀嚼、吞咽及辅助言语等生理功能的重要器官。口腔颌面肿瘤根治性手术常造成口腔、口底等组织大范围缺损,患者术后是否发生吞咽困难及吞咽困难的程度与术中切除部位有着密切的联系。舌癌及口底癌患者因肿瘤切除部位在吞咽过程中发挥较大作用,术后更易在较长时间表现为吞咽障碍,需要通过留置胃管保证足够的营养摄入和避免误吸。同时,高龄并发基础疾病或肿瘤部位靠近呼吸肌的患者容易发生上呼吸道急性梗阻,往往行预防性气管切开,帮助患者维持气道通畅。由此,医护人员需早期做好带管出院患者及家属的健康指导,通过视频、亲身示范、手册、讲义等多种形式帮助患者及家属掌握居家胃管及气管套管的护理,积极做好出院准备服务,重视出院后延续护理的开展。此外,口腔颌面头颈肿瘤患者因手术部位、手术方式的不同,往往可能遗留张口受限、吞咽障碍、肩关节损伤等不良反应,医护人员应指导患者在合适的康复时机和康复方法下进行专科康复训练;通过电话、微信平台、专科门诊、APP软件应用等定期追踪随访患者的恢复情况,为出院患者提供专业的、针对性的服务。

(四) 予以患者积极的心理支持

肿瘤患者及家属存在着不同程度的焦虑、恐慌和抑郁情绪,尽管口腔颌面头颈肿瘤患者术中常规接受缺损组织的功能性重建,患者的外形、交流能力仍然受到一定程度的破坏,多数患者术后可能出现"被隔离"和"自我封闭"等不良心理状态,使其不能很好地配合术后康复锻炼,对患者手术治疗效果及术后生活质量造成了不良的影响。因此,医护工作有必要予以患者及家属积极的心理支持,通过对疾病及治疗预后等的健康教育,增强患者疾病治疗的信心,提高治疗的依从性。

四、口腔颌面头颈肿瘤护理学的发展未来

(一) 打造口腔颌面头颈肿瘤专科护理特色

随着医疗模式的转变及医疗服务需求的多元化发展,开展专科护理门诊(nurse-led clinics,NLCs)是满足患者各种健康保健需求的必然趋势。专科护理门诊作为一种高级护理实践模式,是指以护士为主导、在门诊开展的正式有组织的卫生保健服务,也是实现全民健康覆盖和可持续发展目标的重要方式,建立和完善专科护理门诊,不仅有助于满足患者就诊需求、追踪患者预后状况,也有利于体现大健康时代背景下"优质护理"及"延续性护理"服务的特点,促进护理学科的稳步发展。目前,我国专科护理门诊正处于探索阶段,各类专科护理门诊应运而生,上海交通大学医学院附属第九人民医院开设了全国首家口腔颌面头颈肿瘤护理专科门诊,并成立了"口腔颌面头颈肿瘤护理创新工作室"。该门诊由资深口腔颌面头颈肿瘤科的主任师及其团队成员坐诊,主要针对口腔颌面头颈肿瘤患者进行症状管理,包括手术及放化疗后各类不良反应的预防及康复建议,如吞咽困难、口干、口腔溃疡、放射性皮炎、肩关节障碍、恶心呕吐、骨髓抑制、营养失调、疲乏等,旨在为患者提供一个集康复、营养、心理护理等为一体的综合护理场所,帮助患者根据具体情况制订个性化护理方案,早期进行预防性康复锻炼和评估,实现科学化、系统化、专业化的医疗咨询及指导,并定期随访患者的预后状况,进而帮助患者巩固医学治疗的效果,提高生活质量。

(二) 培养口腔颌面头颈肿瘤专科护理人才

口腔健康是居民身心健康的重要标志,《"健康中国2030"规划纲要》明确提出要加强全民口腔卫生保健,国家卫健委发布的《健康口腔行动方案(2019—2025)》也提出以预防为主,防治结合,提高居民口腔健康水平。肿瘤作为危害人类身心健康的第一杀手,势必受到口腔医务人员的极大关注。专科护士是指对某一健康问题或在特定护理

领域具有较高的知识储备及专业决策能力、创新整合能力、知识传授能力及与各学科部门协调沟通能力的护士。我国专科护士发展正处于初级阶段,口腔专科护士更是起步较晚,国外设置了牙医助理及口腔卫生士岗位,其培养和实践趋于成熟。由于我国口腔医学专业的特殊性,自 20 世纪 60 年代起设立了专门的口腔医学学科教育,而口腔护理专业仍缺乏系统的院校教育。我国口腔科护士在校期间多接受的是护理专业通科教育,较少涉及口腔专业知识培训。《2015 年普通高等学校高等职业教育(专科)专业目录》中口腔护理首次作为护理专业的专业方向出现,目前仅有北京大学、吉林大学和四川大学开设了口腔临床护理方向的硕士教育,高职教育仍是口腔护理方向院校教育的主体。由此可见,我国口腔专科护理方向的人才培养还有较大的上升空间。同时,我国口腔专科护士培训多在局部地区和重点医疗机构展开,缺乏全国专家的论证,课程体系差异较大,缺乏系统性和规范性,且尚未形成国家层面统一的口腔专科护士考核与认证制度,具体职责范围有待进一步考证。鉴于口腔健康和肿瘤防治的重要意义,未来应夯实口腔护士专业教育,奠定职业拓展基础,增加口腔结构、口腔肿瘤、口腔预防保健等内容的学习,促进以岗位需求为导向的口腔专科护士培养与实践。

(侯黎莉)

第二节 口腔颌面头颈肿瘤护理学工作的任务及特点

口腔颌面头颈肿瘤恶性肿瘤治疗方式往往是外科手术联合放化疗等综合治疗,严重影响患者的生活质量。因而正确运用专业、连续、完整、科学、针对性的口腔颌面头颈肿瘤护理知识来满足患者的身心需求,提高患者生活的质量是口腔专科护士的责任和义务。

一、口腔颌面头颈肿瘤护理学工作任务

口腔颌面头颈肿瘤不仅使患者身体受到伤害,同时也对其身心健康造成了不良影响。从处置肿瘤的角度上来看,有必要对其进行预防和治疗。口腔颌面头颈肿瘤虽然属于一种高危疾病,但采取了相应的措施,整体上可预防和控制疾病的发生和发展。因此,每个人都应该重视自己的健康,及时了解肿瘤的相关知识,以应对口腔颌面头颈肿瘤发病的风险。作为口腔颌面头颈肿瘤专科护士,除了具备相应的基础知识外,还需要增强职业技能,多方面学习研究肿瘤诊疗和护理体系,深入了解患者的心理、生理和全生命周期的特殊需求,系统性剖析患者的治疗状况,提供针对性的护理支持和建议,深入探讨肿瘤护理实践中出现的问题,以提高实施效果。口腔颌面头颈肿瘤护理工作的主要任务有以下几个方面。

(一)减轻痛苦

近年来心理痛苦逐步取代焦虑和抑郁成为心理社会肿瘤学研究的热点。口腔颌面

头颈肿瘤的临床症状中,疼痛发生率最高,包括术后伤口疼痛及晚期癌痛,减轻患者的疼痛及心理痛苦是医护重点工作之一。根据所掌握的口腔颌面头颈肿瘤医学、护理知识,口腔专科护士应充分认识口腔颌面头颈肿瘤给患者带来的巨大身心痛苦,对患者进行全面的评估、整体分析,满足其生理、心理和社会需求。对于良性肿瘤患者来说,护士应做好专业知识宣教,减轻患者因知识缺乏导致的心理痛苦;对于恶性肿瘤患者,专业护士应帮助其减轻因手术、放化疗带来的身心痛苦;应对患者进行整体评估与分析,制订个性化护理方案,减轻术后疼痛及术后面形改变带来的身心痛苦,确保患者能得到及时的救治和专业的护理,最大限度地减轻痛苦,提高舒适度。

(二) 维护健康

以整体护理理念为指导,通过全流程系统性干预,运用护理程序的理论和方法,实现健康护理与指导的全面化、个性化实施。积极缓解护理对象存在的各种护理问题,帮助其建立维护健康的自主能动性,改善生活质量。术前通过健康宣教,术后指导患者保持正确的休息体位,加强术后体征和病症变化观察,保持皮肤的清洁与干燥,加强皮瓣血运以及负压引流的观察,严格把控植皮伤口出血以及感染的护理等。以上措施对患者的生活质量提升和机体健康均有积极作用。随着人们对健康从单一维度需求转变为多维度需求,患者健康的维持甚至是改善也逐渐成为护理工作的重点。

(三) 预防疾病

口腔颌面头颈肿瘤作为常见的恶性肿瘤之一,对患者的健康造成严重威胁。护士在临床护理中不仅要关注治疗,还要注重预防,以减轻疾病的社会负担。口腔颌面头颈肿瘤的预防不仅是医学领域的挑战,也是护理工作中的重要使命。护士在预防口腔颌面头颈肿瘤方面发挥着关键作用,通过健康教育、风险评估、康复支持等策略,可以降低疾病发病率、提高患者生活质量。

通过整合临床知识和健康教育,口腔颌面头颈肿瘤科护士能够为患者提供个性化的预防策略,帮助他们降低疾病风险、促进康复;与患者建立紧密的联系,传授有关口腔颌面头颈肿瘤预防的知识。通过个体化的健康教育,护士可以帮助患者了解风险因素、认识早期症状,并掌握健康维护的基本原则。与患者的每次接触中进行风险评估,根据评估结果,护士可以制订个体化的预防计划,包括定期筛查、行为干预等,以降低疾病风险。鼓励患者积极参与健康促进活动,通过制订可行的生活方式改变,帮助患者减少不健康行为,增强身体免疫力。还可借助信息化实时监测患者的健康状况,通过数据分析可以提前发现异常情况,为患者提供及时的干预建议。与社区健康推广活动,与社区卫生人员、营养师等形成多学科合作。联合社区资源,护士可以在更广泛的层面上推广健康教育,提高口腔颌面头颈肿瘤的防控水平。

口腔颌面头颈肿瘤科护士在预防疾病方面扮演着关键的角色,通过健康教育、个体化风险评估和创新的策略,可以帮助患者降低疾病风险、提高生活质量。科技应用和社区合作为护士提供了更广阔的平台,为患者提供更全面的预防支持。

(四) 促进康复

护士应用所学的专业知识及技能,为患者提供口腔颌面头颈部护理保健及服务,并开展健康教育,通过为患者宣教术后饮食、口腔卫生、功能锻炼、注意休息、定期复诊等专业知识,纠正患者不良的卫生习惯及生活方式,针对性地采取手术部位的干预措施,提供综合性的整体保健医疗,达到促进健康、预防疾病和恢复功能的目的。

口腔颌面头颈肿瘤外科修复重建患者居多,此类患者术后康复护理也是重中之重。术后护理主要包括:体位护理、移植皮瓣危象的观察、用药护理、伤口引流管护理、口腔护理、早期营养支持、心理护理等。出院后的护理也是患者能否顺利康复的关键,实施延续性护理可以大大提高患者的康复效果。延续性康复护理提倡以患者为中心,根据患者的性格和具体病情制订适合的护理方案,与患者建立融洽的关系,安抚和消除患者的不良情绪,尽可能让患者感觉到舒适,避免心情大幅波动,同时加以健康知识的宣教,使患者对疾病和治疗有正确的认知和了解,帮助患者建立治疗信心和依从性,维持最佳健康状态。

二、口腔颌面头颈肿瘤护理学工作特点

(一) 构建多学科团队(MDT)护理新模式

口腔颌面头颈肿瘤治疗方式是手术为主的综合治疗。由于解剖结构复杂,口腔颌面头颈肿瘤极易造成患者的呼吸道阻塞,导致窒息从而危及生命。因此,护士除掌握基础理论知识及技能以外,还需掌握口腔颌面头颈肿瘤科基础理论知识以及相关的专科护理技能。

口腔颌面头颈肿瘤在治疗过程中导致不同程度的吞咽障碍,使患者吞咽困难,导致营养不良。多数患者就诊时已存在颈部巨大肿块、嗓音改变、咽部疼痛、口咽腔出现新生物、难愈合溃疡、吞咽困难、呼吸困难、喉部喘鸣音、进食水呛咳、持续耳痛和耳鸣或听力下降、张口困难、嗅觉丧失、持续鼻阻塞或鼻出血等症状;部分患者合并营养不良、吸入性肺炎、脱水、贫血,就医延迟现象也普遍存在。喉癌、口腔癌患者往往有不良烟酒嗜好,由于口腔颌面头颈肿瘤常用治疗方法为手术、放疗或化疗中的 $1\sim3$ 种结合,任何一种或多种方法相结合后都会严重影响患者的生活质量。口腔颌面头颈肿瘤本身或治疗过程中所引起的自我形象改变和言语障碍常导致患者焦虑、抑郁、恐惧、自卑等情绪障碍。随着时代的进步和护理模式的转变,恶性肿瘤患者心理、康复护理、社会护理、临终关怀等边缘学科也逐渐渗透在护理专业中。口腔颌面头颈肿瘤护理学是一门多学科专科护理工作,涉及心理学、营养学、康复学、社会学等。因此,护士须全面评估患者,熟练运用 MDT 护理模式,以患者的实际情况为基本出发点,掌握整个疾病的发展过程,熟知治疗方案,了解疾病预后及转归,结合患者自身病情,通过多学科协调配合,制订针对性护理干预措施,加强与患者的交流和沟通,为患者提供最舒适化的护理服务,提高患者的生活质量。

（二）重视患者生活质量，加速延续护理实施

口腔颌面头颈肿瘤导致的局部软组织缺损使患者承受巨大的生理痛苦和心理压力。治疗过程中出现的容貌改变、语言障碍及吞咽障碍、社交困难等现象，将导致患者的自我价值感降低。同时，患者对于自身疾病情况和预后不确定性的关注也使得其负性心理愈加严重。

针对这类情况，通过实行阶梯式护理模式，护士的护理工作可以有效地帮助口腔颌面头颈肿瘤患者摆脱心理困扰，在这一过程中指导患者学会自我调适，更多地调动正向情绪。对患者而言，个人的社会形象改变会影响其心理健康，甚至导致生活质量的降低，而适时的社会支持能够减轻这一问题给患者带来的负面影响。口腔颌面头颈肿瘤术后出院患者在适应社会过程中难免会出现消极情绪，患者家属和朋友的关心和支持则可以及时帮助患者释放、转移其消极感受，更好地帮助患者康复后快速融入社会，使其以较为积极的态度面对生活，在面临工作等情况时保持心态放松，提高生活质量。护士在患者治疗结束后的延续护理中扮演着关键角色，通过专业的康复锻炼和功能恢复计划，帮助患者恢复正常功能，提升患者及家属的自我照护能力。如癌症已发展至终末期，护士可为患者提供舒适的环境，减轻痛苦感受。通过临终关怀手段，可使患者保持良好的生活状态和较高水平的生活质量，增强自我效能，最终达到提高生命质量的目的。

（三）关注心理、社会因素对患者的影响

2020 年的国际肿瘤研究会报告指出，全球恶性肿瘤的发病和死亡病例持续增加，每年发病率增幅约为 3.9%，死亡率增幅为 2.5%，这对全球公共卫生构成了持续性挑战。近年研究表明，心理和社会因素通过神经-内分泌-免疫轴影响肿瘤的发展。恶性肿瘤患者常出现不良心理，影响治疗效果和生存质量，心理干预成为关键。尽管我国在肿瘤患者心理干预方面相对滞后，但随着医学模式的转变，该问题逐渐受到重视。研究表明，心理治疗可以改善患者的身心状况，包括减少治疗不良反应、焦虑和抑郁症状。还有研究指出认知行为疗法可以减轻乳腺癌患者的术后心理问题。对于口腔颌面头颈肿瘤患者来说，其心理健康受到显著影响，这其中社会心理因素不可忽视。口腔颌面头颈肿瘤科护士在健康教育方面发挥重要作用，引导家庭支持可以促进患者缓解不良情绪，配合康复治疗。

因需要切除部分组织，口腔颌面头颈肿瘤治疗可能导致永久性的外貌和声音改变，这对患者的自我认同和身体形象造成了冲击。同时，由于缺乏关于口腔颌面头颈肿瘤的准确认知，患者可能产生过度的恐惧和焦虑。口腔颌面头颈肿瘤科护士需要重建患者的自我认同感和自尊心；通过专业信息分享宣教，提供关于应对策略和资源的信息，帮助他们建立正确的认知，减轻不必要的心理负担。与医疗团队的有效沟通对于患者的心理健康至关重要。口腔颌面头颈肿瘤科护士的沟通可以减轻患者的焦虑和不安，帮助他们更好地了解治疗计划和预期结果。同时，积极的医疗体验也会增强患者对治疗的信心，促进康复。结合心理治疗、心理教育和支持团体等，帮助患者应对焦虑、抑郁等情绪问题,提高心理韧性,从而帮助患者更好地管理疾病。为患者提供一个分享经验、互相支持的平台,减轻他们的孤独感。社会心理因素在口腔颌面头颈肿瘤患者的心理健康中起着至关重要的作用。口腔颌面头颈肿瘤科护士应充分了解这些因素,并为患者提供全面的支持,包括情感支持、信息支持、实质支持和心理治疗等。通过关注社会支持、自我认同、疾病认知和医疗沟通等方面,可以帮助患者更好地应对困境,促进康复和心理健康。

(四)突出预防保健及健康科普

口腔颌面头颈肿瘤的主要诱因是烟草和酒精。口腔颌面头颈肿瘤的发病案例中至少有 75% 与吸烟、酗酒有关。临床数据也显示,吸烟 20 年后口腔颌面头颈肿瘤也进入高发时期。同时,烟酒组合在一起会制造更大的危险。事实上,吸烟并酗酒的人群头颈癌的发生率要比不吸烟、不喝酒的人高出 15 倍。此外,肿瘤的发生机制复杂,不规律的生活作息、不良的饮食习惯都会增加肿瘤发生的风险。在生活中,大家应该要有预防头颈肿瘤的意识。预防比任何的治疗手段都要简单、直接而且有效。远离烟草和酒精,尽可能地远离病毒感染以及不健康的食品,也能最大限度地保护自己,减少肿瘤的发生。

国内外 50 年来的防癌经验证实,约有 30% 的癌症病例是可以通过健康科普教育及健康促进来预防和控制的。健康科普教育可贯穿癌症防治的始终,口腔颌面头颈肿瘤的发生与不健康的生活方式有着密切的关系。开展口腔颌面头颈肿瘤健康科普,通过科普讲座、科普节目、科普文章等方式,将预防口腔颌面头颈肿瘤的知识生动地展现出来,提高人们对口腔颌面头颈肿瘤的认知并做出态度和行为的转变,树立肿瘤可预防的观念,改变不健康的生活方式和习惯。

(五)重视放化疗不良反应的护理及健康指导

口腔颌面头颈肿瘤是一种恶性程度较高的肿瘤,特别是伴有淋巴结转移时,由于肿瘤侵及的范围较大,手术治疗效果差,同步放化疗为首选的治疗方法,但放化疗过程中常伴有不同程度的不良反应。对患者进行全程健康教育并配合适宜的护理措施,能有效减轻患者的心理压力与放化疗的不良反应,提高其生活质量及生存质量,有利于癌症治疗。除常规的护理之外,护士要重视放化疗不良反应的护理。护理重点在于对皮肤黏膜损伤、放射性脑组织损伤、胃肠道反应的护理,以及保护骨髓、减轻免疫抑制、预防感染、防止药液外渗。除此之外,放化疗患者常常存在焦虑、悲观、恐惧等心态,护士需要特别注意患者的心理状态,采取分析性、支持性、暗示性的心理护理,从而预防和减轻患者的心理压力。与此同时,正确的健康指导也是必不可少的,可在整个放化疗过程中进行健康宣教,包括运动与休息、饮食、用药及心理指导。

(六)开展护理科研,提高口腔颌面头颈肿瘤护理学科的发展

护理科研是促进护理学科发展、提高护理服务质量的重要方法。护理科研是护理学科工作的重组成部分,大力开展护理科研,将更多的科研成果应用于临床护理工作

中,是加快学科发展的必经之路。口腔颌面头颈肿瘤护理是多学科专科护理,对护理专业知识要求高,护士的科研能力是专业素质的重要组成部分,与护理质量的提高密切相关。随着口腔颌面头颈肿瘤外科学的不断发展,开展护理科研,利用科研指导临床实践,推动护理学科发展,促进医院发展。

(七)拓展口腔颌面头颈肿瘤护理服务范畴

伴随社会的发展及需求,口腔颌面头颈肿瘤护理工作从面对疾病转为面对疾病人群;护理服务从局限医院走向社区,深入患者家中,建立家庭病床,护士应随时到患者家中访视,指导并培训家属学会一些基础护理技术,提高患者自我护理能力。

(张春谊)

第三节　口腔颌面头颈肿瘤护理学中的人文关怀

"医学必定是'人学',因为它研究'人'的健康与疾病,因为它服务于'人'的保健与治疗"。这是北京大学医学部王一方教授写在《医学人文十五讲》封面上的一句话。笔者认为,相比于医学,护理学更是一门"人"学,一门艺术的科学。学术界对质性研究范式的质疑和争议从未停止,而越来越多的护理学研究者认为质性研究恰恰是护理学的本质。通过质性研究了解患者的体验,挖掘体验背后的原因,并试图从根本上去解决问题。这种共识的达成正验证了护理对象是"人",而非疾病。肿瘤病房总是一个严肃又忧伤的地方,口腔颌面头颈肿瘤科的护理人员应该都读过千千万万患者愁容满面的脸,但应该如何在这样的病房里为患者带来一丝温暖,如何让这样的患者在疾病康复的同时还能是一个有用的社会成员,如何让这些患者具备心理上的豁达,便是本节的主旨——护理人文关怀。

一、护理人文关怀的概念

《护理人文关怀:理论与实践》一书中指出,护理人文关怀是哲学与护理学的有机结合。现代护理中对人文关怀的认识和界定是非常丰富的,目前护理界普遍认为关怀在护理中有三层含义。第一层是照顾和帮助,即护理行为。第二层是关心和关爱,即对患者情感的表达。第三层则是小心谨慎,即对自己行为所承担的一种责任。2021年中国生命关怀协会人文护理专业委员会发布的《医院护理人文关怀实践规范专家共识》中提到,护理人文关怀是指在诊疗护理过程中护理人员本着人道主义精神对患者的生命与健康、权利与需求、人格与尊严、生活质量与生命价值的真诚关怀和照顾。一直以来,护理人员被比喻为"白衣天使",这就蕴含了人民和社会对"护士"这个职业角色人文属性的解读,包含了纯洁善良、救死扶伤、无私奉献等。因此,护理人文关怀的统一界定虽一直在被探讨,但可以达成共识的是,护理人文关怀主张以"人"为中心,是护理的中心思想。

二、人文关怀在口腔颌面头颈肿瘤护理中的重要性

口腔颌面头颈肿瘤尚不能称作一种大众常见的疾病,却也绝非小众或者罕见。口腔颌面头颈肿瘤患者正在成为越来越不容忽视的特殊群体。其特殊性主要体现在以下两个方面。

(一) 症状的特殊性

目前口腔颌面头颈肿瘤患者的治疗以外科手术为主,可分为"切除"和"重建"两大类。而因为口腔颌面头颈肿瘤特殊的疾病解剖位置,患者不仅要面临和其他癌症相同的疼痛、疲乏等全身共性症状,而且有超过 90% 的患者会伴有不同程度的吞咽、呼吸、言语功能障碍、张口受限、肩关节活动障碍等特异性症状以及颜面部创伤,给患者的术后症状管理和康复带来了巨大的挑战。

(二) 社会心理的特殊性

上述特异性症状会给口腔颌面头颈肿瘤患者带来尤为突显的社会心理问题,例如自我形象紊乱、社会疏离、自尊心下降等,严重阻碍其社会参与或社会康复。该类患者常因担心口齿不清、无法正常饮食、面部创伤等问题带来的"异样眼光",导致社会参与的主体意愿大大降低。头颈癌患者的自杀率是其他癌症患者的 2 倍之多。头颈癌患者完成治疗后重返工作岗位的比例较其他癌症种类者低,仅为 32%。

基于上述两方面的特殊性,口腔颌面头颈肿瘤患者在功能康复和社会康复两个维度上的痛点和难点问题较为突出。患者康复难度较大,仅依赖科学技术手段是无法实现患者身心全面康复的,这之间的鸿沟就需要医护人员用关怀去填补。因此,护理人文关怀的作用就尤为重要。

三、口腔颌面头颈肿瘤护理人文关怀的现状与挑战

医学技术的发展日新月异,在过去的 100 多年里,医学所取得的巨大成就是人类历史上任何一个时期都难以比拟的,人们在享受现代医学技术能提供日益增多的服务同时,又激发了对片面强调技术至上的服务观念进行反思,开始重新审视医学和护理学,呼唤技术中的人文关怀。然而,护理人文关怀在发展和实践过程中还存在着不足和挑战,现以口腔颌面头颈肿瘤护理人文关怀实践的现状为切入点进行剖析,包含了大护理的共性问题和口腔颌面头颈肿瘤的专科特点。

(一) 护理人员对人文关怀的重视尚未达成群体共识

早在 100 多年前,医学家、医学教育家威廉·奥斯勒就指出,医学实践的弊端在于"历史洞察的贫乏,科学与人文的断裂,技术进步与人道主义的疏离"。时至今日,这三道难题仍未被很好地解决,甚至愈演愈烈。其中很重要的原因之一在于护理人员对于人文关怀的认可和重视还未成为一个群体的共识,还未成为一个护理人员在其职业生涯中主动反思甚至内心渴求的主题,甚至会存在"无用的学问"的议论,他们认为学习人

文关怀的知识、培养人文素养是职业修养的需要而非专业拓展的需要,人文关怀不会疗愈患者的病情,不会丰富技术层面的护理知识,更没有量化的考核指标体系。

(二) 护理人员的临床护理工作与人文关怀实践难以兼顾

即便护理人员认可人文关怀在护理服务中的重要性,但临床护理工作与人文关怀实践难以兼顾的事实也普遍存在,主要原因如下。其一,目前,口腔颌面头颈领域疾病的诊疗往往集中在某几家口腔医院或医院内的口腔颌面头颈肿瘤科,例如上海交通大学医学院附属第九人民医院、四川大学华西口腔医院等,随着头颈癌发病率的提升,这些科室的工作量也会相应攀升,进而会带来护理人员疲于应对临床护理工作。其二,口腔颌面头颈肿瘤患者的护理工作专科性较强,涉及较多的专科护理知识与技能,在临床护理工作量本就普遍超负荷的情况下,口腔颌面头颈肿瘤科患者的护理需要花费更多的时间。其三,口腔颌面头颈肿瘤患者在接受手术和气管切开后很大概率会存在口齿不清甚至无法发音的情况,导致护患沟通更大程度上依赖写字板和肢体语言,这也给护理人员的人文关怀实践提出了更大的挑战。

(三) 肿瘤科护理人员同情心疲乏现象较为普遍

在临床工作中,护理人员的同情心疲乏被描述为对自我、工作的情感流失及身体能量的丧失,从而减弱为经历痛苦的患者提供同情护理的能力。诸多研究表明,相较于其他科室护士,肿瘤科护士发生同情心疲乏的风险更高。口腔颌面头颈肿瘤科病房总是严肃而悲伤的,由于这类疾病高致死率和高复发率的特点,患者和家属往往都经历很大程度的失落和悲伤;而护理人员则在长期、反复地接触失去和悲伤,极易出现同情心疲乏。但研究者们将关注点更多地聚焦在癌症患者的社会心理护理,护理人员的情绪转移、情绪疏导和同情心疲乏的管理及干预尚未得到很好的落实。

(四) 护理人文关怀课程建设与继续教育体系尚不健全

护理人文关怀实践困境的另一重要原因为课程建设与继续教育体系尚未健全,下面将分为两个阶段进行阐述。

1. 职前教育　关怀能力不是与生俱来的,而是通过后天学习来的。那么护生在校期间人文关怀意识和能力的培养就至关重要。然而,在很长一段时间内,护理院校在培养护生专业知识和护理技术的同时,尚未把人文关怀能力的培养放在同等重要的高度。直到 2020 年教育部印发《高等学校课程思政建设指导纲要》,其中对医学类专业课程的课程思政要点进行解读,指出要在课程教学中注重加强医德医风教育,着力培养学生"敬佑生命、救死扶伤、甘于奉献、大爱无疆"的医者精神。随后,教育部高等学校护理学教指委于 2022 年发布了《护理学类专业课程思政教学指南》,提出了课程思政教学的基本目标包括坚定理想信念、激发家国情怀、增强法治意识、培育科学精神、提升职业素养。目前,国内各护理院校已建设了各类护理人文关怀课程,如护理美育劳育、护理劳动教育实践、"最美护理"社会实践课程等,这些课程的融入与建设必将进一步推动护生的人文关怀能力的养成。

2. **职后教育** 在职培训对于临床护士在实际临床情境中进行人文关怀实践必不可少。从2008年国务院颁布的《护士条例》中明确规定"护士应尊重、关心、爱护患者"，到国家卫健委多次发布的《中国护理事业发展规划纲要》，再到近期国家卫健委印发的《进一步改善护理服务行动计划（2023—2025年）》中不断强调护士应坚持"以患者为中心"，注重沟通交流，强化人文关怀。但护理人文关怀的在职培训往往以短期讲座形式进行，有关人文关怀的继续教育培训项目相对较少，这对于满足当下对护理人员人文关怀的能力要求尚且不够。2021年发布的《医院护理人文关怀实践规范专家共识》，首次就护理人文关怀组织管理规范、人文关怀环境规范、护理人文关怀培训规范、患者人文关怀规范、对护理人员实施人文关怀的规范、护理人文关怀质量管理规范这六大方面提出了要求，为各级各类医疗机构护理人文关怀的全面实施提供了指引。

（五）护理人文关怀实践的评价和考核机制尚不完善

护理人文关怀实践需要由医护人员、患者和家属、医院管理者、卫生政策部门等多方参与，是一项系统、复杂、持续的工作。健全的评价机制和完善的支持体系是护理人文关怀得到良好落实的关键和保障。我国护理人文关怀实践仍处于起步阶段，目前尚未建立完善的评价体系和奖惩机制，若护理人员的人文关怀实践与护士的考评、薪酬、绩效和晋升未合理结合，难以满足护理人员的基本需要和自我实现需要。在护理工作量普遍高负荷的情况下，这会大大降低护理人员在开展人文护理工作上的积极性和主动性。

四、口腔颌面头颈肿瘤患者护理中的人文关怀实践要点

（一）以患者为中心

护患之间的故事首先是人与人之间的故事，而不是人与机器的故事或者人与疾病的故事。面对不同的口腔颌面头颈肿瘤患者，护理人员的人文关怀实践要点和关注点也应不同。在此，以不同年龄段患者为例进行说明。

1. **儿童患者** 从呱呱坠地到青春年少，这是个体成长的重要历程，无论是身体还是心理，儿童都大大有别于成人。口腔颌面头颈肿瘤科病房也会有一定比例的小患者，在照护过程中，护理人员应同时关注以下两点：①儿童患者可能会因住院带来恐惧、焦虑等情绪问题；②儿童患者可能会因为疾病和治疗带来的颜面部创伤、生长发育延迟等问题面临被孤立的风险，尤其是学龄儿童。因此，护理人员要从患儿的角度，主动观察儿童患者的反应、表情、行为等，主动了解小患者喜欢的事物或人物形象等，多使用体态语言、鼓励性话语，慢慢走近患儿。

2. **青春期患者** 青春期是儿童到成人的过渡时期。青春期的孩子往往是热情、奔放、开朗、阳光的，但常常与敏感、叛逆、迷茫等词一同出现。青春期的口腔颌面头颈肿瘤患者虽多以良性肿瘤为主，但却存在着高复发性的特点，如成釉细胞瘤；同时由于多次手术治疗，不同程度的颜面部创伤和口腔功能受损同样存在。因此，护理人员尤其应关注青春期患者被孤立、学业担忧、癌症复发恐惧等问题，在照护过程中将患者视为具

有独立思考能力的"成年人",关注他们自己的想法和需求,建立伙伴式护患关系。

3. 中青年患者 中青年本应是家庭的中坚力量、强有力的精神支柱以及社会发展最主要的劳动力,承担工作、养老、经济独立、婚恋维持等诸多社会责任。但这些患者在长期抗癌过程中,不仅上述社会角色和社会责任无法充分发挥,还面临巨大的经济负担。数据显示,21～60岁的癌症生存者每年的经济损失为16 213美元。因此,对于这类患者,护理人员还应关注如何帮助他们回归家庭,发挥家庭角色;如何帮助他们回归工作岗位,减轻家庭负担,甚至实现个人价值;如何回归社会,提高生存质量。

4. 老年患者 老年患者占据了口腔颌面头颈肿瘤患者中非常大的比例,关注老年患者的特殊需求对于提高诊疗质量和患者的生存质量至关重要。首先,老年患者往往在罹患肿瘤的同时还存在共病状态,较其他年龄段的患者会面临更大的生存危机。其次,老年患者,尤其是东方文化下的父母们,容易产生"拖累孩子"的顾虑。再者,研究表明,多达1/3的老年癌症患者会经历不同程度的心理痛苦,老年也是癌症患者自杀的危险因素。最后,老年患者也会因为疾病带来的形象与症状,造成社交回避和社会疏离。因此,护理人员在护理老年口腔颌面头颈肿瘤患者时应给予更多的耐心,充分了解其关怀需求,评估其各类心理社会问题的发生情况,并提供针对性的支持性干预措施。

(二) 全程化

护患之间的故事从患者踏入诊间或者病房的那一刻就开始了,贯穿诊疗阶段、康复阶段,直至临终阶段。因此,需要护理人员实施全程化护理人文关怀。

1. 诊疗阶段 是医疗活动中护理人员与患者互动最多的环节,也是进行人文关怀的重要阶段。这个阶段对患者而言是沉重的,但同时也渴望医护人员能够带来希望。同时,该阶段也是整个诊疗康复流程的开端,患者可能会存在不适应、不接受、紧张甚至恐惧等情绪问题。因此,护理人员应接纳患者的情绪,及时发现其情绪和行为背后的深层次原因,达成护患双方以帮助患者为共同目标而协作努力的共识,以此建立双方的信任关系,既保障了诊疗效果,又提升了患者的诊疗体验。

2. 康复阶段 口腔颌面头颈肿瘤患者的院内治疗仅仅是治疗康复的起点,术后患者将经历较漫长的院外居家康复阶段,这个阶段是护理服务的延续。有超过80%的口腔颌面头颈肿瘤患者在出院时会携带气管套管和(或)鼻胃管,这对家庭照护者的居家照护要求提出了极大的挑战;若处理不当,则会造成管道堵塞、感染等严重并发症。因此,在患者康复阶段,护理人员要及时评估患者及家属是否存在出院准备不够、照护能力不够、焦虑等问题,并给予针对性支持。上海交通大学医学院附属第九人民医院口腔颌面头颈肿瘤科护理团队于2018年聚焦如何让完全没有医学背景的照护者实施安全正确的院外导管护理,如何帮助患者回归社会和家庭的问题,以"三维质量结构"模式和奥马哈系统为指导,构建了基于照护需求的口腔癌患者延续护理模式。该模式运行至今,已通过线上、线下各种形式推广至全国189家医院,使更多患者及家庭获益。

3. 临终阶段 对晚期恶性口腔颌面头颈肿瘤患者临终阶段的人文关怀关乎其"善终",也就是帮助患者在终末期获得"尊严"和"幸福"。在这个阶段,护理人员尤其应关注以下三个方面的问题。①心理问题:及时评估患者是否存在焦虑/抑郁、躁狂/愤怒、自杀倾向等情况。②灵性问题:恶性肿瘤患者的灵性需求包括把还没有做完的事情做好的紧迫感、需要有活下去的希望与意念、需要家人/重要的人的爱、需要从此生/死亡中找到意义等。发现患者的灵性需求是实施临终期患者人文关怀的前提和关键。③死亡问题:国家《安宁疗护实践指南(试行)》中建议对患者进行死亡教育。应评估临终患者对死亡的态度,评估患者个体及其家庭等影响死亡态度的影响因素,评估患者对死亡的顾虑和担忧,引导患者回顾人生、肯定生命的意义、适时与亲人告别等,以此来提高患者的死亡质量。

(三) 整体性

1. **以患者为中心的整体照护**　在该情境下,整体性是指对患者全方位的关注,包含躯体症状(physical,P)、心理状态(psychological,P)、社会角色(social,S)和灵性(spiritual,S),即 PPSS(身心社灵)全人模式。对于口腔颌面头颈肿瘤患者而言,他们经历着的特异性躯体症状会给其带来心、社、灵其他方面的困扰,护理人员应当在关注减少或减轻其躯体症状的同时,为他们提供心理、社会及灵性层面的关注和照护。

2. **以家庭系统为中心的照护**　无论肿瘤或癌症发生在哪个年龄段,在我国的文化下,诊疗和康复过程大多数情况是在家庭参与下完成的。因此,护理人员在照护"人"的过程中还应将这个"人"放在整个家庭背景下,去观察和评估患者的社会支持力度和家庭功能程度,必要时需要实施以家庭系统为中心的照护。在照护过程中,与家庭成员进行沟通,让家庭成员参与到照护和决策中,甚至可以帮助患者建立一个更加有保障的更加广泛的支持系统。

(四) 多学科协作

要对口腔颌面头颈肿瘤患者实施整体性护理,多学科协作是必不可少的,肿瘤科医生、护理人员、精神科医生、医学社工、艺术治疗师、心理医生、志愿者等都可以成为这个团队中的一员。例如,上海交通大学医学院附属第九人民医院自2016年成立了"共植希望"口腔肿瘤康复俱乐部,由医学社工与医护人员一起,搭建患者及家属的互助交流平台,采用线上与线下联动的形式,关注口腔肿瘤患者及家庭在术前、术后及出院后面临的心理社会困扰,为其提供心理社会服务与人文关怀。该项目目前已帮助很多口腔肿瘤患者及家庭,也斩获多项荣誉和奖励,是非常成功且极具特色的代表性人文关怀项目。

护理是一门艺术的科学,这句话其实蕴含了两个命题,前提是为什么要成为艺术的科学,主题是如何成为艺术的科学。本节以口腔颌面头颈肿瘤护理中的人文关怀为切入点,试图去回答这两个问题,希望能以此来呼吁更多的口腔颌面头颈肿瘤护理人员秉承萨拉纳克湖畔特鲁多大夫的墓志铭:"有时,去治愈;常常,去帮助;总是,去安慰",践行护理人文关怀。

(张媛媛)

第二章 口腔基础及护理相关知识

第一节 口腔解剖与生理

一、牙的组成、分类与功能

(一) 牙的组成

从牙体外部观察,每颗牙均由牙冠、牙根和牙颈三部分构成。

1. 牙冠(dental crown) 牙体外层被牙釉质覆盖的部分称为牙冠,也称为解剖牙冠。牙冠与牙根以牙颈为界。牙冠的形态随牙齿功能的不同而有所差异,如前牙牙冠形态简单,邻面呈楔形,其功能主要与切割食物及美观、发音有关;后牙牙冠形态复杂,其功能主要与咀嚼有关。

2. 牙根(dental root) 牙体被牙骨质覆盖的部分称为牙根。牙根埋于牙槽骨中,是牙体的支持部分,起稳固牙体的作用。牙根的尖端称根尖,通常有小孔供神经血管通过称为根尖孔。

3. 牙颈(dental cervix) 牙冠与牙根交界处形成的弧形曲线,称为牙颈,又称颈缘或颈线。

(二) 牙的分类

牙的分类方法通常有两种:一是根据牙在口腔内是短暂存在还是永久存在来分类,可分为乳牙和恒牙;另一种是根据牙形态特点和功能特性来分类,恒牙可分为切牙、尖牙、前磨牙和磨牙四类;乳牙可分为乳切牙、乳尖牙和乳磨牙三类。

1. 切牙(incisor) 位于口腔前部共 8 颗,包括上颌中切牙、侧切牙和下颌中切牙、侧切牙。牙冠简单,牙根多为单根。切牙的主要功能是切割食物。

2. 尖牙(canine) 位于口角处,俗称犬齿,共 4 颗,包括上颌尖牙和下颌尖牙。尖牙牙根多为单根,长大且粗壮。尖牙的主要功能是穿刺和撕裂食物。

3. 前磨牙（premolar）　位于尖牙与磨牙之间共 8 颗,包括上颌第一、第二前磨牙和下颌第一、第二前磨牙。前磨牙的主要功能是协助尖牙撕裂和捣碎食物作用。

4. 磨牙（molar）　位于前磨牙远中,共 12 颗,包括上颌第一、第二、第三磨牙和下颌第一、第二、第三磨牙。牙冠体积大,牙根为多根,可有 2～3 个根。磨牙的主要功能为磨细食物。

临床上,通常以口角为界把牙分为前牙和后牙,前牙包括切牙和尖牙,后牙包括前磨牙和磨牙。

（三）牙的功能

人类的牙不仅是直接行使咀嚼功能的器官,而且在辅助发音、言语以及保持面部形态协调美观等方面均具有重要作用。

1. 咀嚼功能　牙是咀嚼器官之一。食物进入口腔后,经过切牙的切割、尖牙的撕裂、前磨牙和磨牙的捣碎、磨细等一系列机械加工,同时与唾液混合,形成食团,便于吞咽。

2. 辅助发音和言语功能　牙在牙列中排列的位置以及牙与舌、唇之间的关系,对言语的清晰程度与发音的准确性有着重要影响。前牙缺失时,舌齿音、唇齿音、齿音等的发音均受很大影响。

3. 保持面部形态协调美观　牙、牙弓和上下颌牙的咬合关系正常可使唇颊部丰满,颌面部形态正常,表情自然。多数牙缺失后,牙槽骨丰满度降低,唇颊部因失去支持而塌陷,面部皱纹增加,面容衰老。

　　拓展阅读 2-1　牙源性肿瘤

二、口腔颌面颈部系统解剖

（一）颌面部主要骨骼

1. 上颌骨（maxima）　位于颜面中部,左右各一,相互对称,是除下颌骨外最大的口腔颌面部骨,形成整个上颌部、眼眶底部、口腔顶的大部分、鼻腔外侧壁和底部、部分颞下窝和翼腭窝、翼上颌裂及眶下裂。上颌骨形态不规则,大致可分为一体和四突。图 2-1 所示为上颌骨内侧面。

1）上颌体（maxillary body）　分为前（脸面）、后（颞下面）、上（眶面）、内（鼻面）四面,中央的上颌窦是鼻窦中最大的一对窦腔。上颌第一磨牙根尖距上颌窦下壁最近。

2）额突（frontal process）　位于上颌体的内上方,其上、前、后缘分别依次与额骨、鼻骨和泪骨相接。

3）颧突（zygomatic process）　由上颌体的前面、后面、上面汇集而形成的一锥状突起,向外上与颧骨相接,向下至第一磨牙处形成颧牙槽嵴。

4）腭突（palatine process）　为水平骨板,在上颌体与牙槽突的移行处伸向内侧,与对侧上颌骨腭突在中线相接,形成腭中缝,参与构成鼻腔底部和口腔顶部的大部。

5）牙槽突（alveolar process）　又称牙槽骨，为上颌骨包绕牙根周围的突起部分。两侧牙槽突在中线相接，形成牙槽骨弓。

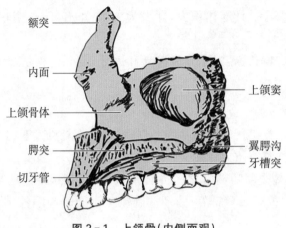

图 2-1　上颌骨（内侧面观）

📖 拓展阅读 2-2　上颌窦癌

2. 下颌骨（mandible）　是颌面部骨中唯一能活动的骨，位于面部下 1/3；分为水平部和垂直部。水平部称为下颌体，垂直部称为下颌支，下颌体下缘与下颌支后缘相连接的转角处称为下颌角（mandibular angle）。图 2-2 所示为下颌骨外侧面。

1）下颌体（mandibular body）　呈弓形，有内、外两面、牙槽突和下颌体下缘。下颌体下缘常作为下颌下区手术切口定点的标志，并作为颈部的上界。

2）下颌支（mandibular ramus）　左右各一，为几乎垂直的长方形骨板，有内、外两面，上、下、前、后四缘和喙突、髁突两突。颧骨骨折时可压迫喙突，影响下颌运动。

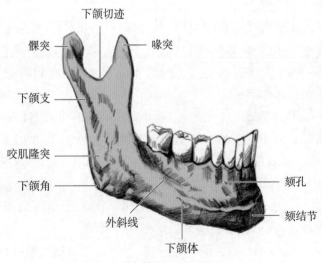

图 2-2　下颌骨（外侧面观）

3. 颧骨(zygomatic bones) 外形近似菱形,左右各一。位于颜面的外上部,是上颌骨与脑颅骨之间的主要支架,参与形成面部的隆起、眶外侧壁、眶底、颞窝和颞下窝的一部分,同时参与构成颧弓,对面部外形起到支撑作用。

📖 拓展阅读2-3 骨源性肿瘤

(二)颞下颌关节

颞下颌关节(temporomandibular joint,TMJ)又称颞颌关节、下颌关节、颌关节或颅下颌关节,是颌面部唯一的活动关节。颞下颌关节由上方的颞骨关节窝和关节结节(两者合称颞骨关节面)、下方的下颌骨髁突、居于两者之间的关节盘,以及其外侧包绕的关节囊等部分构成。下颌骨体部通过两侧下颌支将双侧髁突连为一体,形成左右联动的颞下颌关节,支持咀嚼、吞咽、言语以及部分表情等功能活动。

📖 拓展阅读2-4 颞下颌关节良恶性肿瘤

(三)颌面部主要肌肉

位于颅颌面颈部的肌群,包括浅层的表情肌、深部的咀嚼肌,以及舌、腭、咽部肌,其主要作用是完成头面颈部的诸多运动,如咀嚼、吞咽、言语、表情、呼吸以及眼、耳、鼻的运动等。

1. 表情肌(mimetic muscle) 位于颜面部、发挥表情功能的肌群,主要分布于口、鼻、眶、耳、头皮和颈部皮肤等部位。表情肌属于皮肌,肌束薄而细小,多位于面部浅筋膜内,起自骨面或筋膜,止于皮下;以环状和辐射状方式排列在面部孔裂周围,可开大和缩小孔裂,完成张闭口及睁闭眼等动作;肌纤维收缩时使面部皮肤形成不同的皱纹和凹陷,以助于表达喜怒哀乐等多种表情。表情肌的运动由面神经支配。根据各肌群的位置,表情肌可划分为颅顶、眼周、耳周、鼻部及唇颊部五组肌群。

2. 咀嚼肌(masticatory muscle) 是位于颌面部与咀嚼运动密切相关的一组肌群。狭义的咀嚼肌仅指咬肌、颞肌、翼内肌和翼外肌;广义的咀嚼肌又称颌骨肌,尚包括与下颌骨运动相关的舌骨上肌群。咀嚼肌位于颌骨周围,起于颅骨和上颌骨止于下颌骨;主要参与前伸和开颌运动,均由三叉神经下颌支支配。

3. 舌肌(tongue muscle,linguales) 是构成舌实质的肌群,使舌在咀嚼、搅拌、构音、吮吸、吞咽中起到非常重要的作用。舌肌分为舌内肌和舌外肌两部分。舌内肌起止均在舌内,收缩时改变舌的形态。舌外肌主要起自下颌骨、舌骨、茎突及软腭而止于舌,舌外肌收缩时改变舌的位置。舌内、外肌协调收缩使舌能进行复杂而又灵活的运动。如一侧舌肌瘫痪,因该侧舌肌不能收缩,舌尖偏向瘫痪侧。在全身深度麻醉、昏迷、意识丧失时,舌部诸肌均松弛,因而舌向后缩压迫会厌、阻塞喉部,造成窒息。因此,须将患者下颌推向前方或将舌牵出,使呼吸道通畅。

4. 腭咽肌(palatopharyneus) 是构成软腭和咽壁的肌群,包括腭部肌和咽部肌。腭部肌和咽部肌协调运动控制腭咽闭合,参与完成言语、吞咽和呼吸等重要的功能活动。

(四) 唾液腺

唾液腺又称涎腺,主要由腺泡和导管组成,由三对大唾液腺和许多散在分布于口腔和口咽等部位黏膜下的小唾液腺组成。大唾液腺包括腮腺、下颌下腺以及舌下腺,其分泌的唾液通过各自的导管系统排入口腔;小唾液腺位于口腔黏膜固有层和黏膜下层内,通过口腔黏膜上的开口将唾液排入口腔。

根据唾液腺的组织学特点和分泌液的性质,可将唾液腺分为浆液性腺、黏液性腺和混合性腺。

1. 腮腺(parotid gland) 是人体最大的一对唾液腺,属浆液性腺。质地较软,左右两侧腮腺基本对称一致。腮腺位于颜面两侧皮下、颧弓下方、外耳道前下方、下颌支后外方,大部分腺体位于下颌后窝内。腮腺鞘是颈深筋膜浅层的延续,由深、浅两层筋膜包绕腮腺而形成。腮腺浅面筋膜比较致密,与腮腺连接紧密,并且向腮腺实质内延伸,形成纤维间隔,将腺体分为许多小叶。

腮腺管开口于上颌第二磨牙牙冠颊面相对应的颊黏膜处,开口处的黏膜略有隆起,称为腮腺管乳头。它是腮腺造影或腮腺管内注射治疗的必经之口。当腮腺炎症时,腮腺管口常可挤出脓性分泌物。

面神经与腮腺的关系极为密切。面神经出茎乳孔后即被腮腺覆盖,继而穿过腮腺,从腺体边缘穿出分布于表情肌。腮腺深浅叶依据面神经总干和其分支经过的平面来分,位于面神经及其分支浅面的腮腺组织为浅叶,深面的腮腺组织为深叶。

2. 下颌下腺(submandibular gland) 属于以浆液性腺泡为主的混合性腺。下颌下腺呈扁椭圆形,左右各一,位于下颌下三角内。下颌下腺管长约5 cm,直径2～4 mm,管壁较腮腺管薄。导管起自下颌下腺浅部的深面,最后开口于舌系带两侧的舌下肉阜,行程较长而弯曲,且斜向前上方走行,唾液在管内运行较慢。由于导管开口较大、位置低,口腔内的牙垢和异物容易进入管内成为钙盐沉积的核心,进而形成结石。

3. 舌下腺(sublingual gland) 是三对唾液腺中最小的一对,属于以黏液性腺泡为主的混合性腺。舌下腺呈细长扁平状,位于舌下区,腺体表面仅有口底黏膜覆盖。

舌下腺管有两种,即舌下腺大管和舌下腺小管。舌下腺的大部分分泌物汇入舌下腺大管。该管单独开口于舌下肉阜,或与下颌下腺管汇合再共同开口于舌下肉阜。舌下腺小管有8～20条,短而细,多数各自开口于口腔,部分小管汇入下颌下腺管。

4. 小唾液腺(minor salivary gland) 主要分布于口腔及口咽部的黏膜下层,腺体总数为450～750个。小唾液腺多数为黏液性腺体。小唾液腺无包膜,腺泡数量不多,每个小腺体均有一腺管直接开口于口腔黏膜。其中下唇、口底、舌腹等部位的小唾液腺易受损伤引起腺管破裂或阻塞,发生黏液腺囊肿。

拓展阅读2-5 唾液腺肿瘤

(五) 颌面部主要血管

面颈部的动、静脉血管纵横交错,血运非常丰富,其动脉来源于颈总动脉和锁骨下动脉,颈总动脉在颈部分支为颈内动脉与颈外动脉。口腔颌面颈部的静脉分浅静脉和深静脉两类,浅静脉接受口腔颌面颈部之浅层组织的血液,汇入深静脉,静脉血主要通过颈内静脉和颈外静脉向心脏回流。静脉的行径、分布大多与动脉一致,但分支多而细,变异较多,常呈现网状分布。

1. **颈总动脉**(common carotid artery)　左侧起自主动脉弓,右侧起于头臂干。

1)走行　经胸锁关节深面上行,经气管及喉的外侧,胸锁乳突肌的深面,进入颈动脉三角。颈总动脉在该区位置表浅,可触及搏动,临床上常作为摸脉、暂时性压迫止血的部位。

2)分支　甲状软骨上缘水平,分为颈内和颈外动脉。

3)重要结构　①颈动脉窦:分叉或颈内起始处的压力感受器;②颈动脉体:分叉处后壁的化学感受器。

2. **颈外动脉**(external carotid artery)　起自颈总动脉,行至下颌骨髁突颈部内后方,分为上颌动脉与颞浅动脉两终支。

1)走行　分叉后在颈内动脉内侧,向前弯上行,转向上外后,经二腹肌后腹及茎突舌骨肌深面,穿腮腺,至髁突颈后方,分为上颌动脉和颞浅动脉两终支。

2)分支　①甲状腺上动脉;②舌动脉;③面动脉;④上颌动脉;⑤咽升动脉;⑥枕动脉;⑦耳后动脉;⑧颞浅动脉。

3. **颈内动脉**(internal carotid artery)　分为颈部和颅内部。

1)颈内动脉颈部　①走行:起始于颈动脉三角,位于颈外动脉后外侧,转向颈外动脉后内侧,经二腹肌后腹及茎突舌骨肌深面向上入颅。②分支:偶见枕动脉。

2)颈内动脉颅内部　经颅底颈动脉管入颅。

3)颈内动脉颅内部分支及威利斯环(Willis circle)　眼动脉、大脑前动脉、大脑中动脉、后交通动脉。图 2-3 所示为头面颈部动脉。

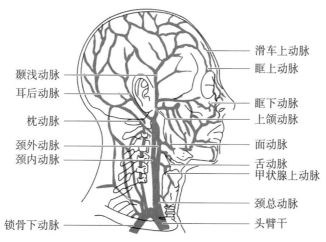

图 2-3　头面颈部动脉

4. 口腔颌面部浅静脉　主要有面静脉、颞浅静脉,位置较浅。

1) 面静脉(facial vein)　又称面前静脉(anterior facial vein),起始于内眦静脉,在下颌角的后下方,与从后上方来的下颌后静脉的前支,汇合成面总静脉,于舌骨大角附近注入颈内静脉。

2) 颞浅静脉(superficial temporal vein)　循颞浅动脉的后方,起始于头皮内的静脉网,由额支和顶支在颧弓上方汇合而成,于颧弓根部浅面穿入腮腺,最后于下颌骨髁突颈后方与上颌静脉合成下颌后静脉。

5. 口腔颌面部深静脉　主要有翼静脉丛(pterygoid venous plexus)或称翼丛(pterygoid plexus),上颌静脉(maxillary vein)或称颌内静脉,下颌后静脉(retromandibular vein)或称面后静脉(posterior facial vein),以及面总静脉(common facial vein),位置较深。

6. 颈部静脉

1) 颈部浅静脉　主要有颈外静脉(external jugular vein)和颈前静脉(anterior jugular vein)。在临床上,颈外和颈前静脉常作为游离组织瓣修复口腔颌面部缺损的吻合静脉。

2) 颈部深静脉　主要包括颈内静脉(internal jugular vein)和锁骨下静脉(subclavian vein)。

(六) 淋巴结和淋巴管

口腔颌面颈部的淋巴结和淋巴管较为丰富,共同组成此部的防御系统。淋巴结表面包有致密的结缔组织包膜,有营养淋巴的血管、神经及淋巴输入管、输出管进出。淋巴结主要功能是产生淋巴细胞、滤过淋巴液并参与机体的免疫反应。根据口腔颌面颈部淋巴结所在部位和排列方向,可划分为头面部淋巴结和颈部淋巴结两大淋巴结群。

1. 头面部淋巴结　主要指从枕部、耳周、腮腺到颞面部区域的淋巴结群,由后向前分别是枕淋巴结、耳后淋巴结、腮腺淋巴结及面淋巴结。除腮腺深淋巴结外,该组淋巴结群大多位置较浅,其淋巴输出管常汇入颈深淋巴结。当面部有炎症或肿瘤时,面淋巴结可引起反应性增大或受累及肿大而被发现。

2. 颈部淋巴结　除承接口腔颌面部淋巴输出外,还汇集来自头颅、眼、耳、咽和喉部的淋巴,经由颈内静脉链注入颈淋巴干和淋巴导管或胸导管,最终汇入颈内静脉或锁骨下静脉。颈部淋巴结包括较大的颈外侧群和较小的颈前群与咽后群。颈外侧群又可分为颈浅淋巴结和颈深淋巴结。

(七) 神经

与口腔颌面颈部相关的神经包括三叉神经、面神经、舌咽神经、迷走神经、副神经、舌下神经等脑神经,颈部脊神经以及颈部内脏运动神经。

1. 感觉性神经　包括嗅神经、视神经和前庭蜗神经。它们仅含感觉纤维,与头部的特殊感觉器官相联系。

2. 运动性神经　包括动眼神经、滑车神经、展神经、副神经和舌下神经。

3. 混合性神经　包括三叉神经、面神经、舌咽神经和迷走神经。

📖 拓展阅读2-6　神经源性肿瘤

三、口腔颌面颈部局部解剖

(一) 口腔局部解剖

1. **口腔的境界**　口腔(oral cavity)的前壁为唇,后界为咽门(由腭帆肌、腭舌弓和舌根共同围成),两侧壁为颊,上壁(顶)为腭,下壁(底)为舌和舌下区。口腔前方经上、下唇间的口裂与外界相通;后界经咽门与口咽部相延续。图2-4所示为口腔内结构。

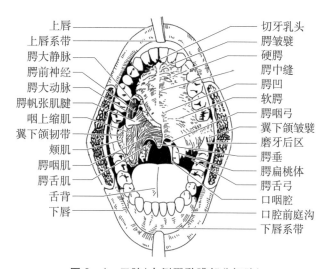

上唇
上唇系带
腭大静脉
腭前神经
腭大动脉
腭帆张肌腱
咽上缩肌
翼下颌韧带
颊肌
腭咽肌
腭舌肌
舌背
下唇

切牙乳头
腭皱襞
硬腭
腭中缝
腭凹
软腭
腭咽弓
翼下颌皱襞
磨牙后区
腭垂
腭扁桃体
腭舌弓
口咽腔
口腔前庭沟
下唇系带

图2-4　口腔(右侧腭黏膜部分切除)

2. **口腔的分部**　当闭口、上下颌牙齿处于牙尖交错时,上下颌牙列、牙龈及牙槽黏膜将口腔分为两部分,前外侧部称为口腔前庭(oral vestibule),后内侧部称为固有口腔(oral cavity proper)。口腔前庭后部与最后磨牙远中面之间的空隙与固有口腔相通,在牙关紧闭或颌间固定的患者可从该空隙输入流质饮食。

3. **唇**(lip)

1) 境界与层次　唇上界为鼻底,下界为颏唇沟,两侧以唇面沟为界。唇的中部有横行的口裂。唇由外向内分为5层:皮肤(分为红唇和白唇)、浅筋膜、肌层(主要为口轮匝肌)、黏膜下层(内含有上、下唇动、静脉及黏液腺),可发生黏液囊肿、黏膜下囊肿。

2) 血液供应　主要来自面动脉的分支上、下唇动脉,两侧唇动脉在中线吻合形成唇动脉环。静脉血经面静脉回流,由于面静脉缺少静脉瓣,面部静脉血液可逆行至海绵窦。

3) 淋巴回流　唇的淋巴管丰富。上唇的淋巴管注入下颌下淋巴结,有时可注入耳前淋巴结或颈深上淋巴结。下唇外 1/3 的淋巴管还可通过颏孔进入下颌骨,故下唇疾患可能扩散或累及下颌骨。

4) 神经支配 唇的感觉神经来自上、下颌神经的分支。上唇的感觉由通过眶下孔的眶下神经支配;下唇的感觉由通过颏孔的颏神经支配;唇的运动则由面神经(主要是面神经的上、下颊支)支配。

📖 拓展阅读 2-7 唇癌

4. 颊(cheek)

1) 境界与层次 颊前界为唇面沟,后界为咬肌前缘;上界为颧骨下缘,下界为下颌骨下缘。颊由外向内分为 6 层,即皮肤、皮下组织、颊筋膜、颊肌、黏膜下层和黏膜。颊黏膜表面解剖标志有腮腺管乳头和腮腺管、翼下颌皱襞、颊垫尖。

2) 血液供应、淋巴回流及神经支配 颊部的血液供应主要来自面动脉、眶下动脉和面横动脉,静脉血主要回流至面静脉。颊部淋巴管注入下颌下淋巴结。颊部运动由面神经支配,感觉则由三叉神经上、下颌支支配。

📖 拓展阅读 2-8 颊黏膜癌

5. 牙龈(gum) 为覆盖于牙槽突边缘区及牙颈的口腔黏膜,内与腭或舌下区、外与牙槽黏膜相连。牙龈的边缘呈波浪状,称为龈缘。龈缘突入牙间隙的部分称为龈乳头。牙龈通过牙龈黏膜、固有膜和骨膜相连,坚韧而不能移动。行牙龈手术时,应将黏骨膜作为一层切开,自骨面将其完整剥离。牙龈可耐受食物摩擦,损伤后易愈合。

📖 拓展阅读 2-9 牙龈癌

6. 腭(palate) 又名口盖,位于口腔顶部,分为前 2/3 的硬腭及后 1/3 的软腭两部分。腭分隔口腔和鼻腔。腭参与吞咽、发音(调节声音共振腔)、言语及咀嚼等活动。

1) 硬腭(hard palate) 呈穹窿状,占腭的前 2/3,有牙弓围绕。其组织层次由外向内分别为硬腭黏膜、黏膜下层(除腭中缝无黏膜下层外)、硬腭骨膜、硬腭骨板。黏膜下层前部含有少量脂肪,无腺体;后部则有较多的腭腺,故腭腺肿瘤多发生在硬腭后部。

2) 软腭(soft palate) 占腭的后 1/3,附着于硬腭后缘并向后延伸,为一能动的肌肉膜样隔,厚约 1 cm。软腭主要由黏膜、黏膜下层、腭腱膜及腭肌等组成。腭肌位于软腭的后 2/3,肌肉细小,前续腭腱膜,共计 5 对。腭肌与咽肌协调运动,控制腭咽闭合,对呼吸、吞咽、言语、咀嚼等功能起重要作用。

📖 拓展阅读 2-10 腭癌

7. 舌下区

1) 境界与分布 舌下区(sublingual region)是位于舌、口底黏膜之下和下颌舌骨肌及舌骨舌肌之上的部分。舌下区的前界及两侧为下颌体的内侧面,后界止于舌根。

2) 分部和交通 ①舌下区分部:由起自下颌骨颏棘的颏舌肌和颏舌骨肌将舌下区分为左、右两部分。②舌下区交通:左、右舌下区前端在舌系带深面彼此相通;左、右舌下区后端借下颌舌骨肌与舌骨舌肌之间的裂隙,与下颌下间隙相连通。

3)内容 舌下区上面为黏膜覆盖。在口底黏膜深面,从两侧向中线排列有以下重要结构:舌下腺、下颌下腺深部、下颌下腺管、舌神经、舌下神经及舌下神经伴行静脉以及舌下动脉。

4)淋巴回流 舌下区的毛细淋巴管网与下牙龈、舌下面、舌下腺的毛细淋巴管网相延续。舌下区前部的淋巴管注入下颌下前淋巴结,后部的淋巴管注入颈二腹肌淋巴结或颈深上淋巴结。

🔲 拓展阅读 2-11 口底癌

8. 舌(tongue) 位于口腔,是口腔内的重要器官。舌分上面(称舌背)和下面(称舌腹),以及两面之间的肌层。

1)形态 舌的上面圆隆称舌背。舌背上由人字形的界沟将舌分为前方的舌体,后方的舌根。舌体的前端渐窄,称为舌尖。舌的下面正中有舌系带,为一黏膜皱襞。舌系带下端的两侧各有一小隆起,称舌下阜。舌下阜有下颌下腺管和舌下腺管的共同开口。在舌下阜的后外侧,各有一黏膜皱襞,即舌下襞,其深面有舌下腺。舌背黏膜粗糙与舌肌紧密相连。舌前 2/3 遍布乳头,有以下 4 种乳头。①丝状乳头(filiform papillae):位于舌体上面,呈天鹅绒状,在舌表面司一般感觉。②菌状乳头(fungiform papillae):分散于丝状乳头之间,较丝状乳头稍大,呈红色,司味觉。③轮廓乳头(vallate papillae):位于界沟前方,乳头周围有深沟环绕,一般为 7~9 个,司味觉。④叶状乳头(foliate papillae):位于舌侧缘后部,为 5~8 条并列皱襞,司味觉。舌后 1/3 黏膜无乳头,但有许多结节状淋巴组织,称舌扁桃体。

2)肌层 详见"舌肌"。

3)血液供应 舌的血液供应来自舌动脉,舌后 1/3 尚有咽升动脉的分支。舌的静脉血经两条途径回流:舌深静脉和舌背静脉。舌静脉与舌动脉伴行注入颈内静脉。

4)淋巴回流 舌的淋巴管极为丰富,毛细淋巴管主要起于黏膜下层及肌层内,最终全部注入颈深上淋巴结,最上面的淋巴结为颈二腹肌淋巴结,最下面的淋巴结为颈肩胛舌骨肌淋巴结。

5)神经支配 舌前 2/3 的一般感觉由舌神经支配,味觉由参与舌神经的鼓索味觉纤维所支配;舌后 1/3 的一般感觉和味觉由舌咽神经所支配(舌后 1/3 的中部则由迷走神经支配);舌后 1/3 的黏膜感觉较敏锐。舌的运动神经为舌下神经,腭舌肌由迷走神经的咽支支配。

6)功能 详见"口腔的功能:舌的作用"。

🔲 拓展阅读 2-12 舌癌

(二) 面部局部解剖

面部上启发际线,下达下颌骨下缘,两侧至外耳。人体主要的感觉器官、呼吸和消化道的开口均集中于此。

1. 面部浅层结构

1）皮肤　面部皮肤薄软,血管丰富,真皮下富含毛囊及皮脂腺,是皮脂腺囊肿与疖肿的好发部位。

2）表情肌和浅筋膜　表情肌位于面部浅筋膜内,分为环形肌、辐射状肌、提口角肌和颊肌;分布在面部自然孔裂周围。

3）脉管　①动脉:主要源自颈外动脉分支,包括面动脉、眶下动脉、颏动脉和颞浅动脉。②静脉:与同名动脉伴行,分别向颅外和颅内引流。故当口角以上面部,尤其是鼻根至两侧口角间的三角区发生感染且处理不当时,病菌可经上述途径传入颅内,临床上称此区为危险三角区。③淋巴管:面部淋巴管丰富,连接成网。

4）神经　面部浅层的感觉由三叉神经支配,表情肌的运动受面神经支配。

2. 腮腺咬肌区　由浅入深大致为皮肤、浅筋膜、浅层的血管神经和腮腺管、腮腺咬肌筋膜、腮腺浅部及其深面的血管神经、咬肌、下颌支以及腮腺深部等。

3. 颞下区　位于颧弓和下颌支的深面。此区集中了分布于口腔的多数血管神经,以及翼内、外肌。由浅入深为翼静脉丛及上颌静脉、上颌动脉、翼内肌与翼外肌、下颌神经、鼓索、翼腭窝。

4. 面部筋膜间隙　指位于面部的骨膜、肌及筋膜之间的潜在间隙。相邻间隙由于穿行的血管神经束及其伴随的疏松结缔组织彼此通连。间隙感染时,可局限于一个间隙,也可波及一个或数个间隙,有时还可向下侵及纵隔,或向上进入颅内。主要间隙有:眶下间隙、颊间隙、咬肌间隙、翼下颌间隙、颞间隙、腮腺间隙、颞下间隙、舌下间隙。

（三）颈部局部解剖

颈部连接头部、上肢和胸部,其前面正中有呼吸和消化管道的颈段,颈根部有胸膜顶和肺尖,颈后部正中有脊柱颈段,两侧有纵向排列的大血管和神经。颈部淋巴结较多,多沿血管、神经排列。颈部结构复杂,其间充填疏松的结缔组织,又形成若干层次筋膜和筋膜间隙,临床上以此作为手术分层的标志。

1. 境界、分区和三角

1）境界　颈部上界由前向后以下颌骨下缘、乳突尖、上项线及枕外隆突的连线与头部连接;下界借胸骨颈静脉切迹、胸锁关节、锁骨上缘、肩峰和第七颈椎棘突的连线与胸部和上肢相邻。

2）分区　以斜方肌前缘为界,前方是固有颈部,后面是项区。前者与口腔临床关系密切。以胸锁乳突肌的前、后缘为界,每侧由前向后又可分为颈前区、胸锁乳突肌区和颈后区。

3）三角　颈前外侧区以胸锁乳突肌、二腹肌、肩胛舌骨上肌为界,分为颏下三角、下颌下三角、肌三角、颈动脉三角、锁骨上三角、枕三角。

2. 重要解剖标志

1）肌性标志　胸锁乳突肌是颈部分区和某些手术切口最重要的肌性标志,胸锁关节及其后方的斜方肌也是重要解剖标志。

2）骨性或软骨性标志 有舌骨(hyoid bone)、甲状软骨(thyroid cartilage)、环状软骨(cricoid cartilage)、气管颈段(cervical segment of trachea)、胸骨上窝(suprasternal fossa)。环状软骨位于甲状软骨的下方,环状软骨弓两侧平对第六颈椎横突,是计数气管软骨环的标志。

甲状软骨下缘与环状软骨之间有环甲膜相连,一旦发生喉性呼吸困难(如喉阻塞)可用粗针头刺入环甲膜,或横行切开环甲膜,插管进入声门下区,来不及行气管切开术时,可作为解除窒息的措施之一。

3. 重要血管、神经和淋巴结

1）血管 主要包括颈总动脉和颈外动脉、颈内动脉、颈内静脉。

(1)颈总动脉:位于颈动脉三角的下部,约平甲状软骨上缘处,分为颈内动脉和颈外动脉。行暂时阻断颈外动脉时,同时触摸颞浅动脉或面动脉。如无搏动,即可证实被阻断的动脉即颈外动脉。如误扎颈内动脉后可能引起同侧脑部血液循环障碍,导致偏瘫,甚至致死。颈内动脉在颈部无分支,颈外动脉在颈部发出甲状腺上动脉、舌动脉、面动脉、枕动脉及咽升动脉5个分支。

(2)颈内静脉:位于颈鞘内,下端后邻锁骨下动脉第一段及胸膜顶。在颈淋巴清扫术中处理颈内静脉下端时,如过分向下剥离误伤胸膜顶会引起气胸,或使空气进入纵隔造成纵隔气肿。

2）神经 主要包括颈丛、臂丛、颈部交感神经、舌咽神经、迷走神经、副神经、舌下神经等。

(1)颈丛皮支多集中于胸锁乳突肌后缘中点,颈部手术及腮腺手术时可以此为阻滞麻醉点。面神经缺损时,耳大神经(颈丛皮支)可作为供体材料。

(2)锁骨中点上方臂丛集中且表浅,是臂丛传导阻滞麻醉点。

(3)当外伤、肿瘤压迫或损伤颈部交感神经时,可出现霍纳综合征(Horner syndrome),临床表现为眼睑下垂、瞳孔缩小、病侧面部血管宽、不出汗。

(4)舌下神经是舌肌的运动神经,一侧的舌下神经受损,伸舌时舌尖偏向患侧,同侧舌肌萎缩。

(5)舌咽神经、迷走神经、舌下神经、副神经合称后组脑神经,颈静脉孔附近被肿瘤侵犯或外伤累及舌咽神经、迷走神经、副神经,会出现后组脑神经组症状。

3）淋巴结 颈部淋巴结包含五大群,即颏下淋巴结、下颌下淋巴结、颈前淋巴结、颈浅淋巴结和颈深淋巴结。颈深淋巴结在肩胛舌骨肌与颈内静脉交叉处为界,分为颈深上淋巴结和颈深下淋巴结。临床上鼻咽癌及舌根部癌常首先转移至颈深上淋巴结。下颌下淋巴结与下颌下腺关系密切,故在口腔颌面部恶性肿瘤转移时常将下颌下淋巴结连同下颌下腺一并摘除。

4. 颈部肌肉 颈部肌群主要有胸锁乳突肌、舌骨上下肌群和颈深肌群。

5. 颈部筋膜间隙及其交通 在颈筋膜各层之间存在着潜在的筋膜间隙,主要包括下颌下间隙、颏下间隙、内脏周围间隙和椎前间隙。

四、颅部局部解剖

颅部分为颅顶和颅底两部分。由于口腔医学发展迅速,已由口腔、颌面、颈部向面上 1/3 和颅部发展,如颅颌根治术、颅面整形术等,主要涉及额部、颞部和颅底外面。

(一)颅顶

颅顶由软组织和颅顶骨组成,以眶上缘、颞下嵴、乳突基底、上项线和枕外隆突的连线与颅底分界。根据颅顶各层次结构特点,可将其分为额顶枕区和颞区两部分。额顶枕区皮肤厚而致密,动脉和淋巴管极为丰富,再生能力很强,是良好的供皮区。颞区外伤骨折易损伤脑膜中动脉,形成硬膜外血肿。

(二)颅底

颅底(base of the skull)由额骨、筛骨、蝶骨、颞骨及枕骨等连接而成。颅底分为内、外两面。

1. *颅底内面* 起伏不平,承托脑组织,并与脑底外形相适应。由前向后可见呈阶梯状的颅前窝(anterior cranial fossa)、颅中窝(middle cranial fossa)和颅后窝(posterior cranial fossa)。颅中窝主要有 8 对孔、管、裂和压迹,容纳血管和神经通过;颅后窝容纳小脑、脑桥和延髓;颅后窝中央为枕骨大孔,该孔两旁主要有 3 对孔裂,是神经血管出入颅的通道。颅底各部分骨质厚薄相差悬殊,颅前窝最薄,颅中窝次之,颅后窝最厚。颅底各骨与相应部位的硬脑膜结合紧密,外伤后两者之间不易形成硬膜外血肿,却容易在颅底骨折的同时伴随硬脑膜和蛛网膜撕裂,导致脑脊液漏[如颅前窝骨折和(或)骨折涉及颅中窝,且同时伴脑膜撕裂,会出现脑脊液鼻漏或脑脊液耳漏]。颅底内面与脑底面仅隔以脑膜,外面紧邻翼腭窝、颞下窝和咽旁间隙等处,上述部位的炎症或肿瘤可经邻近的孔、裂侵入颅内;感染、损伤和肿瘤压迫波及通过该处的神经时,患者通常会出现相应症状。颅底骨折时,有时亦可伤及脑实质而产生相应的症状。

2. *颅底外面* 高低不平,结构复杂。通过两侧颞下颌关节窝前界的连线,颅底外面分为前、后两部。①前部:包括硬腭、蝶骨翼突、颞下窝顶部。②后部:茎突是颅底后部重要解剖标志,正常长约 25 mm,以茎突为中心,其浅面有面神经主干及颈外动脉越过,深面邻近颈内动、静脉和第Ⅸ~Ⅺ对脑神经。茎突有标志浅面和掩护其深面大血管和神经的作用,手术中用以判断重要的血管和神经所处位置。

五、口腔的功能

口腔位于消化道的起始部位,集合了牙、颌骨、唇、舌、腭、颞下颌关节、唾液腺、咽等组织器官,具有较复杂的生理功能。其生理功能主要为下颌运动、咀嚼、吮吸、吞咽、呕吐、唾液、言语、感觉、辅助呼吸及面部表情功能。

(一)下颌运动

下颌运动是受神经系统支配,由颞下颌关节与殆协同作用,通过随意肌收缩使下颌骨发生位移。

1. **下颌运动的基本形式和功能**　下颌运动可归纳为开闭口运动、前伸后退运动、侧方运动。下颌功能运动包括咀嚼、吞咽及语言等活动,其中咀嚼运动是人类赖以生存的最重要的下颌功能运动。

2. **下颌边缘运动**　是指下颌向各个方向所能做运动的最大限度,代表颞下颌关节、肌肉、韧带等组织结构的运动功能潜力。从牙尖交错位可以向侧方运动约 10 mm;左右侧运动范围基本相等;开口 50～60 mm,小于 40 mm 疑有张口受限;前伸约 9 mm,后退约 1 mm;若下颌前伸运动受限或偏离中线,侧向运动的幅度变小或不对称,均为异常。

(二) 咀嚼

1. **咀嚼活动**(masticatory movement)　是指在神经系统的支配下,通过咀嚼肌的收缩,使颞下颌关节、颌骨、牙齿及牙周组织产生节律性运动,将食物切碎形成食团,便于吞咽。

2. **舌、唇、颊和腭在咀嚼运动中的作用**

1) **舌的作用**　咀嚼活动中舌的主要作用包括:①传送食物。②搅拌食物。③辨别食物:有无可致创伤的物质;选择咀嚼完善的食团以备吞咽;辨别食团中待咀嚼的部分以便进一步咀嚼。④压挤食物帮助压碎。⑤清洁作用:清除口腔食物残渣,保持清洁。

2) **唇、颊、腭的作用**　①唇的作用:唇对温度和触压敏感,防止不适宜的食物进入口腔;摄取、转运和推送食物,以便对其切割;闭合上下唇可防止食物或饮料从口腔溢出。②颊的作用:颊部松弛,口腔前庭内可容纳更多已经初步咀嚼的食物;颊部收缩,可将其推送至上下颌牙列间进行咀嚼。③腭的作用:硬腭能辨别食物粗糙的程度,可与舌共同压挤食物。

3. **咀嚼的作用**　咀嚼有助消化;咀嚼食物可清洁牙齿和按摩牙龈;咀嚼可促进和维持颅、颌、面的正常生长发育。

4. **影响咀嚼效率的因素**　咀嚼效率随着牙齿缺失而降低。前牙缺失对咀嚼效率的影响小于后牙缺失。此外,牙体缺损导致功能性接触面积变小,𬌗关系异常、牙周组织受损且耐受力下降、不良咀嚼习惯等均可导致咀嚼效率降低。

(三) 吮吸

吮吸(sucking)是使流质进入口腔的一种反射性活动,其反射中枢在延髓。吮吸时口腔局部内形成负压。婴儿从乳头吸出乳汁时口腔内局部负压可达 40～60 mmHg(1 mmHg＝0.133 kPa)。新生儿先天性具有吮吸功能,利于营养的消化和吸收,利于口腔颌面部正常发育及牙齿正常萌出;成人一直保持该功能。唇、腭裂患儿因上唇或腭部裂开,吮吸动作不能使口腔内形成有效负压,吸乳困难,或致营养缺乏,影响正常发育。

(四) 吞咽与呕吐

1. **吞咽功能**　吞咽(swallowing)是将食团从口腔经咽、食管输入胃内过程的复杂反射活动,由吞咽中枢控制。吞咽过程以自主运动开始,随后为非自主运动。每人每天吞咽约2400次,是消化系统功能活动的重要组成部分。

1) 吞咽的反射控制 位于延髓网状结构内的吞咽中枢对吞咽肌肉的收缩时间及顺序起控制作用。吞咽一旦开始,参与吞咽活动的肌肉均暂行停止其咀嚼、言语和呼吸活动,直至吞咽完成,其他活动方能继续。

2) 吞咽过程 从吞咽开始至食物到达贲门,液体食物需3~4 s,糊状食物约需5 s,固体食物需6~8 s,通常不超过15 s。根据食团在吞咽时所经过的解剖部位,可将吞咽过程分为三期。①第一期:食团由口腔至咽;②第二期:食团由咽至食管上段,此期约0.1 s;此时呼吸暂停,食团不会进入气道。③第三期:食团由食管下行至胃。

2. 呕吐(vomit) 是一种保护性防御反射。呕吐时伴有食管、胃肠道逆蠕动,腹肌、膈肌强力收缩,将一部分有害或多余的物质排出体外。呕吐是病情变化的标志,如喷射状呕吐提示颅内压增高、应激反应等,应予重视。若长期剧烈呕吐,丢失大量消化液,会导致体内水、电解质及酸碱平衡紊乱;反复呕吐则影响进食,导致营养障碍。

(五) 唾液分泌及功能

唾液(saliva)是口腔三对大唾液腺及许多小唾液腺所分泌的混合液的总称。

1. 唾液的性质和成分 唾液为黏稠呈泡沫状液体,pH值6.0~7.9,个体存在差异;其主要成分为水分,含微量无机物(钾、钠、钙、碳酸氢盐、氟化物等)和微量有机物(黏蛋白为主),具黏稠性,还可混有脱落的上皮细胞、细菌和龈沟液。

2. 唾液的分泌与调节 唾液分泌直接受大脑皮层控制,调节是神经反射性的。正常人每天可分泌1000~1500 ml,绝大多数来自三大主要唾液腺。下颌下腺静止时分泌量最大,占60%~65%,腮腺占22%~30%,小唾液腺占7%~8%。情绪、气候、药物、食物及健康状况等因素均可影响其分泌。

3. 唾液的作用 唾液的成分复杂,主要有消化、润滑、溶解食物,湿润、保护口腔黏膜,稀释、缓冲不良刺激,清洁口腔、抗菌以及免疫等功能。

(六) 言语

言语的产生需要发音和构音共同完成。言语功能可因口腔外伤、疾病造成发育延缓,也可因部分口腔组织畸形或缺损造成言语障碍。

1. 发音、调节及语音 声带、前庭襞、喉肌构成发音器官。人可通过音调、音质、音强(音量)灵活调节发音。通过控制气流方向,口腔咽腔不断变化形态,形成不同共鸣腔,将发出的音加工构成不同音节(语音的基本单位);不同语言音节结构不同。

2. 言语的神经控制 言语区域仅人类大脑皮质独有。两侧大脑皮质非对称性参与和控制言语活动,存在所谓的优势半球。成年人如伤及优势半球,可造成严重的运动型失语;12岁以前的儿童因优势半球尚未形成,可在对侧半球建立优势,恢复言语功能。

3. 言语和呼吸 产生言语的器官唇、齿、舌与颌骨是咀嚼器官,肺、鼻腔、软腭及声襞是呼吸系统的一部分,言语需要与其他功能相适应。

4. 口腔形态异常对语音的影响　口腔各组织中,舌对言语的功能最重要,其次为软腭、上下唇、牙齿及腭。这些口腔组织如部分缺损、畸形或戴用义齿均对言语功能产生不同程度的影响。通过健存组织的代偿功能、正畸正颌、软腭修补加之训练,可使发音接近正常。

(七) 口腔感觉

1. 口腔的一般感觉　口腔感觉主要包括痛觉、触压觉、温度觉(冷觉、热觉)、味觉和本体感觉,其一般感觉的敏感度依次为痛觉 > 压觉 > 冷觉 > 温度觉。口腔前部一般感觉较其后部敏感。

2. 口腔痛觉及疼痛的影响因素

1) 痛觉　口腔各部位对疼痛的敏感程度与疼痛感受器分布密度正相关。牙龈、硬腭、舌尖、口唇处有明显痛点分布,其中牙龈缘处痛觉最敏锐,自颊侧黏膜中央至口角一段带状区痛觉迟钝。前牙、前磨牙、磨牙的牙髓及牙周膜对痛觉的敏感度依次由高到低。

2) 疼痛的影响因素　疼痛与疼痛刺激的强度、疼痛的部位、口腔组织的敏感度(痛觉阈)及机体对疼痛的耐受力均相关。例如,牙龈对疼痛的敏感度大于颊黏膜。机体对疼痛的耐受存在明显个体差异,性别、年龄、文化、种族均与之相关。不同种族、不同个体痛觉阈值各不相同。痛阈还与受刺激时的精神状态、情绪变化、心理因素有关,注意力高度集中或精神紧张时痛觉阈限可上升。

3. 口腔黏膜的感觉

1) 温度觉　有冷觉和热觉。口腔黏膜温度感受器的分布特点是冷点多于温点,故对冷觉的敏感度高于温觉,是口腔黏膜易发生烫伤的原因之一。

2) 触觉和压觉　口腔黏膜触觉是物体接触到口腔黏膜未引起变形的一种感觉。口腔黏膜压觉是指物体接触到口腔黏膜并引起黏膜或黏膜下组织变形的感觉。口腔黏膜各部对触觉和压觉的敏感度不同,与该处黏膜触压点分布密度相关,最敏感的是舌尖、唇及硬腭前部,较迟钝的为颊、舌背和牙龈。

4. 口腔及牙周本体觉与敏感度

1) 牙周本体觉　牙周组织包括牙龈、牙周膜、牙槽骨,是牙体的支持组织。牙周本体觉是深部反射性感觉,能感受牙的动度、反射性调节力,诱发开口反射。

2) 口腔及牙周组织对本体感觉的敏感性　与该处本体感受器分布的密度有关。黏膜的本体感受以舌尖最敏感,颊黏膜最不敏感。其意义为在咀嚼过程中,口腔黏膜特别是最敏感的舌尖,能识别物体大小并筛选,从而对食物进行充分咀嚼。

5. 味觉　是口腔的特殊感觉,味觉能促进唾液分泌,促进食欲,帮助消化。

1) 基本味觉与感受器　味觉分酸、甜、苦、咸 4 类基本味觉。味觉感受器被称为味蕾的特殊结构。人类口腔约有 4 000 个味蕾,主要分布于舌的菌状乳头、轮廓乳头和叶状乳头内。

2）味觉的敏感部位和味觉特点　相对而言,舌侧面对酸味敏感,舌尖对甜味最敏感,舌根对苦味敏感,舌各部位对咸味均敏感。长期给味蕾某种味觉物质刺激后,人体对该味觉的感受强度会迅速降低,出现味觉适应。味觉适应使舌对其他的味觉可能更敏感。

3）味觉的影响因素　全身健康、口腔局部、食物环境、精神心理、年龄等因素的变化均会影响味觉。

（八）口腔与呼吸

1. 呼吸方式　口腔参与呼吸活动,在一定生理条件下(如运动、交谈、精神紧张时),部分气流通过口腔。在病理状态下,鼻气道阻力(nasal airway resistance)达一定水平,鼻咽腔阻塞(如下鼻甲肥大、腺样瘤)会导致反射性下颌下降,保证气道开放。此时下颌处于开口位,发生口呼吸,即呼吸时口鼻并用。

2. 呼吸与咀嚼吞咽的关系

1）呼吸与咀嚼吞咽功能　口腔具有咀嚼、吞咽功能,且参与呼吸,三者协调进行方可完成正常生理活动。咀嚼时呼吸不中断,当食物被嚼碎混合成食团时呼吸中断,允许食团被吞咽。吞咽时喉升高前移,被会厌遮盖,前庭襞与声带闭合,使食团吞咽时不会误入气管,故吞咽是进食过程中唯一需要中断呼吸的活动。

2）呼吸系统保护性反射活动　呼吸道受到机械性或化学性刺激时,会引发喷嚏反射和咳嗽反射。该反射是上呼吸道最强的保护性反射,可清除刺激物,避免异物进入气管和肺泡。老年人口咽反射减弱,咳嗽反射强度弱且时间短,应进行必要的修复治疗,保持或改善殆效能,有利于食团准备,协调吞咽-呼吸活动,避免食团误入气道。

3. 呼吸方式与颅面、颌、殆的发育　多数学者认为口呼吸影响颅面部生长发育。儿童由于上呼吸道狭窄或阻塞(如腺样体肥大、扁桃体肥大、鼻炎等)而长期口呼吸,会引起头颅、下颌姿势的适应性改变等,最终影响颅颌面部生长发育。临床可见口呼吸儿童出现反殆、开殆、吐舌吞咽的特征。

4. 阻塞性睡眠呼吸暂停(obstructive sleep apnea)　是指患者在睡眠过程中反复出现呼吸暂停和低通气,常见病因是上呼吸道内陷和气道本身狭窄。小颌畸形者也可引发阻塞性睡眠呼吸暂停。目前,采用持续正压通气治疗、口腔矫治器治疗或外科手术解除患者上呼吸道阻塞问题,均可获得较好的效果。

（九）面部表情

表情是发生于人身体各部位对情绪(情感)体验作出的反应。面部表情与口腔颌面部组织结构相关。

1. 面部表情的结构基础　面部是最有效的表情器官,主要通过眼、眉、嘴、鼻和面部肌肉紧张度的变化来表达情感体验。头颈部骨、肌、脂肪、筋膜在神经支配下发生运动变化是表情的结构基础。

1）头骨与牙列　头面部参与表情的额骨、颧骨、鼻骨、上颌骨、下颌骨等是表情肌的骨端附着,使其收缩时产生相应的面部纹理和面肌运动。牙列参与表情,如紧咬牙列可增强愤恨的情绪表达。

2)表情肌　详见"颌面部主要肌肉"。

3)胸锁乳突肌等颈部肌　颈部肌肉引发的头部俯仰转动也参与表情,如点头表示赞同,摇头表示否定等。

2. 面部表情的分类　从表情的形态又可分为静态表情和动态表情两种。静态表情多为思考问题等意识活动时呈现,表情肌微动或基本不动,如思考、怀疑。动态表情为面部肌肉急速收缩或放松所形成的表情动作,分为喜悦类和悲痛类两种。

（王宇群）

第二节　健康评估与病情观察

一、健康评估的概念与重要性

健康评估是一门研究临床护士如何全面、动态、准确地收集和评估护理对象的健康资料,以诊断其现存或潜在的健康问题,确定其相关护理需求的基本理论、基本知识、基本技能和临床思维方法的学科。它既论述疾病的临床表现,心理、社会因素与疾病间的相互作用和相互影响,又阐述身体评估的基本方法和技能,以及如何运用科学的临床思维去识别健康问题,做出正确的护理诊断,从而为制订相应的护理措施提供依据。健康评估课程突出了护理的特色,体现了专业的独立性,是护理程序的第一步。护理程序包含评估、诊断、计划、实施与评价5个循环往复的步骤。只有经过全面评估后,才能做出正确的护理诊断,进而制订及实施护理计划,而最后一步评价需要通过健康状况的评估来判断所实施的护理措施是否有效,是否需要改变护理问题。因此,它既是执行护理程序的基础,又贯穿于整个护理过程的始终,是连接护理基础课程和专业课程的桥梁课程。通过该课程的学习,应掌握健康评估的基本原理和方法,正确地收集、评估、分析患者的生理、心理和社会等相关健康资料,并以患者为中心,从护理角度进行临床思维,概括护理诊断依据,从而形成护理诊断,为后续制订护理计划和护理措施,以及为患者提供全面的优质护理服务奠定基础。

有了及时、正确的护理评估,才能使护理程序正确运行,得出完整正确的护理诊断,拟订合理的护理措施,使被评估者获得恰当的处理,从而达到减轻痛苦、缩短病程、早期康复、提高生命质量的目的。同时,健康评估可以帮助认识健康,预知健康危险因素,精准识别身体健康状态,对慢性病的风险进行预警、正面或负面健康评估和管理,对不良生活方式进行干预,达到降低健康风险带来的经济负担,为早期诊断、治疗和护理提供可靠的依据;反之,则会使健康问题恶化,甚至危及生命。健康评估作为护士独立性功能范围内的工作,护士必须学会健康评估的各种方法,得到服务对象的第一手资料,及时给予服务对象身心全面的综合护理,护士评估的完整性、全面性、正确性和及时性也直接影响整体护理的工作质量,是现代护士的临床核心能力之一,是临床护理实践的重要组成部分。

二、症状评估

(一) 一般资料

一般资料包括患者的姓名、性别、年龄、职业、民族、文化程度、婚姻状况、籍贯、工作单位、家庭地址、联系人及联系电话、医疗费支付方式、入院日期、入院诊断、资料收集日期、资料来源及可靠程度等。年龄、性别、职业等可为某些疾病提供关联信息,记录年龄时应以实际年龄为准。

(二) 主诉

主诉是患者本次发病感觉最主要、最明显的症状或体征及其性质和持续时间,也是本次就诊最主要的原因。记录要简明扼要,概况精准,记录发病症状及持续时间,同时注明主诉发生到就诊的时间,如"发热2天,面部红斑2个月"。主要症状特点尽可能用患者自述的症状,不用诊断用语,如"左腮腺肿物3年"应记述为"左耳前无痛性肿物3年"。

(三) 现病史

现病史是围绕主诉详细描述患者自患病以来疾病的发生、发展、演变、诊治、护理的全过程,是健康史的主体部分。其主要内容包括以下几个方面。

1. 起病情况及患病时间　包括起病的时间、在何种情况下发生及发生的缓急等。如颌面部间隙感染多起病急骤;慢性颌骨骨髓炎则起病缓慢。患病时间指从起病到就诊或入院的时间。起病急骤者,患病时间可按小时、分钟计算;起病缓慢者,患病时间可按数日、数月或数年计算;起病时间难以确定者,须仔细询问并分析后再做判断。不同疾病的起病亦各有特点,如脑血栓形成多出现于睡眠时,而脑出血则常见于情绪激动时。

2. 主要症状及其特点　包括主要症状出现的部位、性质、持续时间、发作频率、严重程度、加剧或缓解的因素等。了解这些特点有助于判断病变所在的部位、范围和性质。

3. 病情的发展和演变　包括最主要症状的变化及有无新的病情出现。如舌下腺术后患者出现舌体抬高、舌体活动受限,则可能出现口底出血。

4. 病因与诱因　主要询问与本次发病有关的病因(如感染、外伤、中毒等)和诱因(如气候、环境、情绪变化及饮食失调等)。了解这些有助于明确患者的发病原因,以利于采取针对性的护理措施。

5. 伴随症状　指与主要症状同时或随后出现的其他症状。伴随症状对确定病因和并发症有重要关联。问诊时须问清伴随症状与主要症状之间的关系及演变过程。

6. 诊断、治疗及护理经过　包括曾接受过的诊断、治疗措施,效果如何,有无不良反应等。如所用药物名称、时间、用法、剂量、疗效等，以及目前已采取的护理措施及其效果。

7. 健康问题对患者的影响 包括生理、心理、社会各方面的影响，患者对目前健康状况的自我评价，以及患病后的精神状态、体力状态、食欲、睡眠、大小便的情况等。举例如下：

1）一般状态 有无发热、全身不适、疲乏无力、盗汗，有无体重增加或减轻，睡眠情况如何等。

2）皮肤 有无温度、湿度、颜色的改变，有无水肿、皮疹、破溃、感染，有无瘙痒、干燥，毛发的分布与色泽，指甲的颜色及光泽等。

3）头颅五官 有无畏光、流泪、结膜充血、发红、疼痛或痒及分泌物增多，有无白内障、青光眼等疾患，是否佩戴眼镜等；有无眩晕、耳鸣、耳痛、耳内流脓、听力减退或耳聋等，是否使用助听器；有无鼻塞、流涕、出血或鼻过敏，有无嗅觉改变；有无口腔黏膜干燥或溃疡、颜色改变、齿龈肿胀、溢脓或出血，有无龋齿、义齿，以及味觉改变等。

4）乳房 乳房及乳头外形，有无疼痛、异常分泌物、肿块及自我检查的情况。

5）呼吸系统 有无咳嗽、咳痰、喘息、咯血、胸痛或呼吸困难等。注意咳嗽发生的时间、性质、频率、程度，与气候变化及体位的关系；痰的量、颜色、性状、气味；咯血的量及颜色；胸痛的部位、性质，以及与咳嗽和体位的关系；呼吸困难发生的时间、性质和程度；有无可能引起哮喘的因素，包括食物、药物等过敏原；既往有无呼吸系统疾病。

6）循环系统 有无心前区疼痛、心悸、呼吸困难、晕厥、水肿。注意心悸发生的时间与诱因；心前区疼痛的部位、性质、程度、持续时间、缓解方式；呼吸困难的诱因和程度，有无阵发性呼吸困难，与体力活动、体位的关系，是否伴有咳嗽、咯血或咳粉红色泡沫样痰；晕厥发生前是否伴有心悸；水肿的部位及其与尿量的关系，有无腹胀、肝痛，利尿剂使用的情况。既往有无心血管疾病史。

7）消化系统 有无吞咽困难、恶心、呕吐、腹痛、腹泻、腹胀、便秘、呕血、黑便、黄疸等。注意上述症状发生的缓急及其演变、持续时间、与进食的关系等；呕吐的方式、次数、时间、性质，呕吐物的量、颜色、性状和气味；腹泻、呕血和黑便的量、次数、颜色、性状，腹泻有无伴里急后重，有无脱水的表现；腹痛的部位、性质、程度，有无疼痛的规律性及转移性疼痛等。既往有无消化系统疾病史。

8）泌尿系统 有无尿频、尿急、尿痛、排尿困难、尿潴留、尿失禁、腹痛或水肿。注意腹痛的部位，有无放射痛，尿量、颜色、性质的变化。既往有无高血压、糖尿病、过敏性紫癜等疾病史，有无长期使用肾毒性药物史。

9）血液系统 有无头晕、眼花、耳鸣、心悸、乏力、记忆力下降，有无皮肤瘀点、瘀斑、黄疸及肝、脾、淋巴结肿大，有无输液或输血反应史。

10）内分泌及代谢 有无怕热、多汗、乏力，有无口渴多饮、多食、肥胖或消瘦，有无性格的改变及智力、体格、性器官发育的异常，有无体重、骨骼、毛发、甲状腺的改变等。既往有无肿瘤、精神创伤、自身免疫病的病史。

11）骨骼及肌肉系统　有无肌肉疼痛、痉挛、萎缩、瘫痪，有无关节脱位、肿胀、畸形、运动障碍，有无外伤、骨折等。

12）神经系统　有无头痛、头晕、记忆力减退，有无抽搐、瘫痪，有无意识障碍，有无睡眠障碍，有无感觉或运动障碍。

13）精神状态　有无情绪改变、焦虑、紧张、抑郁、幻觉、妄想、定向力障碍及智力改变等。

（四）既往史

既往史包括患者既往的健康状况和曾经患过的疾病（包括传染病或地方病）、住院史、外伤与手术史、预防接种史、输血史及过敏史等，特别是与现病史有密切关系的疾病。一般按疾病发生的先后顺序记录。诊断肯定者可用病名并加引号；诊断不确定者，可简述其症状、时间和转归。

（五）日常生活状况

日常生活状况包括饮食与营养型态、排泄型态、休息与睡眠型态、日常生活活动与自理能力、个人嗜好。

（六）个人史

个人史包括出生地及生长发育情况、月经史、婚姻史、生育史、生活习惯与方式。

（七）家族史

家族史是指对患者直系亲属健康状况的了解，包括双亲、兄弟、姐妹及子女的健康及患病情况，有无与其相同疾病，有无遗传病。

（八）用药史

询问当前用药情况，包括药物名称、剂型、用法、用量、效果及不良反应等；对于过去用药史则应询问药物过敏史、药物疗效及不良反应。

（九）心理-社会状况

心理-社会状况包括认知功能、情绪、自我概念、对疾病的认识、应激与应对、价值观与信念、职业状况、生活与居住环境、家庭关系等。

三、体格检查

（一）视诊

视诊是以视觉来观察被评估者的全身或局部状态的评估方法。全身状态如年龄、性别、发育、意识状态、营养、面容、表情、体位、步态等；局部表现如皮肤黏膜颜色及头颈、胸廓、腹部、肌肉、骨骼、关节外形等。多数情况下，评估者可直接通过眼睛观察，但对特殊部位的视诊需借助仪器，如眼部检查需借助检眼镜进行，该视诊方法又称为间接视诊法。视诊最好在自然光线下进行，因为灯光可掩盖一些重要的体征，如轻度的黄染等。

（二）触诊

触诊是护士通过用手与患者体表局部接触后的感觉或患者的反应，以发现有无异常的评估方法。手的不同部位对触觉的敏感度不同，其中以指腹和掌指关节的掌面最为敏感。触诊的范围很广，腹部检查最常采用触诊。通过触诊可以发现温度、湿度、震颤、波动、摩擦感、压痛、搏动，以及增大的器官、肿块等体征。

（三）叩诊

叩诊是护士用手指叩击患者某部位的表面，使之震动而产生音响，根据震动和音响的特点来判断被评估部位的器官状态有无异常的方法。叩诊多用于肺下界的定位，胸腔积液或积气的多少，肺部病变的范围与性质，纵隔的宽度，心界的大小与形状，肝、脾的边界，腹膜腔积液的有无与多少，子宫、卵巢有无增大，以及膀胱有无充盈等，在胸、腹部检查中尤为重要。另外，叩诊也用于了解肝区、脾区及肾区等有无叩击痛。

（四）听诊

听诊是检查者通过听取发自受检者身体各部的声音，以判断其正常与否的检查方法。广义的听诊包括身体各部发出的任何声音，如语音、咳嗽声、呻吟、呼救声等。狭义的听诊则主要指身体各组织脏器活动时所产生的来自身体内部的声音，如呼吸音、肠鸣音、心音、杂音、关节活动音及骨擦音等。听诊是体格检查的重要手段，在心、肺部检查中尤为重要。

（五）嗅诊

嗅诊是通过嗅觉判断发自患者的异常气味与疾病关系的一种评估方法。这些异常气味多来自皮肤、黏膜、呼吸道、胃肠道、呕吐物、排泄物、分泌物、脓液等。嗅诊时用手将患者散发的气味扇向自己的鼻部，然后仔细判断气味的性质和特点。

（六）检查举例

1. 全身检查

1）皮肤 躯体皮肤常是口腔颌面部皮肤移植的供皮区。因此，应着重检查记录供皮区的色泽、质地以及估计可用量等。

2）淋巴结 面颈部淋巴结应列入专科检查范围。如疑为淋巴造血系统病变（如恶性淋巴瘤）时，应对全身各组淋巴结（如腋下、腹股沟等）做详细检查并记录。

3）头部 口腔颌面部损伤、肿瘤或类肿瘤疾病（如骨纤维异常增殖症、浆细胞肉瘤、朗格汉斯组织细胞增生症等）患者，头部检查应较详尽。对先天性畸形患者，应注意记录囟门闭合情况以及有无其他头颅畸形。

4）五官 眼、耳、鼻、咽喉与口腔颌面外科关系甚为密切，可成为专科检查内容的一部分。

（1）眼：视力、瞳孔大小、形状、对光反射以及眼球运动，有无复视等对口腔颌面部炎症（并发眶周蜂窝织炎、海绵窦血栓性静脉炎时）、损伤（上颌骨高位骨折以及并发颅脑损伤时）、肿瘤（眶内或球后侵犯时）都有重要意义，应仔细检查记录。

（2）耳：除外耳畸形或缺损外，耳道有无分泌溢液，听力如何等对判断有无颅中窝损伤、颞颌关节病以及颞下窝、翼腭窝肿瘤都有一定帮助。

（3）鼻：有无鼻阻塞、异常分泌物（血性、脓性或清亮液等），鼻中隔有无穿孔、缺损等对上颌窦炎、上颌窦肿瘤、梅毒以及颅前窝损伤的判断等有较大的参考价值。

（4）咽喉：扁桃体及增殖腺的情况对腭裂患者尤为重要；涉及舌根的病变往往需记录间接喉镜检查结果；涉及喉返或迷走神经的病变有时还要记录声带检查情况；腮腺深部的肿块常须记录咽壁的情况。

（5）颈部：也是口腔颌面外科专科检查的内容之一，特别是上颈部尤为重要。颈部检查除视诊有无畸形外，颈部的长短、气管的深浅对口腔颌面部手术需做管切开者特别重要。颞下颌关节紊乱综合征患者的疼痛可向颈项等处蔓延。肌筋膜疼痛综合征及颈椎综合征均可引起颈背部疼痛，前者可找到扳机区或扳机点，后者有时可伴面眶部疼痛。因茎突过长或茎突舌骨韧带硬化而致的茎突舌骨综合征常在颈后区至舌骨大角区，以及咽侧区内有疼痛或压痛。颈动脉炎除表现有咽部症状外，疼痛多沿颈动脉分布，触诊颈动脉可找到明显压痛点。由于甲状腺癌（特别是乳头状腺癌）具有较高的颈部转移率，因此对疑为转移性病变的肿瘤患者，应对其甲状腺做常规触诊检查并记录。

2. 专科检查　包括口腔检查（口腔前庭、牙及咬合、腭、舌、口底、口咽等）、颌面部检查（表情与意识、外形与色泽、眼、鼻、耳、病变部位和性质等）、颈部检查（淋巴结等）、颞下颌关节检查（面形及关节活动度、咀嚼肌、下颌运动、咬合关系等）和唾液腺检查（分泌功能等）。

四、辅助检查

（一）实验室检查

实验室检查是通过在实验室综合运用各种实验方法和技术对受检者的血液、体液、分泌物、排泄物等标本进行检查，获取反映病原学、病理学或脏器功能状态等资料，在对疾病诊断、推测疾病预后、制订治疗方案和护理措施、观察病情和疗效等方面具有重要的作用。

实验室检查主要内容包括以下 6 个方面。①临床血液学检查：即血液和造血组织原发性疾病及非造血组织疾病所致血液学变化检查，包括血液中红细胞、白细胞及血小板数量、形态和细胞化学等检验；出血性及血栓病实验室检查等。②临床生物化学检查：采用化学和生物化学技术对人体的体液成分进行检测，了解机体生理及病理状态下的物质组成和代谢、重要脏器的生化功能等，包括糖、脂类、蛋白质、电解质、微量元素、血气和酸碱平衡、临床酶学、激素与内分泌功能等检查。③临床免疫学检查：包括机体免疫功能、感染性免疫、自身免疫及肿瘤标志物等检查。④临床病原学检查：感染性疾病常见病原体检查、细菌耐药性分析等。⑤体液和排泄物检查：对尿液、脑脊液、浆膜腔积液、精液等各种体液及粪便、痰液等排泄物的常规检查。⑥其他检查:包括染色体分析、基因诊断等。

(二) 心电图检查

心电图是临床上应用较广泛的检查手段之一,对各种心律失常和传导阻滞具有确诊价值。典型心电图的改变与演变是诊断心肌梗死可靠而实用的方法,可以协助心房和心室肥大、心肌缺血、药物作用及电解质紊乱的诊断。心电图和心电监护除应用于心血管疾病外,还广泛应用于手术麻醉、用药观察、危重患者抢救以及运动和航天等各个领域。

(三) 影像学检查

影像学检查是运用 X 线、计算机体层成像、血管造影、磁共振成像、超声、核医学等各种手段使人体内部结构和器官成像,以了解人体解剖、生理功能状况和病理变化,达到健康评估、疾病诊断、辅助治疗、预测预后的目的。了解不同影像学检查方法的成像原理、图像特点、检查技术及临床用价值,有助于护士更好地评估受检者的状况、充分做好检查前的准备工作和检查后的必要护理。因此,影像学检查是健康评估必不可少的组成部分。

(四) 穿刺检查

对触及波动感或非实质液体的肿块,可用注射针做穿刺检查。通过穿刺抽吸肿块内容物,了解内容物的颜色、透明度及黏稠度等性质,进一步协助诊断。穿刺检查的优点是简便、易行、直观,有时可以达到直接确诊的功效。例如:血管瘤或血管畸形可以抽出血液;舌下腺囊肿可以抽出蛋清样黏液;牙源性角化囊性瘤抽出液中可含皮脂样物质或镜下可见的胆固醇结晶;脓肿可以抽出脓液等。必要时应将抽出物送病理或涂片检查,以进一步明确其性质。

(五) 活组织检查

活组织检查是从病变部位取一小块组织制成切片,通过适当染色后在显微镜下观察细胞的形态和结构,以确定病变性质、肿瘤类型及分化程度的检查方法。这是目前比较准确可靠也是结论性的诊断方法,但并非绝对,必须结合临床和其他检查综合分析,才能更正确地作出诊断。另一方面,活组织检查必须正确掌握,因为不恰当的活组织检查不但增加患者的痛苦,而且可能促进肿瘤转移,影响治疗效果。从原则上讲,应争取诊断和治疗一期完成。必须先行活检明确诊断者,活检时间与治疗时间应尽可能接近。常用的活组织检查方法包括切取活组织、切除活组织及冷冻活组织检查。

(六) 特殊检查

特殊检查包括关节内镜检查、唾液腺内镜检查、手术探查等。

五、护理诊断

护理诊断是护士关于个人家庭或社区对现存的、潜在的健康问题或生命过程的反应所做的临床判断,是护士选择护理措施以达到预期目的的基础,也是健康评估的目的。

护理诊断是护理程序的核心,是护士为患者确立护理目标、制订护理计划、选择护理措施和进行护理评价的依据。护理诊断是护士在护理职责范围内,将问诊、身体评估、诊断性检查采集的健康资料,结合护理理论与实践经验,经过分析、综合、推理所做出的判断。

(一) 原则

1. **及时性原则**　护士应对护理现存的潜在的健康问题及其反应及早作出判断,以便及时进行护理干预。

2. **准确性原则**　护理诊断是护士为达到预期结果选择护理措施的基础,应在全面准确收集资料的基础上,经过科学、严谨的分析和判断得出准确的护理诊断。

3. **整体性原则**　要将人体的生命活动看成生理、心理和社会系统相互联系、相互作用、相互制约的有机整体。应全面、系统地分析护理对象在生理、心理及社会层面可能存在的健康问题及其所作出的反应。

4. **个性化原则**　是指护士应根据护理对象的健康问题及反应的个体差异,具体分析、判断,制订个性化的护理计划,帮助护理对象应对健康问题,满足其健康需求。

5. **动态性原则**　要求护士用发展变化的观点认识护理对象的健康问题,把握其内在联系,并随着病情的演变不断调整和修正自己的认识和判断。

(二) 步骤

护理诊断步骤包括收集资料、整理资料、分析资料、确立与修订护理诊断、护理诊断排序。

(三) 护理诊断的陈述

1. **三部分陈述**　即 PES 公式,其中 P(problem)为问题,即护理诊断名称;E(etiology)为原因,即相关因素;S(symptoms and signs)为症状和体征,即诊断依据,也包括实验室检查及特殊检查的结果。如"气体交换受损:发绀、呼吸困难、PaO_2 60 mmHg:与阻塞性肺气肿有关"。其中,气体交换受损为 P;发绀、呼吸困难、PaO_2 60 mmHg 为 S;与阻塞性肺气肿有关为 E。常用于现存的护理诊断的陈述。

2. **两部分陈述**　PE 或 SE 公式,只包含诊断名称和相关因素。如"有皮肤完整性受损的危险:与长期卧床有关""有体液不足的危险:与大量服用利尿剂有关"等。常用于潜在的护理诊断的陈述。

3. **一部分陈述**　只有 P,如"寻求健康行为""强暴创伤综合征"等。常用于健康的护理诊断的陈述。

(四) 书写护理诊断的注意事项

注意事项包括:①所列护理诊断应简明、准确、规范,用"与……有关"作为连接词,以表达人体反应与相关因素之间的关系。②避免将患者的临床表现当作相关因素。如"疼痛:胸痛,与心绞痛有关",是错误的,应纠正为"疼痛;与心肌缺血、缺氧有关"。

③避免与护理目标、措施、医疗诊断相混淆。④以收集资料作为诊断依据,能指出护理方向。⑤所列诊断应是护理职责范围内能够予以解决或部分解决的。⑥护理诊断的描述不应有易引起法律纠纷的陈述。⑦避免价值观判断,如"卫生不良:与懒惰有关"。

六、护理病历的书写

(一) 原则

护理病历的书写原则:及时、准确、完整、简要、清晰。

(二) 具体要求

1. **内容客观真实,全面完整** 护理病历必须客观真实,全面完整地反映患者病情和已实施的护理措施,不能有漏项和缺项,不能以主观臆断、推测代替真实客观的评估。各个项目要填写完整、不可遗漏,应注明日期和时间,并签全名或盖章。

2. **格式规范,语句准确** 护理病历应按规范的格式和要求书写,书写时要用具体确切的语言表述,应使用医学词汇和中西医术语,重点突出、层次分明、语句通顺、标点正确。计量单位一律采用使用中华人民共和国法定计量单位。

3. **文字工整,字迹清晰** 纸质病历的书写应使用蓝黑墨水、碳素墨水书写,需复写的病历资料可以使用蓝色或黑色油水的圆珠笔。书写护理病历时文字应工整、字迹清晰,不得随意涂改或粘贴。如果必须修改,应用同色笔双线画在错字上再做修改,不得采用刮、粘、涂等方法掩盖或去除原来的字迹,要求保持原记录清晰可辨,并注明修改时间,修改人签名。

4. **各种记录及时,签名齐全** 护理病历一律使用阿拉伯数字书写日期和时间,日期采用年—月—日,时间采用 24 小时制。危急患者因抢救未能及时书写,抢救结束后 6 h 内应立即据实补记,并标注"补记"。内容包括病情变化情况、抢救时间及措施、参加抢救的医务人员姓名及专业技术职称等。各种记录完成后必须清楚地签上记录者的全名,并注明日期、时间以备查考。实习期和试用期护理人员书写的病历,须经合法执业的护理人员审阅后双签名。

5. **责任与权限** 上级护士有审查及修改下级护士书写记录的责任。实习护士、试用期护士、未取得护士资格证书或未经注册护士写的内容,须经本医疗机构具有合法执业资格的护士审阅、修改并签全名;进修护士由接收进修的医疗机构认定其工作能力后方可书写护理病历。

(三) 护理病历的内容与格式

1. **入院评估单** 用于新入院患者的护理评估,通过评估找出患者存在的健康问题,确立护理诊断。一般要求在患者入院后 24 h 内完成。内容包括一般资料、现在健康状况、既往健康状况、辅助检查等。

2. **护理计划** 护理人员为患者在其住院期间所制订的护理计划及效果评价的系统记录,其内容包括确立护理诊断/合作性问题的日期及名称、护理目标、护理措施、制订者签名、停止日期、效果评价和停止者签名。

3. 护理记录单 是指患者在整个住院期间,护士运用护理程序的方法,对患者实施护理全过程的书面记录。记录内容应及时、真实、全面而又重点突出。

4. 健康教育 是临床护理的重要内容,通过向患者及其家属提供相关的疾病与健康知识,不仅能促进患者对医护人员的理解和采取积极合作的态度,而且可以提高其自我护理能力,充分发挥家庭等支持系统的作用,共同促进患者早日康复。健康教育的内容涉及疾病与健康各个方面的知识,包括疾病的病因、发病机制、治疗护理方案、合理安排饮食、休息和睡眠、合理用药、疾病预防与康复措施等。须根据患者及其家属的认知水平灵活采用不同的健康教育方式,如讲解、示范、观看视频等。护士应根据患者在疾病不同阶段的需求进行指导而不是限于入院介绍或出院指导时进行,对患者进行健康教育应贯穿于临床护理的全过程。

(四)护理病历书写的意义

1. 培养临床思维 护理病历书写需要护士将所采集的患者资料,按照一定格式进行归纳整理,形成条理分明的文字记录。在这个过程中,护士需要回顾相关疾病知识,并与临床个案比较、分析异同,通过对各类临床证据和线索进行综合,获得对患者健康状况的整体看法,由此逐渐形成严谨的临床思维。

2. 指导临床护理实践 实时、准确、连续的护理病历记录能够反映患者病情的动态变化,是护士制订或修订护理措施、评价护理效果的重要依据。通过查看护理病历,医疗护理团队成员都可以了解患者的健康状况,从而增强彼此间的沟通与协作,维持护理工作的连续性、完整性,对顺利完成抢救、治疗、护理及促进患者早日康复具有重要的意义。

3. 提供教学资料 护理病历全面、及时、准确地记录了患者在疾病的发生、发展与转归过程中所经历的护理活动与效果,充分体现了理论在实践中的具体应用,是最为真实的教学素材,可用于各种形式的临床护理教学,尤其适合于个案讨论教学或以问题为基础的教学。

4. 提供科研信息 完整的医疗护理记录是科研的重要资料,是回顾性研究、流行病学调查的重要参考。同时可以作为流行病学研究方面的原始资料,是卫生机构制订、修改、调整卫生方针和政策的重要依据。

5. 提供评价依据 护理记录在一定程度上可以反映一个医院和科室的护理服务质量、学术及技术水平,它既是医院护理管理的信息资料,又是医院等级评定、护理人员考核的参考资料。

6. 提供法律依据 病历属合法文件,是法律认可的证据。护理记录反映的是患者在住院期间接受治疗护理的具体情形,在法庭上可作为医疗纠纷人身伤害、保险索赔、犯罪刑案及遗嘱查验的证明。

(张剑春)

第三节 口腔颌面头颈肿瘤患者的心理及营养评估

一、心理评估

目前治疗口腔、颌面部和头颈部肿瘤的主要方法是手术切除与放化疗联合治疗。然而,由于这些肿瘤的位置和复杂的解剖结构,手术有可能导致组织缺陷,不仅影响患者术后的面部美容,还会影响患者的咬合功能、言语、进食和吞咽能力,从而给患者的心理承受力、适应力等方面造成不同程度的影响。近年来,口腔颌面头颈肿瘤患者无论在术前或术后均普遍存在抑郁、焦虑、恐惧等心理问题,需通过有效的干预措施给予积极的院内心理护理和延续性护理。

目前多以焦虑自评量表(self-rating anxiety scale, SAS)、抑郁自评量表(self-rating depression scale, SDS)等情绪量表为依据,了解患者心理变化的表现,为临床制订有效的护理干预措施提供理论依据。

(一) SAS 和 SDS

SAS 与 SDS 各由 20 个条目组成,采用 Likert 4 级评分法,每个条目 0～3 分,各条目评分相加为总分,经标准公式转化为标准分,总分 0～100 分,评分越高提示焦虑、抑郁程度越严重。SAS 评分＞50 分即为焦虑,50～59 分为轻度焦虑,60～69 分为重度焦虑,≥70 分为重度焦虑(表 2-1)。SDS 评分＞53 分为抑郁,53～62 分为轻度抑郁,63～72 分为中度抑郁,≥73 分为重度抑郁(表 2-2)。

表 2-1 焦虑自评量表(SAS)

题目编号	题目名称	选　项
1	我感到比往常更加神经过敏的焦虑	选项:很少有,分数:1|选项:有时有,分数:2|选项:大部分时间有,分数:3|选项:绝大部分时间有,分数:4
2	我无缘无故感到担心	选项:很少有,分数:1|选项:有时有,分数:2|选项:大部分时间有,分数:3|选项:绝大部分时间有,分数:4
3	我容易心烦意乱或感到恐慌	选项:很少有,分数:1|选项:有时有,分数:2|选项:大部分时间有,分数:3|选项:绝大部分时间有,分数:4
4	我感到我的身体好像被分成几块,支离破碎	选项:很少有,分数:1|选项:有时有,分数:2|选项:大部分时间有,分数:3|选项:绝大部分时间有,分数:4
5	我感到事事都很顺利,不会有倒霉的事情发生	选项:很少有,分数:4|选项:有时有,分数:3|选项:大部分时间有,分数:2|选项:绝大部分时间有,分数:1

（续表）

题目编号	题目名称	选项
6	我的四肢抖动和震颤	选项：很少有，分数：1｜选项：有时有，分数：2｜选项：大部分时间有，分数：3｜选项：绝大部分时间有，分数：4
7	我因头痛、颈痛和背痛而烦恼	选项：很少有，分数：1｜选项：有时有，分数：2｜选项：大部分时间有，分数：3｜选项：绝大部分时间有，分数：4
8	我感到无力而且容易疲劳	选项：很少有，分数：1｜选项：有时有，分数：2｜选项：大部分时间有，分数：3｜选项：绝大部分时间有，分数：4
9	我感到平静，能安静坐下来	选项：很少有，分数：4｜选项：有时有，分数：3｜选项：大部分时间有，分数：2｜选项：绝大部分时间有，分数：1
10	我感到我的心跳较快	选项：很少有，分数：1｜选项：有时有，分数：2｜选项：大部分时间有，分数：3｜选项：绝大部分时间有，分数：4
11	我因阵阵的眩晕而不舒服	选项：很少有，分数：1｜选项：有时有，分数：2｜选项：大部分时间有，分数：3｜选项：绝大部分时间有，分数：4
12	我有阵阵要晕倒的感觉	选项：很少有，分数：1｜选项：有时有，分数：2｜选项：大部分时间有，分数：3｜选项：绝大部分时间有，分数：4
13	我呼吸时进气和出气都不费力	选项：很少有，分数：4｜选项：有时有，分数：3｜选项：大部分时间有，分数：2｜选项：绝大部分时间有，分数：1
14	我的手指和脚趾感到麻木和刺激	选项：很少有，分数：1｜选项：有时有，分数：2｜选项：大部分时间有，分数：3｜选项：绝大部分时间有，分数：4
15	我因胃痛和消化不良而苦恼	选项：很少有，分数：1｜选项：有时有，分数：2｜选项：大部分时间有，分数：3｜选项：绝大部分时间有，分数：4
16	我必须频繁排尿	选项：很少有，分数：1｜选项：有时有，分数：2｜选项：大部分时间有，分数：3｜选项：绝大部分时间有，分数：4
17	我的手总是温暖而干燥	选项：很少有，分数：4｜选项：有时有，分数：3｜选项：大部分时间有，分数：2｜选项：绝大部分时间有，分数：1
18	我觉得脸发热、发红	选项：很少有，分数：1｜选项：有时有，分数：2｜选项：大部分时间有，分数：3｜选项：绝大部分时间有，分数：4
19	我容易入睡，晚上休息很好	选项：很少有，分数：4｜选项：有时有，分数：3｜选项：大部分时间有，分数：2｜选项：绝大部分时间有，分数：1
20	我做噩梦	选项：很少有，分数：1｜选项：有时有，分数：2｜选项：大部分时间有，分数：3｜选项：绝大部分时间有，分数：4

注　焦虑自评量表（SAS）由美国杜克大学 William W. K. Zung 于 1965 年编制，含有 20 个条目，用于评出焦虑的主观感受。具体根据被试者最近一周的感受进行选择。

表 2-2 抑郁自评量表(SDS)

题目编号	题目名称	选 项
1	我觉得闷闷不乐,情绪低沉	选项:没有或很少时间,分数:1|选项:小部分时间,分数:2|选项:相当多时间,分数:3|选项:绝大部分或全部时间,分数:4
2	我觉得一天之中早晨最好	选项:没有或很少时间,分数:4|选项:小部分时间,分数:3|选项:相当多时间,分数:2|选项:绝大部分或全部时间,分数:1
3	我一阵阵地哭出来或是想哭	选项:没有或很少时间,分数:1|选项:小部分时间,分数:2|选项:相当多时间,分数:3|选项:绝大部分或全部时间,分数:4
4	我夜间睡眠不好	选项:没有或很少时间,分数:1|选项:小部分时间,分数:2|选项:相当多时间,分数:3|选项:绝大部分或全部时间,分数:4
5	我吃得和平时一样多	选项:没有或很少时间,分数:4|选项:小部分时间,分数:3|选项:相当多时间,分数:2|选项:绝大部分或全部时间,分数:1
6	我与异性接触时和以往一样感到愉快	选项:没有或很少时间,分数:4|选项:小部分时间,分数:3|选项:相当多时间,分数:2|选项:绝大部分或全部时间,分数:1
7	我发觉我的体重在下降	选项:没有或很少时间,分数:1|选项:小部分时间,分数:2|选项:相当多时间,分数:3|选项:绝大部分或全部时间,分数:4
8	我有便秘的苦恼	选项:没有或很少时间,分数:1|选项:小部分时间,分数:2|选项:相当多时间,分数:3|选项:绝大部分或全部时间,分数:4
9	我心跳比平时快	选项:没有或很少时间,分数:1|选项:小部分时间,分数:2|选项:相当多时间,分数:3|选项:绝大部分或全部时间,分数:4
10	我无缘无故感到疲乏	选项:没有或很少时间,分数:1|选项:小部分时间,分数:2|选项:相当多时间,分数:3|选项:绝大部分或全部时间,分数:4
11	我的头脑和平时一样清楚	选项:没有或很少时间,分数:4|选项:小部分时间,分数:3|选项:相当多时间,分数:2|选项:绝大部分或全部时间,分数:1
12	我觉得经常做的事情并没有困难	选项:没有或很少时间,分数:4|选项:小部分时间,分数:3|选项:相当多时间,分数:2|选项:绝大部分或全部时间,分数:1
13	我觉得不安而平静不下来	选项:没有或很少时间,分数:1|选项:小部分时间,分数:2|选项:相当多时间,分数:3|选项:绝大部分或全部时间,分数:4
14	我对将来抱有希望	选项:没有或很少时间,分数:4|选项:小部分时间,分数:3|选项:相当多时间,分数:2|选项:绝大部分或全部时间,分数:1
15	我比平常容易激动	选项:没有或很少时间,分数:1|选项:小部分时间,分数:2|选项:相当多时间,分数:3|选项:绝大部分或全部时间,分数:4
16	我觉得作出决定是容易的	选项:没有或很少时间,分数:4|选项:小部分时间,分数:3|选项:相当多时间,分数:2|选项:绝大部分或全部时间,分数:1

（续表）

题目编号	题目名称	选 项
17	我觉得自己是个有用的人,有人需要我	选项:没有或很少时间,分数:4|选项:小部分时间,分数:3|选项:相当多时间,分数:2|选项:绝大部分或全部时间,分数:1
18	我的生活过得很有意思	选项:没有或很少时间,分数:4|选项:小部分时间,分数:3|选项:相当多时间,分数:2|选项:绝大部分或全部时间,分数:1
19	我认为如果我死了别人会生活得更好些	选项:没有或很少时间,分数:1|选项:小部分时间,分数:2|选项:相当多时间,分数:3|选项:绝大部分或全部时间,分数:4
20	平常感兴趣的事我仍然照样感兴趣	选项:没有或很少时间,分数:4|选项:小部分时间,分数:3|选项:相当多时间,分数:2|选项:绝大部分或全部时间,分数:1

注 抑郁自评量表(SDS)由美国杜克大学 William W. K. Zung 于 1965 年编制,是目前应用最广泛的抑郁自评量表之一。整个量表共 20 个条目,用于衡量抑郁状态的轻重程度及其在治疗中的变化,适用于具有抑郁症状的成年人。具体根据被试者最近一周的感受进行选择。

(二) 心理弹性

心理弹性是个体协助自身恢复心理健康平衡的内在潜能,是患者应对疾病压力的重要动力,可结合外界多个因素产生有效的应对措施,促进疾病的康复。通过实施心理弹性相关干预措施,提高患者的心理弹性水平,减少不良心理反应,提高生活质量。

心理弹性量表(connor-davidson resilience scale, CD - RISC)包括控制、接受变化、能力、忍受消极情感、精神影响 5 个维度,共计 25 个条目,采用 Likert 5 级评分法,每个条目 0～4 分,总分 0～100 分,评分越高表示心理弹性水平越高。CD - RISC 如表 2 - 3 所示。

表 2 - 3 心理弹性量表(CD - RISC)

序号	题 目	从来不	很少	有时	经常	一直如此
1	我能适应变化	0	1	2	3	4
2	我有亲密、安全的关系	0	1	2	3	4
3	有时,命运或上帝能帮忙	0	1	2	3	4
4	无论发生什么我都能应对	0	1	2	3	4
5	过去的成功让我有信心面对挑战	0	1	2	3	4
6	我能看到事情幽默的一面	0	1	2	3	4
7	应对压力使我感到有力量	0	1	2	3	4
8	经历艰难或疾病后,我往往会很快恢复	0	1	2	3	4
9	事情发生总是有原因的	0	1	2	3	4

（续表）

序号	题 目	从来不	很少	有时	经常	一直如此
10	无论结果怎样，我都会尽自己最大努力	0	1	2	3	4
11	我能实现自己的目标	0	1	2	3	4
12	当事情看起来没什么希望时，我不会轻易放弃	0	1	2	3	4
13	我知道去哪里寻求帮助	0	1	2	3	4
14	在压力下，我能够集中注意力并清晰思考	0	1	2	3	4
15	我喜欢在解决问题时起带头作用	0	1	2	3	4
16	我不会因失败而气馁	0	1	2	3	4
17	我认为自己是个强有力的人	0	1	2	3	4
18	我能做出不寻常的或艰难的决定	0	1	2	3	4
19	我能处理不快乐的情绪	0	1	2	3	4
20	我不得不按照预感行事	0	1	2	3	4
21	我有强烈的目的感	0	1	2	3	4
22	我感觉能掌控自己的生活	0	1	2	3	4
23	我喜欢挑战	0	1	2	3	4
24	我努力工作以达到目标	0	1	2	3	4
25	我对自己的成绩感到骄傲	0	1	2	3	4

二、营养评估

手术可以改变口腔和颌面头颈恶性肿瘤患者的咀嚼和吞咽，很容易导致营养不良，从而对临床结果产生影响。营养援助可改善营养脆弱或营养不良患者的临床结果。因此，早期、动态和及时的营养支持，以及客观、有效的营养评估特别重要。

（一）营养筛查

进行合理营养治疗的前提条件是确切地评定每例患者的营养状况，即使在治疗观察中也要进行再评价，以便及时调整治疗方案。评定患者的营养状况，一般分为两个步骤：首先进行初步筛查，然后进行综合评定。

1. 营养筛查概念和工具 营养筛查（nutritional screening）是指应用量表化工具初步判断患者营养状态的过程，目的是识别患者的任何营养风险或营养不良发展的风险。营养风险筛查和营养不良筛查是营养筛查的两种主要类型。

根据《欧洲临床营养和代谢学会（European Society for Clinical Nutrition and Metabolism，ESPEN）指南（2003年版）》和《中国医学协会肠外营养分支指南（2008年

版)》，营养风险筛查被定义为使用循证规模筛查工具确定一个患者是否有营养风险的过程，即判定患者是否有资格获得营养支持治疗。营养风险筛查呈阳性的患者应进行营养状况评估。进行营养支持治疗的前提是对患者进行营养风险筛查。常用工具为营养风险筛查 2002(nutritional risk screening 2002，NRS-2002)，其具有以下优点：①能预测营养不良的风险，前瞻性动态判断患者的营养状态变化，便于及时反馈患者的营养状况，并为调整营养支持方案提供证据；②简便、易行，能进行医患沟通，通过问诊的简便测量，即可在 3 min 内迅速完成；③因无创、无医疗耗费，患者易于接受。

营养不良筛查是识别营养不良或有营养不良风险患者的过程，是筛选营养不良的方法。常用工具包括营养不良筛查工具(malnutrition screening tool，MST)、营养不良通用筛查工具(malnutrition universal screening tool，MUST)、微型营养评定-简表(mini-nutritional assessment short form，MNA-SF)等。

2. 营养风险筛查 2002(NRS-2002)　适用于 18 岁以上且住院时间超过 24 h 的患者，不推荐用于未成年人。NRS-2002 主要包括四方面的评估内容：人体测量、近期体重变化、膳食摄入情况和疾病严重程度。它由三部分构成：营养状况评分、疾病严重程度和年龄调整评分；总分为 0～7 分。NRS-2002 如表 2-4 所示。

表 2-4　营养风险筛查 2002(NRS-2002)

A. 营养状态受损评分(取最高分)	
1分(任一项)	近 3 个月体重下降>5%
	近 1 周内进食量减少>25%
2分(任一项)	近 2 个月体重下降>5%
	近 1 周内进食量减少>50%
3分(任一项)	近 1 个月体重下降>5%或近 3 个月体重下降>15%
	近 1 周内进食量减少>75%
	体重指数<18.5 kg/m² 及一般情况差
B. 疾病严重程度评分(取最高分)	
1分(任一项)	一般恶性肿瘤、髋部骨折、长期血液透析、糖尿病、慢性疾病(如肝硬化、慢性阻塞性肺病)
2分(任一项)	血液恶性肿瘤、重症肺炎、腹部大型手术、脑卒中
3分(任一项)	颅脑损伤、骨髓移植、重症监护
C. 年龄评分	
1分	年龄≥70 岁

NRS-2002 评分=A+B+C。若 NRS-2002 评分≥3 分，可确定患者存在营养不良风险，需进行营养评定。入院时筛查 NRS-2002 评分<3 分者虽暂时没有营养风险，但应每周重复筛查一次。一旦 NRS-2002 评分≥3 分，提示患者存在营养风险，应进一

步行营养评定,并制订和实施营养支持治疗计划,即进入营养支持治疗程序。根据 NRS-2002 筛选出的有营养风险的患者(NRS-2002 评分≥3 分)能够明显受益于营养支持治疗,其并发症发生率显著降低。

3. 营养不良通用筛查工具(MUST)　由英国肠外肠内营养协会多学科营养不良咨询组开发,于 2004 年发表,主要用于蛋白质能量营养不良及其风险的筛查,包括体重指数(body mass index,BMI)、体重下降程度和疾病所致的进食量减少三部分内容。三项分数相加得到总评分,0 分为低营养风险状态:临床常规处理,无须营养干预,但需定期进行重复筛查;1 分为中等营养风险状态:要进行观察,连续 3 天记录饮食及液体摄入量,必要时给予饮食指导;MUST 评分≥2 分为高营养风险状态:需要专业营养医师制订营养治疗方案,营养师会诊,先用普通食品、后强化食品或补充性营养支持,监测、评估治疗计划。MUST 评分表如表 2-5 所示。

表 2-5　MUST 评分表

评 分 项 目		评分
BMI	>20 kg/m²	0 分
	18.5~20 kg/m²	1 分
	<18.5 kg/m²	2 分
体重下降程度	过去 3~6 个月体重下降<5%	0 分
	过去 3~6 个月体重下降 5%~10%	1 分
	过去 3~6 个月体重下降>10%	2 分
疾病原因导致近期禁食时间	≥5 天	2 分

4. 微型营养评定-简表(MNA-SF)　专用于老年人的营养筛查工具,在 BMI 无法得到的情况下可由小腿围代替。MNA-SF 由 6 个条目构成,其信息的获取可询问患者本人、护理人员或查询相关的医疗记录。结果判定:分值≥12 分,无营养不良风险;分值≤11 分,可能存在营养不良,需要进一步进行营养状况评定。MNA-SF 评分表如表 2-6 所示。

表 2-6　MNA-SF 评分表

筛 查 内 容	
A	既往 3 个月内,是否因食欲下降、咀嚼或吞咽等消化问题导致食物摄入减少 0 分:严重的食欲减退;1 分:中等程度食欲减退; 2 分:无食欲减退

（续表）

筛 查 内 容	
B	最近 3 个月内体重是否减轻 0 分:体重减轻超过 3 kg;1 分:不知道;2 分:体重减轻 1~3 kg; 3 分:无体重下降
C	活动情况如何 0 分:卧床或长期坐着;1 分:能离床或椅子,但不能出门; 2 分:能独立外出
D	在过去 3 个月内是否受过心理创伤或罹患急性疾病 0 分:是;2 分:否
E	是否有神经心理问题 0 分:严重痴呆或抑郁;1 分:轻度痴呆;2 分:无心理问题
F1	BMI(kg/m²)是多少 0 分:小于 19;1 分:19~21;2 分:21~23;3 分:≥23
F2	小腿围(cm)是多少 0 分:<31 cm;3 分:≥31 cm
合计	筛查分值(14 分)

（二）营养评定

对于有营养不良风险的个人,应确定营养不良的类型和严重程度,量身定制一个营养支持治疗处方,并跟踪营养支持治疗的有效性。

1. 人体测量

1）体重 是脂肪组织和非脂肪组织的总和,可能表明一个人的营养状况。住院患者应选择晨起空腹、排空大小便后着内衣测量,以保持体重测量在时间、衣服、姿势等方面的一致性。如果卧床患者体重不能确定,建议使用差异法,即患者的总体重减去护理人员和家属的体重;如果可行的话,可以使用带有体重测量特征的医院病床进行测量。如果有明显的胸腔和腹腔积液、水肿或其他情况,无法收集可靠的体重数据,应注明原因。测定前应先标注体重计的重量,不得大于 0.5 kg。

BMI 被认为是反映蛋白质-能量营养不良以及肥胖症的可靠指标。中国成人的 BMI 评价标准:正常值范围为 $18.5 \, \text{kg/m}^2 \leqslant \text{BMI} < 24.0 \, \text{kg/m}^2$;若 $\text{BMI} < 18.5 \, \text{kg/m}^2$,表示体重过轻;若 $24.0 \, \text{kg/m}^2 \leqslant \text{BMI} < 28.0 \, \text{kg/m}^2$,表示超重;若 $\text{BMI} \geqslant 28.0 \, \text{kg/m}^2$,表示肥胖。

2）皮褶厚度、上臂围与上臂肌围 通过皮褶厚度测定可推算体脂总量,主要指标包括三头肌皮褶厚度、肩胛下皮褶厚度和髋部与腹部皮褶厚度等。上臂围为上臂中点周径。上臂肌围可间接反映机体蛋白质状况,其计算公式为:上臂肌围＝上臂围(cm)－3.14×三头肌皮褶厚度(cm)。上述测定须严格质控,否则结果可能存在较大误差。

3) 腰围、臀围和腰臀围比值　目前,量化腹部脂肪堆积的最简单和最实际的标准是腰围。①腰围测量:受试者禁食,穿着内衣,挺直身子,腹部放松,两脚间隔 30～40 cm,测量者沿着腋窝中线触摸最低肋骨下缘和髂嵴,将胶带尺固定在最低肋骨下缘与髂嵴连线的中点,沿水平方向绕腹部 1 周,在受试者自然呼吸末测量腰围长度,读数精确至 1 mm,连续测量 3 次,取平均值。②臀围测量:在臀部的最大伸展处(臀部最宽处),以皮尺水平环绕进行测量,读数精确至 1 mm,连续测量 3 次,取平均值。③腰臀围比值(waist-to-hip ratio,WHR)计算:WHR＝腰围(cm)/臀围(cm)。

4) 握力　在某些方面,握力反映了身体肌肉的力量。受试者应直立,身体放松,手臂自然下垂,使用单手握力计和一次性握力计评估握力。测量程序是在将握把计指针设置在“0”位置后,读取并记录读数。在个体短暂休息并重复上述步骤后,测量 2 次,取平均值。

2. 实验室检查　可以评估蛋白质、脂肪、维生素和微量元素的含量和患者的免疫功能,对早期检测营养缺乏的类型和程度极其重要。这是因为组织和体液中的营养浓度下降,组织功能下降,以及营养依赖酶活性的减少都发生在临床或亚临床时期。实验室检查指标可以为营养评估提供客观的数据。

1) 血浆蛋白　白蛋白、前白蛋白、转铁蛋白和视黄醇结合蛋白是血浆蛋白水平的常用标志物,可以作为身体蛋白质营养状态的标志。肿瘤、感染、创伤和其他导致消耗增加和白蛋白分解代谢增加的疾病是血浆蛋白浓度下降的主要原因。此外,长期从食物中摄入的蛋白质不足或慢性肠道疾病会导致吸收不良,从而阻止肝脏产生足够的蛋白质合成构建模块。

(1) 血清白蛋白:肝细胞产生白蛋白,白蛋白被释放到血液中,并分散在血管的内外。血管外白蛋白保存在受体组织的皮肤、肌肉和内脏中。许多变量以各种方式影响白蛋白的产生。在甲状腺功能减退、高血浆皮质醇水平、严重肝损伤和生理应激的条件下,白蛋白的产生率下降。白蛋白的半衰期为 14～20 天。在消除非营养不良的原因后,持续的低白蛋白血症被认为是判断营养不良的可靠指标之一。与低白蛋白血症患者相比,高血浆白蛋白的个体在选择性手术后经历的问题相当少。

(2) 血清前白蛋白:在肝脏中产生,得此名的原因是因为在 pH 值为 8.6 时,它的电泳转移速度比白蛋白快。此外,前白蛋白通常被称为甲状腺素结合原白蛋白,因为它能够与视黄醇结合蛋白和甲状腺素结合球蛋白结合,并同时运输甲状腺素和维生素 A,其生物半衰期约为 1.9 天,并不长。前白蛋白在检测蛋白质的突然变化方面比白蛋白更敏感,因为它具有更短的生物半衰期,较低的血药浓度和体池更小。需要指出的是,多种疾病可能会影响血清前白蛋白的浓度。由于肾脏是前白蛋白清除的主要位置,肾衰竭患者可能会有高血清前白蛋白的误导性外观。水肿、急性崩溃状态、术后能量和氮平衡的改变、肝脏疾病、感染和透析是降低血液前白蛋白的一些因素。创伤、重症、恶性肿瘤后，血清前白蛋白含量可在 1～2 天内下降。这与急性期反应蛋白，如 C 反应蛋白（C-reactive protein, CRP）、铜蓝蛋白、纤维蛋白原和结合珠蛋白的血浆浓度升高的变化刚好相反。这种状态会随着应激反应的持续而持续存在，因此血清前白蛋白不适合作为高应激状态下的营养评价指标。此外，由于前白蛋白是在肝脏中合成的，各种肝病可导致血清前白蛋白水平下降。肝实质损伤越严重，前白蛋白减少越明显。故在对各类肝病患者进行营养评定时，应用前白蛋白须特别慎重。另外，由于前白蛋白的主要功能是转运甲状腺素和维生素 A，所以这些物质在体内的水平会影响前白蛋白的活性。

（3）血清视黄醇结合蛋白：在肝脏内合成，主要功能是运载维生素 A 和前白蛋白。视黄醇结合蛋白主要在肾脏代谢，其生物半衰期仅为 10～12 h，故能及时反应内脏蛋白的急剧变化。但因其反应极为灵敏，即使在很小的应激反应下，其血清浓度也会有所变化。胃肠道疾病、肝脏疾病等均可引起血清视黄醇结合蛋白浓度的降低。

（4）血清转铁蛋白（transferin, TFN）：在肝脏合成，生物半衰期为 8.8 天，而且质量较小，约为 5.29 g。在高蛋白摄入后，TFN 的血浆浓度上升较快。转铁蛋白的测定方法除放射免疫扩散法外，还可利用转铁蛋白与总铁结合力的回归方程计算。

2）氮平衡　是评价机体蛋白质状况的指标。一般食物蛋白质的平均氮含量为 16%。若氮摄入量大于排出量，为正氮平衡；若氮摄入量小于排出量，为负氮平衡；若摄入量与排出量相等，则维持氮平衡状态。住院患者大部分氮排出为尿氮。其他氮的排出途径还包括粪氮、体表丢失氮、非蛋白氮及体液丢失氮等。氮平衡的计算公式为：氮平衡＝氮摄入量－（尿氮＋粪氮＋体表丢失氮＋非蛋白氮＋体液丢失氮）

3）肌酐身高指数　肌酐系肌肉中的磷酸肌酸经不可逆的非酶促反应，脱去磷酸转变而来。肌酐在肌肉中形成后进入血液循环，最终由尿液排出。肌酐身高指数是衡量机体蛋白质水平的指标，但存在较大局限性：①因各种原因，准确收集 24 h 尿量有时较为困难；若用随意尿标本测定，其精确度极差。②一些因素可致 24 h 尿肌酐排出量减少，如肾衰竭、肝衰竭、肿瘤和严重感染等。③24 h 尿肌酐排出量随年龄增大而减少，而目前缺乏分年龄段的标准肌酐值。④尚缺乏中国健康成人的标准肌酐-身高参考值。因此，目前肌酐身高指数已较少使用。

4）血电解质和微量营养素　血液中钾、钠、钙、镁、磷等电解质水平，不仅一定程度反映了这些化学元素在体内的水平，也维持机体水电解质平衡、酸碱平衡，是维持机体生化反应的基本条件。微量营养素包括铁、锌、碘、铜等多种微量元素，以及所有的维生素。这些微量营养素在体内参与多种功能蛋白的构成、参与多种生化反应，其缺乏可造成相应的营养素缺乏症。肿瘤患者的营养不良也包含宏量元素缺乏及微量营养素缺乏。如肿瘤患者常见的维生素 D 缺乏，肿瘤贫血患者常见的铁、叶酸、维生素 B_2 缺乏等。不推荐对这些微量营养素进行常规检测，但对于经过膳食调查及临床症状显示可能有缺乏者，建议进行针对性检测。

5) 免疫功能及炎性分子　营养不良时,外周血 T 淋巴细胞的数量和比例下降。严重营养不良时细胞免疫、巨噬细胞、补体系统、抗体产生等功能均受影响。某些单一营养素如锌、硒、铁、维生素 A、维生素 C、维生素 E 等缺乏,也会引起免疫功能受损。放化疗过程中免疫功能亦可能受损,且影响放化疗的完成率,因而建议常规进行免疫功能检测。

应激状态下免疫细胞产生的细胞因子如肿瘤坏死因子- α(tumor necrosis factor-α,TNF - α)、白细胞介素(interleukins,IL)- 6、IL - 1、γ 干扰素(interferon-γ, IFN - γ)等,是介导机体代谢异常、引发恶病质的主要因素之一。多项研究显示 CRP 高水平与患者的营养不良密切相关,同时也是患者不良结局的危险因素。

3. 临床检查　是通过病史采集及体格检查发现营养素缺乏的体征。病史采集的重点在于:①膳食史,包括有无厌食、食物禁忌、吸收不良、消化障碍及能量和营养素摄入量等;②已存在的病理与营养素吸收或代谢影响因子,包括传染病、内分泌疾病、肿瘤、慢性疾病(如肝硬化、肺病及肾衰竭等);③用药史及治疗手段,包括代谢药物、类固醇、免疫抑制剂、放疗与化疗、利尿剂、泻药等;④对食物的过敏及不耐受性等。

(三) 吞咽障碍筛查与评估

口腔颌面头颈肿瘤患者筛查与评估不只是筛查有无吞咽障碍风险,更重要的是评估吞咽安全性和有效性方面存在的风险及其程度。

1. 筛查方法

1) 饮水试验　由日本洼田俊夫在 1982 年设计提出,通过饮用 30 ml 水来筛查患者有无吞咽障碍及其严重程度。该方法安全、快捷。患者取坐位,先用茶匙试验喝水,试 2～3 口,如无问题,嘱患者像平常一样喝下 30 ml 温水,观察所需时间和呛咳情况。饮水试验分级标准如表 2 - 7 所示。

表 2 - 7 饮水试验分级标准

分　级	判断
1 级:能 1 次并在 5 秒内饮完,无呛咳、停顿	正常:1 级
2 级:1 次饮完,但超过 5 秒;或分 2 次饮完,但无呛咳、停顿	可疑:2 级
3 级:能 1 次饮完,但有呛咳	异常:3～5 级
4 级:分 2 次以上饮完,且有呛咳	
5 级:频繁呛咳,不能全部饮完	

2) 进食评估问卷调查(eating assessment tool - 10,EAT - 10)量表　用于筛查吞咽功能,包含 10 项吞咽相关问题,每项分为 4 个等级:0 分表示无障碍,1 分表示轻度障碍,2 分表示中度障碍,3 分表示重度障碍,4 分表示严重障碍,总分在 3 分及以上视为

吞咽的效率和安全方面存在问题。EAT-10 吞咽功能筛查量表如表 2-8 所示。

表 2-8 进食评估问卷调查(EAT-10)量表

问 题		评	分		
1. 我的吞咽问题已让我体重减轻	0	1	2	3	4
2. 我的吞咽问题影响到我在外就餐	0	1	2	3	4
3. 喝液体费力	0	1	2	3	4
4. 吃固体食物费力	0	1	2	3	4
5. 吞药片(丸)费力	0	1	2	3	4
6. 吞食物时疼痛	0	1	2	3	4
7. 我的吞咽问题影响到我享用食物时的乐趣	0	1	2	3	4
8. 我吞食物时有食物卡在喉咙里的感觉	0	1	2	3	4
9. 我吃食物时会咳嗽	0	1	2	3	4
10. 我吞咽时紧张	0	1	2	3	4

注 评分:0=无,1=轻度,2=中度,3=重度,4=严重

2. 评估方法 经筛查,如果有或高度怀疑有风险,则做进一步的临床功能评估和(或)仪器检查。仪器检测包括电视透视吞咽功能检查(videofluoroscopic swallowing study, VFSS)或纤维内镜吞咽功能检查(flexible endoscopic examination of swallowing, FEES),这些仪器的检测是确定吞咽障碍的"金标准"。

临床功能评估称为非仪器评估或床旁检查。临床吞咽评估包括全面的病史,口、颜面部和喉部功能评估,以及进食评估三部分。所有的床旁进食评估需要进行容积-黏度测试(volume-viscosity swallow test, V-VST),但首先要确认患者是否有适应证和禁忌证。除 V-VST 评估外,对有进食能力的患者,需要进行摄食评估。

1) V-VST 用于安全性和有效性的风险评估,帮助患者选择摄取液体量最合适的容积和稠度。测试时选择的容积分为少量(5 ml)、中量(10 ml)、多量(20 ml),稠度分为低稠度(水样)、中稠度(糊状)、高稠度(布丁状)。按照不同组合,观察患者吞咽的情况;根据安全性和有效性指标判断进食有无风险及适宜浓度和一口量。V-VST 流程如图 2-5 所示。

2) 直接摄食评估 观察患者将食物送入口中的过程,是否有意识地进食,包括摄食过程中是否能抓取食物,是否将食物正常地送入口中,进食哪种质地的食物。重点观察一口量、进食吞咽时间、呼吸和吞咽的协调情况、适合患者安全吞咽的食物性状。

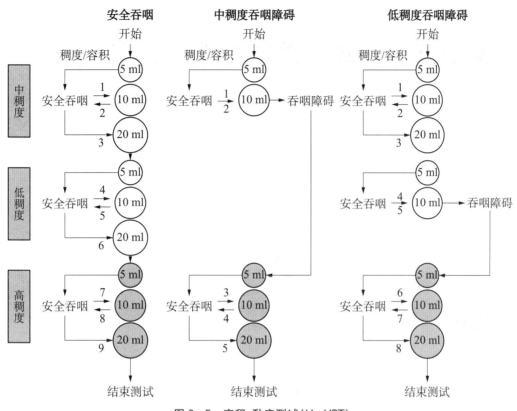

图 2-5 容积-黏度测试(Ⅴ-VST)

(范改萍)

第三章 口腔颌面部囊肿围手术期护理

第一节 软组织囊肿

情景案例

患者,女性,28 岁。主诉"发现右侧颈部肿块 3 周"前来就诊。颈部增强 CT 检查结果:右颈部占位病变,甲状舌管囊肿可能性大。以右侧甲状舌管囊肿办理住院。术前各项检查报告均无明显异常,排除其他手术禁忌,入院 3 天后在全身麻醉下行右甲状舌管囊肿摘除术。术后第 3 天,患者颈部伤口出现红肿,有黄色液体渗出,24 小时颈部负压引流管引流量约 2 ml。患者诉伤口肿胀疼痛,疼痛评分为 5 分。测生命体征为:体温 38.2℃,脉搏 93 次/分,呼吸 23 次/分,血氧饱和度 97%,血压 116/76 mmHg。血常规检查示:白细胞计数 $13.8×10^9$/L,中性粒细胞占比 83%。

请思考:

1. 患者目前有哪些护理诊断?
2. 护士应该如何做好负压引流的监测和护理?
3. 需要采取哪些措施预防术后感染及并发症的发生?

口腔颌面部囊肿较为普遍,一般包括软组织囊肿和颌骨囊肿两类。上海交通大学医学院附属第九人民医院病理科在对 15 983 例关于口腔颌面部肿瘤、囊肿和瘤样病变的统计中发现囊肿占比约为 20%。

口腔颌面部软组织囊肿包括潴留性囊肿和发育性囊肿。以唾液腺囊肿(黏液腺囊肿、舌下腺囊肿及腮腺囊肿)、皮脂腺囊肿、皮样囊肿、甲状舌管囊肿及鳃裂囊肿等比较常见,最常见的是黏液腺囊肿和舌下腺囊肿。

一、病因和治疗原则

(一) 病因病理

1. **唾液腺黏液囊肿** 一般指小涎腺黏液囊肿及舌下腺囊肿。根据病因、病理及疾病临床表现的不同,唾液腺黏液囊肿可分为外渗性黏液囊肿和潴留性黏液囊肿。外渗性黏液囊肿占 80% 以上,多由局部创伤引起,因导管破裂、黏液外漏进入组织间隙所致。潴留性黏液囊肿主要是由于导管系统的部分阻塞,有微小唾液腺石、分泌物浓缩或者导管系统弯曲等原因引起。

2. **腮腺囊肿** 包括潴留性和先天性两类。潴留性腮腺囊肿很少见,一般是因为导管弯曲或其他原因造成部分阻塞,分泌物在局部潴留所致。先天性囊肿可以分为皮样囊肿、鳃裂囊肿和先天性腮腺导管囊状扩张;腮腺部位的鳃裂囊肿一般来自第一鳃弓发育异常。

3. **皮脂腺囊肿** 又被称为"粉瘤",是因为皮脂腺排泄管堵塞,皮脂腺囊状上皮被不断增加的内容物膨胀引起的潴留性囊肿。囊肿内部可以看到大量皮脂和少许角质碎片,囊壁由皮脂腺组织构成。

4. **皮样囊肿或表皮样囊肿** 也被称为"发瘤",是胚胎生长期间残留在组织中的上皮细胞不断发展导致的囊肿;表皮样囊肿也可因为创伤或手术等原因导致上皮细胞植入而发展成囊肿。皮样囊肿位于皮下组织,囊壁一般比较厚,由皮肤及其附件组成。囊腔内可见到脱落的细胞、皮脂腺、汗腺以及毛发等组织。表皮样囊肿位于真皮内部,囊壁中不含皮肤附件。

5. **牙龈囊肿** 在成年人和婴儿时期牙龈囊肿的病理表现不一致,在成年人的囊肿上皮中可见薄且扁的鳞状上皮,婴儿时期囊肿呈圆形,表面光滑,可见复层鳞状上皮。

6. **甲状舌管囊肿** 在胚胎生长发育第一个月时,第一对咽囊中间、咽腔腹侧壁的内胚层向下侧凹陷,发展成一憩室状结构,称为甲状腺始基;之后慢慢向下方的间质内生长,通过甲状舌管和咽表面的上皮组织连接。第一个半月时,甲状舌管自动消失,在起始的地方留下一浅凹称"舌盲孔"。如果甲状舌管不能自行消失,那么遗留下来的上皮分泌物汇聚可导致先天性甲状舌管囊肿的发生。若甲状腺在向下方移动的过程中遇到阻碍,将会异位在此下移路线上的任何地方。囊肿上皮一般是复层鳞状上皮或者纤毛柱状上皮,囊壁中常有淋巴样组织、甲状腺或者黏液组织,还含有丰富的血管。

7. **鳃裂囊肿** 是鳃裂畸形中的一类,其起源有许多不一致的观点。大多数观点认为是由于胚胎鳃裂残留组织所导致。

8. **畸胎样囊肿** 其上皮组织一般由复层鳞状上皮、胃肠道黏膜上皮以及呼吸道上皮组成。

(二) 治疗原则

一般采用手术治疗,小唾液腺黏液囊肿也可采用药物囊内注射。腮腺囊肿以及继发感染者,应先行抗感染治疗,待急性炎症消退后再行手术治疗。

二、护理评估

(一) 健康史

详细了解患者出现症状之前的身体健康情况,一般包括有无严重的身体疾病;是否做过外科大手术;有无药物、食物过敏史;有无家族史;疾病是否反复发生;女性患者经期有无异常等。

(二) 身体状况

1. **黏液囊肿** 常发生在下唇及舌尖腹侧,一般呈半透明、浅蓝色的小泡,形状似水泡。大小一般为黄豆至樱桃大小,质地柔软有弹性,囊肿与周围组织界限清楚,囊内可见蛋清样透明黏稠液体。

2. **舌下腺囊肿** 青少年多见,临床上一般分为 3 种类型。单纯型是最典型的舌下腺囊肿,一般呈淡蓝色,质地柔软有波动感,囊内为黏稠蛋清样液体。口外型主要表现为下颌下区肿物,触诊柔软,与皮肤无粘连,穿刺可见蛋清样黏稠液体。哑铃型是以上两种类型的混合,在口内舌下区及口外下颌下区均可见囊性肿物。

3. **腮腺囊肿** 男性患者及老年人多见。临床表现为腮腺区无痛性肿块,体积自扁豆至李子大小不等,生长缓慢,质地柔软有波动感,边界不十分清晰,与浅表组织无粘连,但基底部活动度较差;穿刺可见无色透明液体。腮腺部位的鳃裂囊肿容易继发感染,自发破溃或切开后容易形成经久不愈的瘘口,从瘘口溢出黄白色豆渣样物。

4. **皮脂腺囊肿** 好发于面颊及额头,体积自豆至小柑橘样大小,生长缓慢,与周围组织分界清晰,常为圆形,触之可移动,质地柔软,没有压痛。囊肿向皮肤表面突出,囊壁和皮肤粘连,可见色素点在囊壁中间部位。一般情况下没有自觉症状,引发感染时会出现疼痛、化脓等症状。囊内常见白色凝乳状皮脂腺分泌物。皮脂腺囊肿可恶变为皮脂腺癌。

5. **皮样囊肿** 儿童期和青年期好发,常发生在口底及颏下,表皮样囊肿则常见于眼睑、眼眶外侧、额、鼻、耳下等。囊肿生长缓慢,常表现为圆形。肿物一般向口内突出,囊肿体积变大时会影响患者的语言功能,还容易引起吞咽和呼吸困难。与周围组织、皮肤或黏膜界限清晰,触之质韧而有弹性,质地硬度中等,呈面团样。囊内可见乳白色的豆渣样分泌物。

6. **牙龈囊肿** 成人期常发生在下颌尖牙、前磨牙区、游离牙龈以及附着龈;婴儿期可以在下颌前牙的黏膜上看到白色、呈粟粒状的球状物,数量不定。

7. **甲状舌骨囊肿** 常见于 10 岁以下儿童,也可发生在成年人,30 岁以下人群最为多见。囊肿可见于颈正中线,从舌盲孔到胸骨切迹之间的任一位置,最常见于舌骨上下部。囊肿发育缓慢,一般为圆形,触之质地软,与表面皮肤及周围组织分界清晰明确。囊内常见透明、微浑浊的黄色液体。

8. 鳃裂囊肿　可见于任何年龄人群,但多发生在 20～50 岁人群。囊肿位于面颈侧方,来自第一鳃裂的囊肿常见于下颌角以上和腮腺区;来自第二鳃裂一般发生在颈上部,大约在肩胛舌骨肌水平位置之上;来自第三、四鳃裂的常发生在颈根区。临床最常见的是来自第二鳃裂的囊肿。其表面光滑,体积大小不定,生长速度缓慢,触之肿块质地柔软、可有波动感,但无搏动感。鳃裂囊肿一般没有自觉症状,出现上呼吸道感染时肿块会突然增大,患者会出现相应症状;若继发感染时,疼痛将发散到腮腺区。囊肿内可有黄色或者棕色清亮液体。

9. 畸胎样囊肿　常发生于儿童时期,囊肿生长慢,病程长,患儿一般没有自觉症状。肿块多位于舌体和口底部位。

(三) 诊断依据

患者的临床症状、囊肿穿刺结果是软组织囊肿的主要诊断依据。

(四) 心理-社会状况

了解患者的心理、社会支持以及经济情况,患者对病情和手术的知晓程度。囊肿对患者形象的影响,囊肿的反复发作,手术对组织、器官造成的损害,生命质量的下降,都会引起患者巨大的心理压力,容易导致偏激的情绪(如忧虑、恐惧并伴有明显的睡眠障碍),甚者陷入极度绝望而自杀。

三、护理问题

1. 焦虑　与患者颜面部改变及缺乏疾病相关知识有关。
2. 疼痛　与术后伤口疼痛或局部伤口加压包扎有关。
3. 营养失调(低于机体需要)　与术后伤口疼痛、进食不便有关。
4. 知识缺乏　与患者及家属不了解疾病病因、治疗、预后相关知识有关。
5. 吞咽障碍　与囊肿的大小、部位有关。较大的舌下腺囊肿影响患者的吞咽功能。
6. 语言沟通障碍　与囊肿引起的疼痛不适或全身麻醉(简称"全麻")术后患者呼吸道插管有关。
7. 自我形象紊乱　由囊肿致患者面部畸形导致,也与手术创口或术后面神经激惹刺激影响面部表情、功能有关。
8. 潜在并发症　包括窒息(因舌下腺囊肿发展较大将舌抬高所致)、出血、面神经损伤等。

四、护理目标与措施

(一) 护理目标

(1) 患者焦虑/恐惧程度减轻或消失,积极主动地配合治疗及护理。
(2) 患者术后疼痛有所减轻或消失,掌握有效地减轻疼痛的方法。
(3) 患者能与医护人员进行有效的语言沟通。

（4）患者不发生口腔感染。

（5）患者可摄入足够的能满足日常机体需要量的营养,以维持理想的营养状况和水、电解质平衡,能满足新陈代谢的需要。

（6）患者情绪稳定,能正确对待疾病。

（7）患者能正视自身形象的变化,并能采取相应措施促进自身形象恢复。

（8）患者及家属了解疾病的病因、治疗及预后相关知识。

（9）患者呼吸道能保持通畅,发生呼吸不畅等症状时能及时通知医生,并得到有效的处理。

（10）有效预防患者并发症的发生。

（二）护理措施

1. 术前护理

1）一般护理 ①存在吞咽困难的患者,应告知其在进食时需要添加液体的摄入量,为其提供含水量较高的流质或半流质饮食,不食粗糙、辛辣的食物。如有需要可通过静脉或鼻饲补充营养。②及时准确地评估患者的呼吸状况,如有需要可遵医嘱给予氧气吸入,并备气管切开包于床旁。③囊肿患者如果有瘘口,应当注意保持瘘口周围皮肤干洁。④密切监测体温变化,当体温超过38.5℃时需采用物理降温法,或遵医嘱行药物降温。⑤认真倾听患者的表达,可采用闭合式问答的方式与患者交流,也可使用纸笔和患者交流。

2）心理护理 做好患者术前心理准备工作,告知患者及家属手术的目的及必要性,向患者介绍疾病相关的各种知识及术后的注意事项,消除他们的恐惧、紧张情绪,帮助其建立起充分的思想准备。

3）口腔护理 帮助患者保持口腔卫生,指导患者使用含漱液漱口。鼓励患者多进行咀嚼运动,也可饮用酸性饮料或食用酸性食物刺激唾液的分泌,加强口腔的自清洁作用。

4）疼痛护理 遵医嘱酌情给予止痛药。

5）基础护理 创造舒适的住院环境,保持病室安静,使患者处于较佳的精神状态。

6）术前准备 ①协助患者完善术前各项检查。②做好备血、备皮、个人卫生等准备工作。患者如有义齿应提前取下,避免术中义齿脱落,引起误吸或窒息。③指导患者术前3天戒烟,教会其有效咳痰的方法。④术前12 h开始禁食,4 h开始禁饮。⑤减轻患者术前的紧张情绪,协助其放松,帮助其保持良好的睡眠状况,必要时给予镇静剂。

2. 术后护理

1）全麻术后患者护理常规 ①了解患者所采用的麻醉和手术方式、患者术中情况、术后切口和引流情况。②注意意识患者神志观察。③给予持续低流量吸氧。④持续给予心电监护。⑤拉起床挡保护防止坠床。⑥严密监测患者术后的生命体征。

2）基础护理 保持病室内温、湿度适宜,定期消毒病室,减少探视。

3）体位 对于神志尚未清醒的患者,应采用去枕平卧位,头偏向一侧。待患者完全清醒后可采用半卧位,有助于伤口引流,也可减轻患者头面部肿胀和疼痛情况。鼓励患者术后第一天,在可以耐受的情况下早期下床活动。

4) 保持呼吸道通畅　密切关注患者的呼吸状况,床旁备吸引器,及时有效地抽吸呼吸道内分泌物,防止分泌物堵塞或吸入气管导致呼吸困难或窒息。指导患者深呼吸和有效咳痰,清除气道分泌物。密切关注患者呼吸的节律和频率,给予心电监护监测血氧饱和度。密切关注患者口底及舌体的肿胀情况和活动度,防止发生窒息。如有需要遵医嘱行雾化吸入,可有效稀释痰液,防止痰液堵塞气道。

5) 伤口护理　①观察切口有无出血、渗血、渗液等情况,保持切口敷料干洁。②注意观察切口周围肿胀情况,必要时可使用冰敷,减少术后切口水肿。特别是甲状舌管囊肿术后的患者应注意伤口肿胀度,防止堵塞呼吸道引起呼吸困难。③对于口底皮样囊肿摘除术后患者,须密切关注口底有无肿胀及出血等情况。④换药时应严格遵循无菌操作原则,首先给无菌伤口换药,最后给感染伤口换药。⑤密切关注伤口愈合情况,并如实做好记录。如果出现伤口裂开或者瘘口,需要及时加压包扎,防止伤口感染。

6) 负压引流护理　要特别注意维持引流管通畅,防止引流管出现脱落、受压、扭曲等情况。须维持一定负压以防止血块堵塞引流管导致引流不畅。应及时准确地记录引流液的颜色、质、量。如果短时间内出现大量出血或引流液过多,应尽早通知医生并作相应处理。根据引流液的颜色、性状和量决定拔管时间,拔管后要注意观察局部伤口,适当加压包扎。

7) 输液管道护理　输液管要保持通畅,无扭曲受压等情况,以穿刺点为中心采用U型固定法固定留置针,减少输液侧肢体活动,密切关注穿刺部位有无外渗及红肿等情况。

8) 口腔护理　保持口腔卫生。指导患者饭后、睡前使用含漱剂漱口防止感染,也可帮助患者行口腔冲洗或口腔护理。

9) 饮食护理　给予患者相应的饮食指导,术后进流质饮食,逐步改为普通饮食。手术后伤口牵扯痛影响患者进食者,可以鼓励其少食多餐,进温凉流质饮食。

10) 疼痛护理　进温凉饮食以减轻疼痛。患者因加压包扎导致头部胀痛时,应向患者耐心解释加压包扎的缘由及必要性。如患者实在无法忍受疼痛时,告知医生遵医嘱给予止痛药,并注意观察患者用药后疼痛缓解的情况。

11) 心理护理　帮助患者及家属了解疾病术后的注意事项,根据他们的反应提供心理调节方案。对于情绪持续低落者,应及时寻求心理医生的帮助,帮助恢复他们的心理健康。

12) 面神经功能观察　囊肿术后应观察有无面神经损伤的表现,观察面神经各项功能是否正常;如有异常可做相应处理,并向患者做好解释工作,告知其可以逐渐恢复正常。

13) 减少患者舌部运动　告知患者术后3～5天内尽量少说话,可采用纸笔交流,以减少患者舌部运动,防止术后伤口出血。

14）遵医嘱应用抗生素　预防术后感染及并发症的发生。

五、健康教育和出院指导

1. 饮食指导　指导患者建立健康的生活方式,养成良好、规律的饮食习惯。鼓励患者均衡饮食,禁烟、酒及刺激性食物。出院1个月内不要食用辛辣、硬的食物;应食用高营养、高维生素、高蛋白质的食物,促进身体各项功能恢复。腮腺术后3个月内禁止食用酸、辣等刺激性食物。

2. 口腔护理指导　告知患者清洁口腔的方法,正确刷牙及漱口,保持口腔卫生。

3. 活动指导　术后3～6个月避免剧烈活动。

4. 心理指导　指导患者掌握心理调节技巧,保持良好的心理状态。

5. 生活注意事项　出院后患者可保持正常的机体活动,但应防止压迫或撞击术区。

6. 康复训练　术后早期开始训练患者的自我护理能力,有利于提高患者的生活自理能力,从而改善生活质量。

7. 遵医嘱复查　指导患者应遵医嘱定期来院复查,出现不适时需及时就诊。

第二节　颌 骨 囊 肿

情景案例

　　患者,男性,42岁,因"右上颌骨肿物4月余"前来就诊。诊断为右上颌骨囊肿。入院2天后经完善术前准备后,于全麻下行右上颌骨囊肿开窗术。术后口内伤口予碘仿纱条填塞,口外伤口予纱布加弹力绷带加压包扎,医嘱流质饮食。术后次日查房,见患者右侧面颊肿胀明显,主诉伤口胀痛,疼痛评分为5分。测生命体征:体温37.5℃,脉搏90次/分,呼吸22次/分,血压128/76 mmHg。

　　请思考:

　　1. 针对该患者,护士在术前应采取哪些方法做好患者的心理护理?

　　2. 简述该患者的术后护理要点。

　　3. 出院时应对患者做好哪些健康指导?

颌骨囊肿可根据组织来源分为牙源性囊肿(odontogenic cyst)、非牙源性囊肿以及临床上比较少见的假性囊肿(囊壁无上皮衬里,仅为一层纤维组织)。本节主要内容为牙源性颌骨囊肿。牙源性囊肿根据产生的原因可分为炎症性和发育性两大类。前者临床常见的如根尖囊肿;后者有含牙囊肿、牙源性角化囊肿等。

一、病因和治疗原则

（一）病因

1. 根尖囊肿（radicular cyst）　是由于根尖周肉芽肿、慢性炎症的刺激而引起牙周膜内的上皮残余增生。增生的上皮团中央发生变性与液化，周围组织液不断渗出，逐渐形成囊肿，故亦可称根尖周囊肿（periapical cyst）。如果根尖周肉芽肿在拔牙后未作适当处理仍残留在颌骨内而发生的囊肿，则称为残余囊肿（residual cyst）。

2. 含牙囊肿（dentigerousc cyst）　又称滤泡囊肿（follicular cyst），发生于牙冠或牙根形成之后，在缩余釉上皮与牙冠面之间出现液体渗出而形成含牙囊肿。可来自 1 个牙胚（含 1 个牙），也有来自多个牙胚（含多个牙）者。

3. 牙源性角化囊肿（odontogenic keratocyst，OKC）　来源于原始的牙胚或牙板残余。牙源性角化囊肿可以癌变，其特点是年龄多在 40 岁以上；有反复感染史；均为多囊性，病理呈典型鳞癌，以及增殖细胞核抗原（proliferating cell nuclear antigen，PCNA）表达显著增强。

（二）治疗原则

采用手术治疗。如伴有感染，须先用抗生素或其他抗菌药物控制炎症后再行手术治疗。术前应行 X 线或 CT 检查，以明确囊肿的范围与邻近组织关系。

二、护理评估

（一）健康史

仔细询问患者发病前的全身健康状况，有无严重的全身疾病和外科大手术史，有无过敏史；患者的精神和营养状况，以及肝、肾、心、肺等重要器官的功能状况。

（二）身体状况

牙源性颌骨囊肿多见于青壮年，颌骨任何部位都可发生。根尖囊肿多发生于前牙；含牙囊肿好发于下颌第三磨牙区及上颌尖牙区；始基囊肿、角化囊肿好发于下颌第三磨牙区及下颌支部。囊肿生长缓慢，初期无自觉症状；若继续生长，骨质逐渐向周围膨胀，则形成面部畸形。如果囊肿发展到更大时，表面骨质变为极薄之骨板，扪诊时可有乒乓球样感觉，并发出所谓羊皮纸样脆裂声；最后，此层极薄的骨板也被吸收时则可发生波动感。

（三）诊断依据

临床症状以及穿刺、X 线片、CT 及病理检查等结果为本病的主要诊断依据。

（四）心理-社会状况

由于颌骨囊肿随着生长可形成面部畸形，对患者的颜面部造成负面影响；病情反复、手术对组织器官的破坏效果、生活质量的下降等，都可对患者造成较大的心理压力，使其产生偏激的情绪反应,甚至陷入极度恐慌、绝望的境地。

三、护理问题

1. 疼痛 与手术创伤有关。
2. 焦虑 与手术及缺乏疾病治疗知识有关。
3. 感染危险 与口腔卫生状况不良、局部分泌物增加有关。
4. 潜在并发症(出血) 与手术创伤有关。
5. 营养失调(低于机体需要量) 与手术后失血、疼痛、失液及不能正常进食有关。
6. 吞咽困难 与手术插管、手术创伤有关。
7. 语言沟通障碍 与伤口加压包扎及组织疼痛、肿胀有关。

四、护理目标与措施

(一) 护理目标

(1) 患者疼痛或焦虑症状减轻或消失。
(2) 患者了解疾病的治疗方案及护理相关措施。
(3) 患者伤口愈合良好,无感染发生。
(4) 患者未发生伤口出血情况。
(5) 患者配合营养支持疗法,能保持均衡营养摄入和水电解质平衡。
(6) 患者能有效地沟通。

(二) 护理措施

1. 术前护理

1) 心理护理 针对患者恐惧心理,耐心做好解释工作,鼓励患者树立战胜疾病的信心和勇气;预先告知术后可能出现的张口、语言、进食困难等问题及解决方案,以取得患者的支持理解和积极配合。

2) 口腔护理 术前做牙周洁治,及时治疗口、鼻腔炎症,含漱剂漱口,防止术后伤口感染。术日晨取下活动性义齿放于清洁凉水中保存。

3) 常规护理 按外科手术常规做好手术准备。①遵医嘱备手术野皮肤,做抗生素过敏试验。②术前日19:00及术日7:00测体温、脉搏、呼吸,发现异常通知医生。③备好术中所需特殊影像学资料、一次性无菌物品、药物等,如CT、MRI、X线片、检查资料,以及抗生素等。④督促、协助患者进行卫生整顿,嘱患者将佩戴的所有饰物取下,贵重物品交家属或由护士代为保管。⑤全麻患者术前8h禁食,术前4h禁饮。

2. 术后护理

(1) 全麻术后未清醒时予去枕平卧位,待清醒6h后予半坐卧位,以利于头面部血液回流,减轻面部肿胀。鼓励患者术后第一天在安全的情况下尽早下床活动。

(2) 密切观察患者生命体征、伤口渗血、引流条是否脱落、伤口分泌物的性质等情况,及时做好护理记录。

(3)做好疼痛的筛查、评估、诊断、规范治疗、动态评估及宣教随访,予及时对症处理。如敷料包扎过紧且情况允许的情况下可适当松开绷带,缓解疼痛。评估为轻、中度疼痛,可指导患者尽早采用非药物镇痛方法减轻疼痛,如按摩、放松、听音乐等或遵医嘱使用止痛药;重度疼痛应遵医嘱及时予止痛药物止痛。

(4)指导患者做深呼吸,鼓励有效咳嗽排痰,必要时予吸痰护理,保持气道通畅。遵医嘱每天做氧气雾化吸入 2 次,以达到局部组织消炎、消肿、化痰、气道湿化、减轻吞咽疼痛的作用。

(5)保持口腔清洁,每天做口腔护理 2 次。先用1%~1.5%过氧化氢液口腔冲洗,以清除口内血性分泌物,再用生理盐水冲洗干净。也可根据病情遵医嘱使用漱口液漱口,每天 3~4 次。

(6)遵医嘱应用抗生素对症治疗,严格无菌操作换药,密切观察伤口愈合情况,促进伤口早期愈合,避免感染等并发症发生。

(7)做好营养风险筛查评估,及时补充营养。术后予高营养、高蛋白、高维生素流质饮食,保持水电解质平衡。一般术后 1 周内进流食,1 周后进半流食,2~3 周后可恢复正常饮食。忌刺激性强、过热的饮食。

(8)指导患者通过书面语言或约定手势表达需求和想法,能与陪护及医护人员有效沟通。

五、健康教育和出院指导

1. 日常活动　术后早期根据患者体力情况,逐渐恢复日常活动,训练自我护理能力。睡眠时可适当抬高床头。

2. 饮食指导　均衡饮食,出院后 1 个月内避免进食辛辣刺激、硬的食物;宜进食高营养、高蛋白、富含维生素的饮食。

3. 伤口保护　避免压迫或撞击术区,用软毛牙刷刷牙,餐后漱口,保持口腔清洁。

4. 康复指导　出现不明原因发热(超过 38 ℃)、伤口疼痛、口腔异味、伤口出血、肿胀、裂开或其他异常症状,如红、肿、热、痛等,应立即复诊。

(罗姜,曾健)

第四章 口腔颌面部良性肿瘤和瘤样病变围手术期护理

情景案例

患者,男性,48岁。1年前右下牙龈无明显诱因出现一包块,自诉有疼痛及不适感,未予特殊治疗。近1周来疼痛加剧,自行服药后无缓解。活检病理报告示:牙龈瘤。专科查体见患者张口度无明显异常,右下牙龈扪及一约2 cm×2.5 cm大小的包块,界清,质中,肿块较局限,呈椭圆形,肿块有蒂如息肉状,表面可见牙压痕,表面有溃疡。双侧颌下及颏部未扪及肿大淋巴结。X线检查显示牙周膜增宽的阴影。

患者吸烟史约20年,饮酒史约10年。患病以来,体重减轻,近2周睡眠较差,大小便正常。入院行手术治疗,术后第2天,患者主诉切口胀痛明显,进食少,精神状态差,疼痛评分5分。测生命体征:体温37.8℃,脉搏96次/分,呼吸24次/分,血压120/80 mmHg。

请思考:

1. 该患者围手术期的护理诊断有哪些?
2. 该患者术后的护理措施应从哪几方面进行?
3. 该患者目前可能出现哪些并发症? 护士应当如何处理?

口腔颌面部良性肿瘤和瘤样病变在临床上常见为色素痣、牙龈瘤、纤维瘤、乳头状瘤、牙源性肿瘤、血管瘤与脉管畸形、神经源性肿瘤、嗜酸性淋巴肉芽肿、骨源性肿瘤。本章主要讲述口腔颌面部良性肿瘤和瘤样病变患者的护理。

一、病因和治疗原则

(一)病因

1. **色素痣**(nevi pigmentosus) 来源于表皮基底层产生黑色素的色素细胞。有人认为是发育上的畸形,但多数在后天才出现。色素痣多发于面颈部皮肤,偶亦见于口腔黏膜。根据组织病理学特点,色素痣可以分为交界痣、皮内痣和混合痣。

2. 牙龈瘤(epulis)　来源于牙周膜及颌骨牙槽突结缔组织的炎性增生物或类肿瘤性病变。根据组织病理学表现,牙龈瘤可分为纤维性、血管性(或肉芽肿性)和巨细胞性。

3. 纤维瘤(fibroma)　颜面部和口腔内的纤维瘤可起源于面部皮下、口腔黏膜下或骨膜的纤维结缔组织。纤维瘤主要由纤维组织构成,细胞及血管很少。

4. 乳头状瘤(papillomas)　一组外生性和息肉样增生形成的菜花状或疣状肿物,在口腔中较为常见。有文献报道发病率为 0.1%～0.5%。某些乳头状瘤与人乳头状瘤病毒(human papilloma virus,HPV)感染有关。世界卫生组织(WHO)的肿瘤分类中乳头状瘤包含鳞状细胞乳头状瘤、寻常疣、尖锐湿疣和多灶性上皮增生。

5. 牙源性肿瘤(odontogenic tumor)　由成牙组织,即牙源性上皮及牙源性间叶组织发生而来。牙源性肿瘤绝大多数为良性,恶性少见。临床常见的有牙瘤、牙骨质瘤、成釉细胞瘤和牙源性黏液瘤。

6. 血管瘤与脉管畸形(hemangioma and vascular malformation)　来源于脉管系统的肿瘤或发育畸形,统称为脉管性疾病,约 60% 发生于头颈部。血管瘤又称为婴幼儿血管瘤,以婴幼儿最为常见。脉管畸形包括微静脉畸形或毛细血管畸形、静脉畸形、动静脉畸形、淋巴管畸形、混合畸形。

7. 神经源性肿瘤(neurogenic tumor)　来源于神经组织的良性肿瘤,以神经鞘瘤和神经纤维瘤最为常见。

8. 嗜酸性淋巴肉芽肿(eosinophilic lymphogranuloma)　在我国较为多见,于 1937 年首先由金显宅报道称为嗜酸性粒细胞增生性淋巴肉芽肿。目前,本病亦称"嗜伊红淋巴肉芽肿"。本病的病因尚不清楚,主要表现为淋巴结肿大、淋巴细胞增生及嗜酸性粒细胞浸润。淋巴结以外的病变表现为肉芽肿,也有大量淋巴细胞和嗜酸性粒细胞浸润。患部皮肤的表皮层及皮下组织亦可见嗜酸性粒细胞。骨髓可见淋巴细胞及嗜酸性粒细胞增多。腮腺受累时,腺体内亦见淋巴细胞及嗜酸性粒细胞。

9. 骨源性肿瘤(osteogenic tumor)　最常见的是纤维骨病损。纤维骨病变是一类发生在骨的、似纤维组织及骨小梁或钙化组织构成的一种良性病损,包括骨化性纤维瘤和骨巨细胞瘤,但以骨化性纤维瘤为最常见。

(二) 治疗原则

口腔颌面部良性肿瘤和瘤样病变以手术治疗为主。如为临界瘤,应切除肿瘤周围部分的正常组织,将切除组织作冷冻切片病理检查;如有恶变,则应扩大切除范围。良性肿瘤切除后应做病理检查;若证实有恶变,应按恶性肿瘤再处理。脉管瘤或脉管畸形一般采用综合疗法,包括手术切除、放疗、激素治疗、低温治疗、激光治疗、硬化剂注射等。

二、护理评估

(一)健康史

仔细询问患者发病前的全身健康状况,有无严重的全身疾病和外科大手术史,有无过敏史,有无长期服药史等。患者入院 24 h 内完成入院护理评估,包括患者的基本信息、一般情况(生命体征、身高、体重、过敏史、既往史、沟通能力、皮肤状况、运动状况、进食状况、睡眠状况、大便情况、小便情况)、专项评估(自理能力、疼痛、跌倒、压力性损伤风险等)和专科评估。

(二)身体状况

1. **色素痣** 交界痣为淡棕色或深棕色斑疹、丘疹或结节,一般较小,表面光滑、无毛,平坦或稍高于表皮。一般无自觉症状。突起于皮肤表面的交界痣容易受到洗脸、刮须、摩擦与损伤的刺激,并由此可能出现恶性症状,如局部轻微痒、灼热或疼痛;痣的体积迅速增大;色泽加深;表面出现感染、破溃、出血,或痣周围皮肤出现卫星小点、放射黑线、黑色素环;痣所在部位的引流区淋巴结肿大。恶性黑色素瘤多来自交界痣。

2. **牙龈瘤** 以青年及中年人为常见,女性多于男性。多发生于龈乳头部,最常见的部位是前磨牙区。肿块较局限,呈圆球或椭圆形,有时呈分叶状,大小不一,直径由几毫米至数厘米。肿块有的有蒂,如息肉状;有的无蒂,基底宽广。一般生长较慢,较大的肿块可以遮盖一部分牙及牙槽突,表面可见牙压痕,易被咬伤而发生溃疡、继发感染。

3. **纤维瘤** 一般生长缓慢。发生在面部皮下的纤维瘤为无痛肿块、质地较硬、大小不等、表面光滑、边缘清楚,与周围组织无粘连,一般皆可移动。发生在口腔的纤维瘤均较小,呈圆球形或结节状,可能有蒂或无蒂,肿瘤边界清楚,表面覆盖有正常黏膜,切面呈灰白色。口腔内纤维瘤多发生于牙槽突、颊、腭等部位。发生于牙槽突的纤维瘤可能使牙松动移位。若有咬伤则表面破溃、糜烂、继发感染,此时可引起疼痛或功能障碍。口腔颌面部纤维瘤如处理不当,极易复发;多次复发后易恶变,其临床生物学行为比身体其他部位的纤维瘤为差。

4. **乳头状瘤** 好发于 20～50 岁人群,最常见病变部位是硬软腭、唇黏膜、舌和牙龈。质软有蒂,表面呈结节、乳头状或疣状。寻常疣常发生于儿童,常见病变部位是唇红黏膜、舌前部,表现为无痛性丘疹。尖锐湿疣在青少年和青年中高发,常发生于唇黏膜、舌前份和腭,表现为无痛、圆形和外生性结节,较鳞状细胞乳头状瘤和寻常疣大,可以多发。多灶性上皮增生多发于儿童,常发生于唇、颊、舌、牙龈,表现为多发、质软、扁平丘疹,单个病变较小,颜色与正常黏膜相近。

5. **牙源性肿瘤**

1) 牙瘤(odontoma) 生长于骨内,由一个或多数牙胚组织异常发育增生而形成。牙瘤多见于青年人,生长缓慢。患者早期无自觉症状,往往因牙瘤所在部位发生骨质膨胀,或牙瘤压迫神经产生疼痛,或因肿瘤穿破黏骨膜,发生继发感染时才被发现。牙瘤患者常有缺牙现象。牙瘤与囊肿同时存在称为囊性牙瘤。

2）牙骨质瘤（cementoma）　来源于牙胚的牙囊或牙周膜，多见于青年人，女性较多。肿瘤常紧贴于牙根部，可以单发或多发，硬度与骨质相似。牙髓活力测验正常，此点可与根尖周囊肿和根尖周肉芽肿相鉴别。肿瘤生长缓慢，一般无自觉症状，如肿瘤增大时可发生牙槽突膨胀，或在发生神经症状、继发感染、拔牙时始被发现。临床上偶见有家族史（多为常染色体显性遗传）的牙骨质瘤，且多呈对称性生长，称为家族性多发性牙骨质瘤。由于牙骨质瘤可长得很大，故亦称为巨大型牙骨质瘤。

3）成釉细胞瘤（ameloblastoma）　多发生于青壮年，男女发病无明显差别。下颌骨比上颌骨多。成釉细胞瘤除发生于颌骨外，极少数可发生在胫骨或脑垂体内。生长缓慢，初期无自觉症状；逐渐发展可使颌骨膨大，造成畸形，左右面部不对称。如肿瘤侵犯牙槽突时，可使牙松动、移位或脱落；肿瘤继续增大时，使颌骨外板变薄，或甚至吸收，这时肿瘤可以侵入软组织内。由于肿瘤的侵犯，可以影响下颌骨的运动度，甚至可能发生吞咽、咀嚼和呼吸障碍。肿瘤表面常见有被对颌牙造成的压痕，如果咀嚼时发生溃疡，可能造成继发性感染而化脓、溃烂、疼痛。当肿瘤压迫下牙槽神经时，患侧下唇及颊部可能感觉麻木不适。如肿瘤发展至很大，骨质破坏较多，还可能发生病理性骨折。上颌骨的成釉细胞瘤较少，当其增大时可能波及鼻腔，发生鼻阻塞；侵入上颌窦波及眼眶、鼻泪管时，可使眼球移位、突出及流泪；若向口腔发展时可使咬合关系发生错乱。

4）牙源性黏液瘤（odontogenic myxoma）　磨牙及前磨牙区为好发部位，下颌较上颌多见。本病好发生于青年。黏液瘤一般生长缓慢，呈局部浸润性生长。早期无明显症状，直到肿瘤逐渐增大、颌骨呈现畸形时始被注意，常伴有未萌出或缺失的牙。

6. 血管瘤与脉管畸形

1）血管瘤（hemangioma）　是婴幼儿最常见的血管源性良性肿瘤，多见于婴儿出生时（约1/3）或出生后1个月内。其来源及发病机制尚不清楚，以女性多见（男女之比为1:3～1:5），与早产、出生时低体重、孕期大量使用黄体酮、孕期接受绒毛膜穿刺检查、胎儿缺氧应激等因素有关。发生于口腔颌面部的血管瘤约占全身血管瘤的60%，其中大多数发生于面颈部皮肤、皮下组织，少数见于口腔黏膜。颌骨内的血管瘤目前认为属于血管畸形。血管瘤具有十分独特的生物学行为。其发展经历新生、早期增殖、晚期增殖、平台、消退和终止6个阶段，病程大体上可分为增殖期（1岁内）、消退期（1岁以后）及消退完成期3期，1岁是增殖期与消退期的临床分界线。根据瘤体侵及的深度，可分为表浅型、深部型和复合型3类，分别占50%～60%、15%和25%～35%。血管瘤可以单发，也可以呈节段性或全身多发。血管瘤在生长过程中不仅可引起畸形，还可影响功能，例如吸吮、呼吸、视力等；部分病例还可并发感染、溃疡、出血等。血管瘤的自发消退率存在较大差异。迄今为止，尚未发现影响血管瘤消退率及消退程度的因素，其完全消退率仅为40%，多数为不完全消退，遗留的局部色素沉着、瘢痕、纤维脂肪块、皮肤萎缩下垂等均需要后期进行修整。

2）脉管畸形　属于先天性发育畸形，出生时即已发生，但可能一开始不太明显而待体积增大后方被发现。与血管瘤不同的是,脉管畸形既无血管内皮细胞异常增殖,也不发生消退,相反却是缓慢而不停地扩张并贯穿整个病程。脉管畸形的体积增大是脉管结构的渐进性缓慢扩张所致,而不是血管内皮细胞异常增殖所致。

(1) 微静脉畸形:过去被误称为毛细血管型血管瘤,其组织学和临床表现实际上为真性畸形,俗称胎记、鲜红斑痣或葡萄酒色斑。多发于颜面部皮肤,常沿三叉神经分布区分布,口腔黏膜少见。出生后即有,呈鲜红或紫红色,与皮肤表面平,边界清楚。其外形不规则,大小不一,从小的斑点到数厘米,大的可以扩展到一侧面部或越过中线到对侧。以手指压迫病损,表面颜色褪去;解除压力后,血液立即充满病损区,恢复原有大小和色泽。1998 年,Wanner 按照血管扩张的程度,将微静脉畸形分为 4 级。从 I ～ IV 级,临床症状越来越重,从单纯的皮肤红斑发展为鹅卵石样结节。微静脉畸形常为某些综合征的表现之一,以斯德奇-韦伯综合征(Sturge-Weber Syndrome)最常见。除颜面部微静脉畸形外,患者可伴有青光眼和脑血管畸形。中线型微静脉畸形是特殊类型的微静脉畸形。临床上,病变总是累及中线结构,以颈部最常见(30%～40%),其次是上睑、额、眉间、鼻翼、上唇人中以及腰骶部。与普通微静脉畸形不同的是,60%以上的中线型微静脉畸形在 6 岁左右能自行消退,或病变症状很轻微,不需要治疗。

(2) 静脉畸形:过去被误称为海绵状血管瘤,是最常见的低流速脉管畸形,由大小不等的扩张静脉构成,犹如海绵样结构。窦腔内血液凝固后形成血栓,可钙化为静脉石。静脉畸形好发于颊、颈、眼睑、唇、舌或口底部。病变位置深浅不一,如果位置较深,则皮肤或黏膜颜色正常;表浅病损则呈现蓝色或紫色。边界不清,扪之柔软,可被压缩,有时可扪及静脉石。当头低于心脏水平时,病损区充血膨大;恢复正常位置后,肿胀随之缩小,恢复原状,此称为体位移动试验(postural test)阳性。静脉畸形病损体积不大时,一般无自觉症状。如血窦持续扩张,病变不断发展、变大,可引起颜面、唇、舌等畸形及功能障碍。若发生感染,则可引起疼痛、肿胀、表面皮肤或黏膜溃疡,并有出血的危险。发生于咽旁、舌根、软腭的静脉畸形,可伴有吞咽、语言及呼吸功能障碍。

(3) 动静脉畸形:即传统分类中的蔓状血管瘤,在脉管畸形中所占的比例较低,约为 1.5%。动静脉畸形是由动脉与静脉间交通的多个瘘管所构成的先天性畸形。病损高起呈念珠状,表面温度较正常皮肤高。患者可能自己感觉到搏动;扪诊有震颤感,听诊有吹风样杂音。病变可侵蚀基底的骨质,也可突入皮肤或黏膜,使其变薄,甚至溃烂、坏死、出血。局部病灶组织可明显扩张增大,少数患者的耳、鼻、唇或四肢累及后体积逐渐增大,甚至扩大为原来的数倍,外观遭到完全破坏。病变后期,特别是在不恰当的颈外动脉结扎术后,表面可由于明显的"盗血"而出现溃疡或坏死、颈静脉怒张、上腔静脉压力增大并致心界增宽,出现心力衰竭。颌骨动静脉畸形过去称为颌骨中心性血管瘤,临床上少见且隐匿,多数在 20 岁左右出现症状,约 65%发生在下颌骨。颌骨动静脉畸形是一种具有潜在危险性的疾病,往往在门诊施行常规拔牙术时出现汹涌大出血,由此造成的死亡并非罕见。

(4) 淋巴管畸形:既往称为淋巴管瘤,是淋巴系统的发育畸形。根据临床特征和组织学结构分为微囊型和大囊型两类。①微囊型：包括传统分类中的毛细管型及海绵型淋巴管瘤。淋巴管极度扩张弯曲，构成多房性囊腔，则颇似海绵状。在皮肤或黏膜上呈现孤立的或多发性散在的小圆形囊性结节状或点状病损，无色、柔软，一般无压缩性，病损边界不清。口腔黏膜的淋巴管畸形有时与微静脉畸形同时存在，出现黄、红色小疱状突起，称为淋巴管-微静脉畸形。发生于面部、唇、下颌下区的深部微静脉畸形，常使患处显著肥大畸形，引起颌骨畸形等。舌黏膜表面粗糙，呈结节状或叶脉状，有黄色小疱突起。在长期发生慢性炎症的基础上，舌体可以变硬。②大囊型：即传统分类中的囊肿型或囊性水瘤，主要发生于颈部、锁骨上区，亦可发生于下颌下区及上颈部。一般为多房性囊腔，彼此间隔，内有透明、淡黄色水样液体。当伴有出血或感染时，穿刺液可为血性或脓性。病损大小不一，表面皮肤色泽正常，呈充盈状态，扪诊柔软，有波动感。与深部血管瘤不同的是体位移动试验阴性，但透光试验阳性。发生于口底、下颌下区和颈部的大囊型淋巴管畸形，如体积较大或并发感染、出血，可压迫呼吸道。

（5）混合型脉管畸形：存在一种类型以上的脉管畸形时，都可称为混合型脉管畸形。如前述的微静脉畸形与微囊型淋巴管畸形并存，微静脉畸形与静脉畸形并存等。

7. 神经源性肿瘤

1）神经鞘瘤（neurolemmoma） 亦称施万瘤（Schwannoma），来源于神经鞘膜，多见于中年人。头颈部神经鞘瘤主要发生于脑神经，如听神经、面神经、舌下神经、迷走神经干；其次是周围神经，以头部、面部、舌部最为常见；交感神经发生者较为少见。神经鞘瘤生长缓慢，包膜完整，属良性瘤，但也有恶性者。肿瘤为圆形或卵圆形，一般体积较小，但亦可长大呈分叶状；质地坚韧。来自感觉神经者常有压痛，亦可有放射痛。肿瘤可沿神经轴侧向两侧移动，但不易沿神经长轴活动。肿瘤愈大愈容易黏液性变，发生黏液性变后质软如囊肿。穿刺时可抽出褐色血样液体，但不凝结是其特点。来自迷走神经、交感神经的神经鞘瘤以颈动脉三角区最多见；有时亦可向咽侧突出。肿瘤可将颈动脉向外侧推移，触诊可有搏动，临床须与颈动脉体瘤相鉴别。来自面神经的神经鞘瘤可表现为腮腺肿块。手术时如发现肿块与面神经不能分离时，应警惕有面神经鞘瘤的可能，切勿轻易予以切断。

2）神经纤维瘤（neurofibroma） 是由神经鞘细胞及成纤维细胞两种主要成分组成的良性肿瘤。神经纤维瘤可发生于周围神经的任何部位，口腔颌面部神经纤维瘤常来自第五或第七对脑神经，位于面、颊、眼、颈、舌、腭等处，分单发与多发性两种。多发性神经纤维瘤又称为神经纤维瘤病。神经纤维瘤常见为单发型，多见于青年人，生长缓慢，口腔内较少见。神经纤维瘤的主要表现是皮肤呈大小不一的棕色斑，或呈灰黑色小点状或片状病损。扪诊时，皮肤内有多发性瘤结节，质较硬。多发性瘤结节可沿皮下神经分布，呈念珠状，也可呈丛状；如来自感觉神经，可有明显触痛。沿着神经分布的区域内，有时有结缔组织呈异样增生，皮肤松弛或折叠下垂，遮盖眼部，发生功能障碍，面部畸形。肿瘤质地柔软，虽瘤内血运丰富，但一般不能压缩。邻近的骨受侵犯时，可引起畸形。头面部多发性神经纤维瘤还可伴先天性颅骨缺损。

8. 嗜酸性淋巴肉芽肿

嗜酸性淋巴肉芽肿常发生于 20～40 岁的成年人,绝大多数为男性患者。发病缓慢,病程较长。主要表现为软组织肿块,有时为多发。好发部位为腮腺区、眶部、颧颊部、下颌下、颏下、上臂等区,偶可自行消退,但又复发;有时大时小的症状。肿块无疼痛及压痛,周界不清楚,质软,在不同时期有所表现不同:初期为软橡皮样,日久逐渐硬韧,当肿块缓解时再度变软。肿块区皮肤瘙痒,一般轻微,可随病程发展而逐渐加重,并可见皮肤粗厚及色素沉着。肿块大多可以推动,有区域性及广泛性表浅淋巴结肿大,呈分散性,中度硬韧,无压痛,亦不化脓。本病侵犯骨质者罕见。

9. 骨源性肿瘤

1) 骨化性纤维瘤(ossifying fibroma) 常见于青年人,女性发病率高于男性,本病多为单发性,可发生于上、下颌骨,但以下颌较为多见。此瘤生长缓慢,早期无自觉症状,不易被发现;肿瘤逐渐增大后,可造成颌骨膨胀肿大,引起面部畸形及牙移位。发生于上颌骨者,常波及颧骨,并可能波及上颌及腭部,使眼眶畸形,眼球突出或移位,甚或产生复视。下颌骨骨化性纤维瘤除引起面部畸形外,还可导致咬合紊乱。有时可继发感染,伴发骨髓炎。

2) 骨巨细胞瘤(giant cell tumor of bone) 又名破骨细胞瘤(osteoclastoma),主要由多核巨细胞和较小的梭形或圆形间质细胞所组成。梭形或圆形间质细胞的形态、分布和排列是确定巨细胞性质的主要依据。一般将此瘤分为三级:一级为良性,二级为潜在恶性,三级为恶性。骨巨细胞瘤常发生于 20～40 岁的成年人,男女发病率无显著差别;常发生在颌骨的中央部,故又称为中央性巨细胞瘤。骨巨细胞瘤一般生长缓慢,如生长较快,则可能有恶性变。早期一般无自觉症状,但有时可能引起局部间歇性隐痛。发生于下颌骨者,先使前庭沟变浅,逐渐膨胀而致下颌变形;晚期可能发生病理性骨折。发生于上颌骨者可以波及尖牙窝或全部上颌骨、牙槽突扩张,腭部突出,面部呈畸形,牙齿可能被迫移位发生松动,若拔牙时可见创口有易出血的肉芽组织。

(三) 辅助检查

1. 影像学检查 包括 X 线、CT、超声、MRI、超声体层、放射性核素成像检查等。牙龈瘤 X 线片的主要特征是牙周膜增宽的阴影,如牙槽骨有吸收,牙齿可松动、移位。牙瘤的 X 线片可见骨质膨胀,有很多大小形状不同、类似发育不全牙的影像,或透射度似牙组织的一团影像;在影像与正常骨组织之间有一条清晰阴影,为牙瘤的被膜。牙骨质瘤 X 线片显示根尖周围有不透光阴影。牙源性黏液瘤 X 线片显示骨质膨胀,骨质破坏呈蜂房状透光阴影,房隔较细,由于呈局部浸润性生长,边缘常不整齐。骨巨细胞瘤 X 线检查可见典型巨细胞瘤呈肥皂泡沫样或蜂房状囊性阴影,伴骨质膨胀;在囊性阴影区无钙化点或新生骨质,肿瘤周围骨壁界限清楚。

2. 病理学检查 是肿瘤诊断的"金标准"。采用免疫组织化学检查、电子显微镜检查、图像分析等对患者体内切取、钳取或穿刺等取出病变组织进行技术分析,实现对肿瘤的诊断及组织来源、性质及范围的确定等,为临床治疗提供重要依据。

3. 肿瘤标志物检测　检验结果对于肿瘤的诊断有参考价值。

4. 实验室检查　嗜酸性淋巴肉芽肿检查常见血液中白细胞轻度增多,特别是嗜酸性粒细胞明显增多,可高达 $60\% \sim 70\%$(绝对计数也明显增加),淋巴细胞亦相应增多。

(四) 心理-社会状况

口腔颌面部良性肿瘤及瘤样病变中的一部分患者,由于肿瘤对颜面、功能的影响,病情的反复,手术对组织器官造成的毁坏性效果,生命质量下降等原因对患者心理造成很大压力,易产生偏激情绪(忧郁、恐惧并伴有明显的睡眠障碍)。护士应积极进行心理评估并予以心理疏导。还应关注患者的家庭关系、经济状况等社会支持系统情况。

三、护理问题

1. 自我形象紊乱　与颜面部皮肤完整性受损有关。
2. 知识缺乏　缺乏疾病相关的康复和护理知识。
3. 焦虑　与担心疾病预后不良、术后外观改变有关。
4. 疼痛　与病变部位伴发感染、肿瘤压迫神经及手术后切口疼痛有关。
5. 营养失调(低于机体需要量)　与摄入不足、丢失过多或机体分解代谢增强有关。
6. 潜在并发症(窒息、出血、感染等)　与术后呼吸道梗阻、切口出血、切口感染有关。

四、护理目标与措施

(一) 护理目标

(1) 患者用语言或行为表现出对外表的接受。

(2) 患者及家属了解疾病病因、治疗、预后、康复及护理相关知识。

(3) 患者焦虑症状减轻或缓解,掌握有效的应对方法。

(4) 患者疼痛减轻或缓解,掌握 $1 \sim 2$ 种放松缓解疼痛的方法。

(5) 患者可摄入足够的营养满足日常机体需要量。

(6) 窒息等并发症得到有效的预防或及时发现、及时处理。

(二) 护理措施

1. 一般护理

1) 口腔护理　术前并发感染患者指导口腔护理的方法:进餐后漱口液漱口,睡前软牙刷刷牙,并用漱口液含漱 1 min。口腔卫生条件差的患者给予协助口腔清洁,行牙周洁治。脉管畸形患者应使用软毛牙刷,动作轻柔,避免碰及病变部位引起出血。

2) 饮食护理　因病变影响进食的患者,指导进软食或半流质等利于吞咽的饮食;脉管畸形患者忌食辛辣等刺激性食物及干果、较硬食物,观察并记录患者进餐量及质量,及时给予相应的饮食调整指导,必要时给予鼻饲或静脉营养。

3) 疼痛护理　采用疼痛评估表评估患者的疼痛程度、对疼痛的耐受情况,协助患者采用恰当、无创伤地解除疼痛的措施,必要时遵医嘱给予止痛药物并观察用药后反应。

4) 呼吸管理 注意观察患者的呼吸情况,询问患者对呼吸的主观感受,及时发现异常情况,必要时床旁备气管切开包,并准备好急救物品、器械。教会患者深呼吸及咳嗽的方法。

5) 安全护理 较大的脉管疾病容易因外力引起出血,嘱患者避免外伤,尤其是婴幼儿患者避免跌倒、磕碰。入睡时拉起床挡防止患者坠床的发生。做好跌倒的评估及风险预警。预防跌倒的主要护理措施:①入院时评估患者的年龄、心率、血压,既往用药史、跌倒史、全身情况等。②根据跌倒风险临床判定法或 Morse 跌倒风险评估量表(表4-1、表4-2)对患者进行跌倒风险等级评估。③根据跌倒风险评估等级进行相应的防跌倒安全告知,高风险患者宜佩戴防跌倒警示标识。④小儿、老年人、行动不便或 6 h 内使用过镇静、镇痛药物者,护士应主动提供帮助,提醒动作宜缓慢。必要时,跌倒高风险患者宜专人陪伴。⑤医疗区域光线明亮,患者活动通道无杂物或障碍物,地面平整无水渍,防跌倒标识清晰。

表4-1 跌倒风险临床判定法

风险等级	患者情况
低风险	昏迷或完全瘫痪
中风险	存在以下情况之一: 1. 过去 24 h 内曾有手术镇静史 2. 使用 2 种及以上跌倒高风险药物
高风险	存在以下情况之一: 1. 年龄≥80 岁 2. 住院前 6 个月内有 2 次及以上跌倒经历,或此次住院期间有跌倒经历 3. 存在步态不稳、下肢关节和(或)肌肉疼痛、视力障碍等 4. 6 h 内使用过镇静镇痛、安眠药物

表4-2 Morse 跌倒风险评估量表(Morse Fall Scale)

项 目	评分标准	分值
跌倒史	无	0
	有	25
超过一个疾病诊断	无	0
	有	15
使用助行器具	没有需要/卧床休息/坐轮椅/护士帮助	0
	拐杖/手杖/助行器	15
	依扶家具	30
静脉输液	否	0
	是	20

（续表）

项　目	评分标准	分值
步态	正常/卧床休息/轮椅 虚弱 受损	
精神状态	正确评估自我能力 高估/忘记限制	

注　<25分为跌倒低风险,25～45分为跌倒中风险,>45分为跌倒高风险。

6）皮肤护理　脉管疾病患者保持皮肤清洁,可涂抹润肤膏润泽皮肤,防止抓伤皮肤引起感染。

2. 术前准备

1）手术前一天

（1）皮肤准备:一般在手术前一天或手术当天进行。做好个人卫生:洗澡、理发及剪短指（趾）甲。在行手术区域皮肤准备时应注意:范围大于手术区5～10 cm;不得破坏皮肤正常组织屏障;注意保暖。腓骨游离组织瓣修复下颌骨缺损患者的准备:①供区皮肤准备范围:腘窝上2～3 cm至踝关节。②对两侧小腿进行全面检查:包括触摸股动脉、腘窝动脉、足背动脉和胫后动脉的搏动,评估其强弱;有无先前受伤或其他皮肤的异常现象。

（2）做相应的抗生素过敏试验,并记录结果。

（3）完善常规术前检查及填写手术、麻醉知情同意书,护士应了解各种检查的结果。在签手术同意书之前,应告知患者及家属有关手术及麻醉的问题。

（4）行神经纤维瘤切除、行颌骨切除的患者术中可能失血较多,应做备血准备。

2）手术前一晚

（1）胃肠道的准备:成人术前8 h开始禁食,术前4 h开始禁饮,以防麻醉或术中呕吐引起窒息或误吸。全麻患者术前晚行开塞露通便。禁食期间须注意患者有无血糖过低的现象,虚弱或营养不良的患者可于术前由静脉补充液体。

（2）促进休息和睡眠:手术前一晚协助患者放松,促进舒适与睡眠,必要时给予镇静剂。

3）手术当天

（1）一般准备。检查病历资料、手术前准备工作是否完善。测量患者的生命体征,有变化立即通知医生。除去患者身上的饰物、发夹、义齿、指（趾）甲油、口红等;贵重物品交由家属保管,无家属者可由2名护士与患者一起清点后妥善保管。不能取下的饰物用纱布包裹固定。排空膀胱或行留置导尿。更换手术衣,头皮部手术将短发扎成小束,戴上手术帽及身份识别腕带。

（2）术前30～90 min给予术前药物,护士必须做到适时、准确地给药,并观察用药后的反应。

（3）护送患者到手术室并与手术室护士或麻醉师交接病情及所带物品。护送过程中，护理人员须陪伴在患者左右，密切观察病情，防止患者跌倒。

（4）护理人员应与患者家属随时保持联系，以减轻家属的焦虑心理。

3. 心理护理

1）心理评估　采用量表评估患者及家属的心理需求，及时掌握心理变化，并对患者的言行给予充分理解。

2）干预措施　根据评估分值启动干预方案。对言语不清的患者，要耐心倾听患者的倾诉，建立有效的沟通方式。因部分肿瘤手术须在颌骨截骨同期行游离骨组织瓣修复术，手术创伤大，术后患者存在活动受限、言语受限、治疗性管道较多等护理问题，患者心理上难以接受，应协助医生做好疾病、手术知识的宣教工作，使患者能充分理解手术的目的及必要性，并以平和的心态接受手术。告知患者疾病导致的面部畸形及功能障碍术中会尽最大可能地给予面容及功能的恢复；可能部分患者因要求过高，术后难以达到期望的理想值，术前要详细了解患者的要求并将术后预期结果给予充分告知，鼓励患者表达自我感受，帮助患者做好充分的思想准备以面对预后。应根据他们的反应提供心理调节方案，取得家属支持，唤起患者的社会认同感。对于情绪持续低落者，需要心理医生的帮助，恢复他们的心理健康。

4. 术后护理

1）卧位与病情观察　患者全麻术后未清醒时可保持平卧，待完全清醒后可采取半卧位。密切观察患者的意识、瞳孔、生命体征、疼痛、引流液情况（颜色、量、性状）、皮瓣色泽、出入量等，及时做好护理记录。采用改良早期预警评分表（modified early warning score，MEWS）（表4-3）对患者进行病情评估，早期发现潜在的风险，积极采取措施（表4-4），对于特一级患者进行风险评估（表4-5）。鼓励患者术后第一天在安全的情况下尽早恢复下床活动。

表4-3　改良早期预警评分表（MEWS）

项　目	评　　分						
	3	2	1	0	1	2	3
体温（℃）		≤35	35.1～36	36.1～38	38.1～38.5	＞38.6	
脉搏（次/分）		≤40	41～50	51～100	101～110	111～129	≥130
呼吸（次/分）		≤8		9～14	15～20	21～29	≥30
收缩压（mmHg）	≤70	71～80	81～100	101～199		≥200	
意识水平				清醒	对声音有反应	对疼痛有反应	无反应

（续表）

项　目	评　分						
	3	2	1	0	1	2	3
排尿（ml/h）	0	＜30					
PaO$_2$（%）	≤84	85～89	90～95	96～100			
血糖（mmol/L）	≤2.8	2.9～3.3	3.4～3.8	3.9～6.1			
疼痛				0～1	2～3	4～6	≥7

注　总分＝各项分值相加。当评分单项 3 分，总分 4 分，应报告医生。当 MEWS 评分＞5 分时，病情恶化的可能性大；当 MEWS 评分＞9 分时，死亡的危险性增加。

表 4 - 4　MEWS 预警评分与护理干预

总　分	患者情况	护理措施
＜4 分	病情稳定	按护理级别巡视观察
4 分	病情可能恶化	报告主管医生，加强交接班，重点观察，标识清楚；提升护理级别，增加巡视观察次数
5～7 分	病情重，潜在危险大	建立并保持静脉通路，高年资护士负责，上报护士长和责任组长，密切观察病情变化，加强交接班，加强与患者家属的沟通
≥8 分	病情危重	至少建立 2 条静脉通路，抢救车、吸痰器备于床旁，密切观察病情变化，加强交接班

表 4 - 5　患者风险评估及防范措施表

项　目	风险评估	防控措施
病情变化	□猝死 □出血 □昏迷 □脑疝 □其他	□按照护理级别按时巡视患者，落实基础护理措施 □护理记录真实、准确、客观、完整、及时 □加强意识、瞳孔和生命体征监测，及时准确执行医嘱 □常规抢救设备完好 □常规抢救药品完好
心理因素	□恐惧 □愤怒 □焦躁 □悲伤 □其他	□帮助患者适应住院生活，详细介绍病情及预后 □多陪伴患者，多与患者接触交谈，同情、关心患者，了解其心理动态及情绪波动的原因 □营造安静舒适的休息环境，避免强光、噪声等不良刺激，避免一切精神干扰，消除有害刺激因素 □合理安排陪护与探视，使其充分享受亲情
护理并发症	□口腔炎 □肺部感染 □泌尿系感染 □压力性损伤 □其他	□协助患者漱口，口腔护理每天 2 次 □保持环境卫生，按时翻身拍背，协助咳痰 □会阴清洁每天 1 次，导尿患者尿道口护理每天 2 次 □床单元平整干燥，翻身拍背每 2 小时 1 次

（续表）

项　目	风险评估	防控措施
患者安全	□跌倒 □烫伤 □坠床 □导管滑脱 □误吸 □静脉炎 □自伤 □其他	□床头警示，穿防滑鞋，行动有陪伴，用助行工具，勤巡视 □床头警示，温水袋外裹毛巾，水温不超过 50℃，加强巡视 □床头警示，加床栏，必要时用保护性约束，加强巡视 □妥善固定导管，移动患者时注意导管位置，加强巡视 □床头抬高 30°～45°，从健侧喂食，增加食物黏稠度 □严格执行无菌操作，遵守操作规程 □加强看护，各班认真交接

2）保持呼吸道通畅　密切观察病情，及时清除口腔的分泌物，防止呕吐物、痰液或血液吸入气管引起呼吸障碍或窒息。若患者保留有气管内插管或通气道，应维护人工气道的正确位置，鼓励患者深呼吸和咳嗽，排除气道分泌物；观察患者呼吸的节律和频率，监测血氧饱和度；行雾化吸入以湿化气道（每 4 小时 1 次），防止痰液阻塞气道，清洗气管内套管（每 6 小时 1 次），待病情许可后方能拔除。若患者舌体用 7 号缝线牵拉固定以避免舌后坠，应注意保持缝线固定稳妥。

3）伤口护理　严格掌握无菌操作规范；先换无菌伤口，最后换感染伤口；传染病患者（结核、肝炎等）或特殊感染的伤口（铜绿假单胞菌等）要进行单独换药，器械按特殊病种处理；注意观察伤口的愈合情况，做好记录；如发生伤口裂开或产生瘘口，应加压包扎，避免感染。

4）负压引流护理　负压引流要保持通畅，维持一定压力，防止血凝块堵塞引流管，及时记录引流液的量、颜色、性状。

5）营养支持　根据患者情况、手术部位和大小给予流质或半流质饮食。口内伤口较大者予以鼻饲流质，1 周后训练患者经口进食，无呛咳可经口进流食；伤口较小者可口饲流质，1 周后改半流质，2 周后进普通膳食（简称"普食"）；口外伤口者进软食或普食。定期监测患者的体重和营养状况。

5. 预防静脉血栓栓塞的护理

1）评估量表　采用改良的 Caprini 风险评估量表进行静脉血栓栓塞（venous thromboembolism，VTE）评估（表 4-6）。

2）评估时间　患者入院 24 h 内，医护人员了解其既往史，特别是有无静脉血栓史，使用改良 Caprini 评分量表（口腔颌面外科适用）给予评估。若为 VTE 很高/高危患者，则建议患者于治疗 VTE 的专科（以下简称：专科）就诊，待 VTE 风险等级降低至很低/低/中危后，再于口腔颌面外科行相应的治疗；若为 VTE 很低/低/中危患者，则于术前采集并记录相关信息，包括患者双侧下肢的颜色、皮温、腿围等以便与术后进行对比。术后 24 h 内，结合手术类型、手术时间、有无输血等，再次使用改良 Caprini 评分量表（口腔颌面外科适用）对患者给予评估，根据评估结果采取相应的预防措施；甚至在术后任何一天，根据病情的变化对患者进行临时评估并干预。

表 4-6　改良 Caprini 评分量表（口腔颌面外科适用）

评　分	病　　史	实验室检查	手术时间、部位和类型、术后卧床时间
1 分/项	年龄 40～59 岁 吸烟 肥胖（BMI＞30 kg/m²） 输血（＜1 个月） 高血压 糖尿病 急性心肌梗死（＜1 个月） 充血性心力衰竭（＜1 个月） 败血症（＜1 个月） 严重肺部疾病（＜1 个月） 肺功能异常（如慢性阻塞性 　肺疾病） 中心静脉置管 下肢深静脉置管 静脉曲张 下肢肿胀 口服避孕药或激素替代治疗 异常妊娠、妊娠期或产后（＜ 　1 个月） 卧床的内科患者 炎症性肠病史 近期大手术 下肢石膏或支具固定 严重口腔颌面部间隙感染 其他高危因素	白细胞增高（＞11×10⁹/L） 血红蛋白（＜100 g/L） 白蛋白（＜3 g/dl）	手术（＜2 h） 卧床（0～5 d） 单侧颈淋巴清扫术
2 分/项	年龄 60～74 岁 既往恶性肿瘤 肥胖（BMI＞40 kg/m²） 术中或术后输血 口腔颌面部多发骨折/创伤	D-二聚体升高（＞500 μg/L） 血小板计数（≥350×10⁹/L） 血小板计数/淋巴细胞计数 　＞320	手术（2～4 h） 卧床（5～7 天） 双侧颈淋巴清扫术 咽旁、颅底手术 下颌骨劈开/切除手术 前臂桡侧皮瓣手术
3 分/项	年龄≥75 岁 现患恶性肿瘤或化疗 肥胖（BMI＞50 kg/m²） VTE 病史 血栓家族史 肝素引起的血小板减少 肝素诱导的血小板减少症 未列出的先天或后天血栓 　形成		手术（4～6 h） 卧床（7～10 天） 股前外侧皮瓣手术 小腿外侧皮瓣手术 肩胛系统组织瓣手术 正颌手术 牵张成骨手术

（续表）

评　分	病　史	实验室检查	手术时间、部位和类型、术后卧床时间
5 分/项	脑卒中（＜1 个月） 急性脊柱损伤（瘫痪）（＜ 1 个月） 口腔颌面部骨折伴有全身其 他部位骨折（＜1 个月）		手术（＞6 h） 卧床（≥10 天） 腓骨肌皮瓣手术 髂骨肌皮瓣手术 皮瓣探查手术
总分			

注　评估标准：≤5 分，很低危；6～15 低危；16～25 分，中危；26～35 分，高危；≥36 分，很高危。

3）预防 VTE 的护理措施　临床上常采用基础预防、机械预防和（或）药物预防的综合措施，其中基础预防常应用于术前、术中和术后各阶段，而机械预防和（或）药物预防常应用术中或术后，其中术后更为常用。临床护理更关注基础预防和机械预防。

（1）基础预防：主要措施包括宣传教育、基础护理、血管护理、术中操作、术中护理、饮水补液护理、疼痛护理、心理护理、早期运动、踝泵运动、出院指导等（表 4 - 7）。

表 4 - 7　静脉血栓栓塞（VTE）基础预防措施

措　施	具 体 内 容
宣传教育	通过采用讲座、宣传手册、图片视频、面对面交谈等方式，使得患者认识到 VTE 的危害性，告知其主动戒烟，控制"三高"及 BMI，避免长期保持坐姿
基础护理	环境安静整洁，温度 18～22 ℃，湿度 40% 左右，衣着宽松，注意保暖
血管护理	选择较粗的血管，加温输液，避免下肢输液、同一血管反复穿刺以及刺激性药渗出血管，减少止血带使用时间、刺激性药物输注以及拔针后按压时间，减缓液体输注速度，一旦穿刺部位发生炎症反应，则重新建立静脉通道
术中操作	手术操作尽量精细，从而减少对血管的损伤；注意引流管道通畅，以防因引流不畅造成血肿而影响静脉回流
术中护理	辅助患者采取适当体位，必要时给予按摩，加速血液循环；对手术时间超过 3 h 者，应用弹力袜或弹力绷带改善血液淤积状态
饮水及补液护理	建议每天保持一定的饮水量，遵循"热量低、脂肪低、胆固醇低、糖低以及纤维高"的饮食原则，避免进食含维生素 K 的食物；补液量充足，用药合理，减少止血药的使用，避免不必要的输血
疼痛护理	疼痛会导致患者恐惧、焦虑，且长期疼痛刺激可导致肌肉紧张、血流减缓等，医护人员要关心、安慰、鼓励患者，与患者进行交流沟通，稳定情绪，增加患者对疾病的认识，充分发挥其积极性，必要时使用药物止痛
心理护理	患者在手术后会出现不同程度的心理问题而不愿下床活动等，从而影响恢复；医护人员当以和蔼、亲切的态度，并使用通俗易懂的语言与患者及其家属进行有效的沟通，并耐心倾听患者内心的想法

（续表）

措　施	具　体　内　容
早期运动	卧床期间应正确摆放体位，患肢保持功能位，将患肢抬高于心脏水平 20～30 cm，避免膝下放置硬枕；定时翻身拍背，翻身时避免挤压患肢；卧床期间多做咳嗽、深呼吸动作，经常做关节屈伸运动；按摩双侧下肢肌肉以及足三里等穴位；病情允许的情况下尽量早期下床活动，循序渐进地增加下肢的活动范围
踝泵运动	分为主动踝泵运动和被动踝泵运动，其中主动踝泵运动由患者自行完成，被动踝泵运动由患者家属或医护人员完成。医护人员熟练掌握动作要领，并于术前教会患者及家属。具体执行流程：术前由患者自行完成主动踝泵运动，且双足同时训练；术中由手术室护士定时为患者行被动踝泵运动；术后当患者意识尚不完全清醒时，由患者家属或医护人员为患者行被动踝泵运动，当患者意识恢复后，可主动踝泵运动联合被动踝泵运动同时进行，且被动踝泵运动逐渐减少，主动踝泵运动逐渐增多，且运动幅度由小到大逐渐增加，直至患者可以下床活动
出院指导	出院后 VTE 的预防是薄弱环节，要加强对患者的出院健康教育，强化其对 VTE 的认知，嘱加强功能锻炼，并做好随访工作

（2）机械预防（物理预防）：临床上常使用的 VTE 机械预防措施有逐级加压袜、间歇充气加压装置、足底加压泵等。

6. 颌骨切除术患者术后护理

1）上颌骨切除口内植皮　应注意观察包扎的碘仿纱布有无脱落。待创口初步愈合应尽早进行张口训练。一般于术后 1 周拆除上唇、皮肤的缝线，10～12 天拆除口内植皮处的缝线。

2）下颌骨切除加植骨术

（1）保持呼吸道通畅，尤其是下颌骨切除范围超过中线而未立即整复缺损者更应注意。由于口底组织所附着的下颌骨被切除，极易发生舌后坠，应备气管插管器具或气管切开包于床旁。为防止舌后坠应将穿过舌体的牵引线拉紧，使舌前伸，并行固定。

（2）下颌骨切除后有颌间结扎者维持 4～6 周后换用斜面导板，并维持半年以上。部分患者须做颌间结扎固定，应注意结扎丝有无松动，并及时调整。

（3）采用肋骨、肋软骨移植者，供区的活动应受到限制，可用多头胸带包扎，并观察有无胸闷、气急等气胸的征象；患者咳嗽时用手护住伤口。

（4）采用髂骨移植的患者，供骨区用沙袋压迫 3～4 天，防止出血；鼓励患者咳嗽，防止肺部并发症的发生，必要时做超声雾化吸入，稀释痰液，利于排出。

（5）采用腓骨移植的患者，全麻清醒后可予半卧位，下肢抬高，膝屈曲，足居中位。密切观察供骨肢体远端足背皮肤的湿度、温度、足背动脉搏动、足趾血循状况、小腿的移动功能、脚趾运动功能及小腿、足背的感觉功能。协助患者进行功能锻炼：卧床期间，鼓励患者适当活动脚趾及伸展下肢；1 周后练习扶杖持轻物，10～12 天后练习行走；当患者功能锻炼时，护理人员或家属应在旁协助并给予鼓励，以增强患者的信心。

7. 神经鞘瘤术后护理

1) 来自迷走神经的神经鞘瘤　①呛咳：术后可能发生呛咳现象，应观察患者有无呛咳、误吸情况，必要时遵医嘱给予鼻饲饮食。②声音嘶哑：术后可能发生声音嘶哑，应耐心向患者做好疾病解释工作，消除患者焦虑、紧张情绪。③如神经未切断，术后可进行面神经功能训练。

2) 来自交感神经的神经鞘瘤　观察术后有无霍纳综合征表现。

8. 脉管疾病造影、栓塞术后护理

1) 经股动脉血管造影术　术后平卧24 h，腹股沟穿刺部位沙袋压迫24 h。观察患者伤口出血、渗血情况，脉管疾病部位疼痛情况。

2) 造影栓塞术　术后卧床制动24 h。密切观察生命体征、肢体感觉和活动度的变化，观察股动脉穿刺处的加压情况，出现疼痛、恶心时及时给予药物对症治疗。

3) 伤口位于口底、舌、咽旁部位　术后注意呼吸、伤口肿胀情况，必要时床旁备气管切开包。

4) 伤口处理注意事项　观察伤口渗血及清洁情况，术后避免压迫、撞击术区，结痂处不要用手撕、抠，防止伤口出血。

五、健康教育和出院指导

1. 饮食指导　手术1周后进食半流质饮食4～5天，逐渐过渡到普食。鼓励患者进食营养丰富、均衡的饮食。

2. 口腔护理指导　注意口腔卫生，保持口腔清洁。

3. 活动指导　脉管疾病患者出院后注意不要磕碰伤口，结痂未完全脱落者不要撕、抠，避免出血。

4. 后续治疗　出院后积极治疗患牙，去除口腔内局部刺激因素，如不良义齿、残根、残冠等。下颌骨植骨后，若恢复正常，6个月后可作牙列修复；供腓骨区恢复顺利并配合理疗，年轻人在术后2周、老年人在术后3周可负重，但要循序渐进；坚持膝、踝关节的功能锻炼。

5. 心理护理　戒烟戒酒，学会排解焦虑情绪的方法，保持心情愉快，建立良好的生活方式。

6. 放化疗后　注意预防感冒，减少去公众场合，循序渐进加强锻炼。

7. 随访　遵医嘱3个月、半年复诊，如不适随时就诊。

（毕小琴）

第五章 口腔颌面部恶性肿瘤围手术期护理

第一节 舌 癌

情景案例

患者,男性,71岁,因"左舌溃疡2个月余"诊断为左舌鳞状细胞癌。查体见左舌缘有一约直径2 cm大小溃疡。患者自述2个月前发现左舌溃疡,服用牛黄解毒丸等药物治疗后无缓解,溃疡面逐渐增大,于当地医院就诊取病理活检,结果为中-高分化鳞癌,遂于我院就诊。

患者平日喜食槟榔,吸烟约40年,每日约10支。患者否认高血压、糖尿病、心脏病史,否认手术史,否认药物过敏史。入院后完善各项常规检查,未见明显异常。

请思考:

1. 该患者需行手术治疗,术前护理要点是什么?

2. 简述该患者的术后护理要点。

3. 出院时护士应做好哪些健康指导?

舌癌(carinoma of tongue)是最常见的口腔癌。按国际抗癌联盟(Union for International Cancer Control,UICC)分类,舌轮廓乳头将舌分为舌前2/3的游动部和后1/3的舌根部,其中舌前2/3癌属于口腔癌范畴,舌后1/3癌属于口咽癌范畴。本节讨论舌前2/3癌,以鳞癌多见,男性发病率略高于女性。舌癌最常累及部位为舌侧缘中1/3,其次是舌腹和舌背,舌尖部较少见。

一、病因和治疗原则

(一) 病因

舌癌的致病原因迄今尚未明确,可能与下列因素有关。

1. 外在因素

1）食物　乙醇常被看作是癌的促进剂，是口腔癌和食管癌的重要起因，且与烟草致癌有协同作用。

2）烟草　与多种癌，尤其是与口腔癌有密切关系。烟草中含有多种突变剂及鼠类致癌剂，吸烟产生的氧化剂（主要是氮氧化物）可以消耗人体内抗氧化剂，造成严重的氧化疲劳，加重体内的内源性损伤。

3）槟榔　槟榔碱是 WHO 明确的一级致癌物，咀嚼槟榔可导致口腔黏膜下纤维性变，进而发展为口腔癌。

4）物理因素　紫外线、X 线和其他放射性物质照射，以及热、损伤、长期慢性刺激等都可能成为致癌的因素。

5）生物因素　实验证明某些恶性肿瘤可以由病毒引起，如人乳头瘤病毒（HPV），特别是 HPV - 16 是诱发人口腔黏膜鳞癌的相关病毒。

6）营养因素　营养不良或营养过度，包括某些维生素及微量元素的变化均与恶性肿瘤的发生有一定关系，维生素 A、维生素 B、维生素 E 类缺乏与口腔癌发生有关。

7）慢性刺激与损伤　舌及颊黏膜癌可发生于残根、锐利的牙尖、不良修复体等长期刺激的部位。

2. 内在因素

1）内源性损伤　正常代谢过程中产生的氧化副产物可对 DNA、蛋白质和脂肪造成广泛破坏，这种破坏类似于放射性损伤，可导致衰老及退化性老年性疾病，如癌症、心脏病、大脑失调等。

2）激素　性激素与癌症发生有关，其致癌途径是影响细胞分裂。

3）遗传因素　可影响人体对癌的易感性，具体过程尚不清楚。癌症患者可有家族史，但需要一定的环境因素才能发病。

4）神经精神因素　精神过度紧张，心理平衡遭到破坏，可造成人体功能失衡，促进肿瘤的发生。

5）机体免疫状态　临床试验证明，患有免疫缺陷病或异体器官移植后的患者，恶性肿瘤的发生率比普通人增高。

6）基因突变　抑癌基因和癌基因在肿瘤发生、发展过程中发挥着决定性的作用。正常情况下，癌基因与抗癌基因是一对互相依存、互相制约的因子。当二者处于平衡状态时，人体不会发生肿瘤；当抑癌基因失活和癌基因激活后，可导致口腔上皮癌变。

此外，年龄、地区、民族、环境、地方风俗、生活习性等内外因素与肿瘤的发生也有密切的关系。

（二）治疗原则

采取以手术为主的综合治疗。早期舌癌可以手术切除或放射治疗，晚期舌癌手术切除后辅以放疗或放化疗结合。舌癌切除的范围需依据肿瘤大小、浸润深度和邻近组织的侵犯程度等情况进行综合选择。

1. 肿瘤切除　对于原发肿瘤需对肿瘤进行扩大切除,一般需要在肿瘤边界外 1～1.5 cm 进行切除。切除的标本中,癌瘤外有 5 mm 以上的正常组织被认为有足够的安全边界。手术切除计划的制订应当以原发肿瘤的侵犯程度为基础,可以通过临床检查和影像学检查来确定。

2. 颈部淋巴结处理　原则上在切除原发灶的同时需要行同侧颈部淋巴清扫术;对于对侧转移或者肿瘤侵犯越过中线的患者,还应行对侧颈部淋巴清扫术。对于根治性颈淋巴清扫术,可根据实际情况决定是否保留副神经、胸锁乳突肌和颈内静脉。

1) N0 期患者　采用肩胛舌骨上淋巴结清扫术。对于 T1N0M0 期患者,颈部淋巴结的处理存在争议,可以观察随访、选择性颈淋巴清扫或者前哨淋巴结活检。

2) N1 期患者　采用肩胛舌骨上淋巴结清扫术或根治性颈淋巴清扫术。

3) N2 及以上期患者　采用根治性颈淋巴清扫术。

3. 整复手术　切除后舌缺损≤1/3 时,可以直接拉拢缝合;缺损＞1/3 时,可以采用邻位瓣、带蒂瓣或者血管化游离皮瓣来修复;对于侵犯下颌骨,切除后存在下颌骨缺损的情况可以采用血管化骨瓣修复。

4. 气管切开术选择　由于手术后伤口肿胀可压迫呼吸道,患者存在窒息风险,因此,手术医生须判定患者是否行气管切开术,其考虑因素如下。

1) 肿瘤性质　如果属于良性肿瘤,多沿包膜剥离,组织缺损少,对呼吸道功能影响小,应慎重选择气管切开术,避免加重对患者造成的损伤。恶性肿瘤患者大多行多个器官的联合根治术,须行局部或远处皮瓣的转移修复,对呼吸道的损伤大,须考虑行气管切开术。

2) 肿瘤部位　口腔的周围为骨组织包绕,中央为舌、口底、咽喉等软组织器官。软组织处肿瘤的切除可导致器官肿胀,而由于周围骨组织的限制,肿胀的器官可压迫呼吸道引起窒息。因此,当肿瘤位于舌、口底、咽喉部位时,要考虑气管切开术;上颌骨部分或扩大切除术后止血较理想,组织水肿向面颊部发展,对呼吸道的影响小,可考虑不选择气管切开术。但上颌骨肿瘤累及咽旁组织时须考虑;下颌骨是重要的支持结构,手术造成大部缺损时肿胀可压迫呼吸道,应考虑行气管切开术;腮腺部位远离呼吸道,又位于面部硬组织的浅面,一般无须气管切开术;唇部手术切除后即使皮瓣修复,也无须考虑气管切开术。

3) 皮瓣修复　口腔肿瘤切除后的组织缺损常用邻近皮瓣或游离皮瓣修复,若皮瓣的组织量大,组织创面水肿、渗血等,可造成呼吸道的梗阻,须考虑行气管切开术。

二、护理评估

(一) 健康史

1. 患病及治疗经过

1) 现病史　详细询问患者此次就诊的主要原因和治疗目的;最初出现症状的时间、确切的部位、生长速度以及最近是否发生突然加速生长。

2）既往史 仔细询问患者发病前的全身健康状况,过去有无炎症史、损伤史,有无严重的全身疾病和外科大手术史、预防接种史和药物过敏史。

3）治疗情况 询问患者是否到过医院就诊;是否接受过治疗、治疗的方式和效果,以及目前的治疗情况。

2. 生活史和家族史

1）生活史 询问患者的出生地和生活环境,以及婚姻和生育情况等问题;重点了解有无不良生活或卫生习惯,有无锐利牙嵴、残根或不良修复体对软组织的长期慢性刺激,有无烟酒嗜好,口腔内有无白斑或扁平苔藓等危险因素。

2）家族史 询问患者家族中有无类似疾病史。

（二）身体状况

1. 症状

1）疼痛 多数舌癌的早期症状不明显;当病灶范围≥1 cm时,出现舌部疼痛;如有继发感染或侵犯舌肌常发生剧烈疼痛,可有同侧放射性头痛或耳痛。

2）吞咽困难和语音障碍 癌灶侵犯舌肌时,引起舌运动受限,患者进食困难,语言表达不清。

2. 体征

1）舌部癌灶肿瘤分型 舌癌常为溃疡型或浸润型,也有外生型。

2）舌体运动受限 舌癌一般恶性程度较高、生长快、浸润性较强,常波及舌肌致舌运动受限。晚期舌癌可蔓延至口底及下颌骨,使全舌固定。

3）血行和淋巴转移 舌的血供及淋巴丰富,舌体活动频繁,均成为促使舌癌发生转移的因素。晚期舌癌可发生远处转移至肺部。

（三）辅助检查

1. X线检查 使用较少,曲面断层片可以用来评估下颌骨受侵犯的情况。胸部平片可以作为肺转移筛查的首选,如果怀疑肺转移需要加做肺部CT检查。

2. CT、增强CT和螺旋CT检查 主要用于判断病变累及范围,有无颌骨浸润及其侵犯范围、破坏性质。CT具有图像清晰、层面连续的优点。增强CT对颈部淋巴结转移的敏感度和特异度较强,对于肿瘤是否侵及大血管有很大的帮助。典型增强CT表现:病灶呈不均匀软组织密度影,边界不清,有明显的不均匀强化;转移淋巴结可出现肿大、变圆、中心液化坏死和周围环形增强。当淋巴结发生包膜外侵犯时可能会边界不清楚,或者发生多个淋巴结融合。螺旋CT可以显示肿瘤的立体轮廓,并可指示其与周围解剖结构的关系,对显示颌骨病变、软组织肿瘤对骨质的破坏尤为有利。

3. B超检查 可以用来明确颈部淋巴结的情况。

4. 磁共振成像（magnetic resonance imaging, MRI） 在观察软组织病变时有独特的优势,可以补充CT成像的信息,更好地评估舌肌纤维之间的浸润信息。但其对骨组织不能显影,当病变侵犯骨组织时需要加做CT扫描观察变化。MRI平扫显示病灶边缘较为清晰，T_1WI 呈等-低混杂信号、T_2WI 呈等-高混杂信号，T_1WI 增强扫描不均匀强化。转移淋巴结结构清楚，周围可出现不完全环状脂肪增生带。

5. 放射性核素检查 利用核素在肿瘤细胞与正常细胞分布不同这一特点，给患者服用或注射放射性核素后，可应用扫描或计数以测定放射性物质的分布情况来进行诊断和鉴别诊断，其中广泛应用的显像技术是闪烁照相技术。优点是灵敏度和分辨率都显著提高，图片清晰，扫描时间缩短。

6. 病理检查 活检病理诊断是口腔癌诊断的"金标准"。对于怀疑为舌癌的肿瘤，应于肿瘤边缘行切取活检术，待病理诊断明确再行确定的手术治疗。

7. 肿瘤标志物检查 恶性肿瘤患者大多血液、尿或其他体液中存在某些特殊的化学物质，这类物质通常以抗原、激素、受体、酶蛋白以及各种癌基因等形式出现。可以协助对肿瘤的诊断，也可用于对患者治疗效果及其预后进行有效的监护。

8. PET/CT 对于晚期舌癌患者，PET/CT 可以用来评估病灶范围、远处转移及同时发生第二原发癌的状况。对于怀疑肿瘤残存或复发时，推荐使用 PET/CT。

(四) 心理-社会状况

1. 心理状况 由于舌癌对吞咽和语音的影响、病情的反复、放化疗后的不良反应、手术造成颜面不同程度损害，以及生活质量的下降，都可对患者心理构成很大压力，评估患者是否存在恐惧或焦虑等心理问题。个别晚期患者会因不堪忍受疼痛、吞咽或言语困难，对治疗丧失信心而产生轻生念头。

2. 社会支持系统 如家庭成员和氛围、家庭经济状况、医疗费用的来源和支付方式等。

三、护理问题

1. 焦虑 与被诊断为癌症和缺乏治疗及预后的相关知识有关。
2. 有窒息的风险 与术后易发生舌后坠而致呼吸道阻塞有关。
3. 有感染的危险 与术后口腔卫生差、局部创口经常被唾液污染，以及机体抵抗力下降有关。
4. 知识缺乏 与出院后缺乏自我护理知识和技能有关。
5. 吞咽和语音功能障碍 与舌切除后舌体运动受限有关。
6. 营养失调(低于机体需要量) 与术后伤口疼痛、张口困难、咀嚼及吞咽困难有关。
7. 潜在并发症 包括伤口出血、吸入性肺炎。

四、护理目标与措施

(一) 护理目标

(1) 患者焦虑程度减轻，配合治疗及护理。

（2）手术前后呼吸道通畅，不发生窒息。

（3）切口愈合好，无感染发生。

（4）掌握自我护理知识和技能。

（5）能自主经口进食，能进行有效沟通。

（6）营养状况改善或不发生营养失调。

（7）术后无出血和吸入性肺炎发生。

（二）护理措施

1. 术前护理

1）心理护理 舌癌手术患者常常担心术后面容改变、舌功能障碍、肿瘤能否根治以及手术风险等，按照不同患者的特点给予个性化心理疏导。术前与患者亲切交流并鼓励患者，使其明确游离皮瓣移植的必要性，展示治愈患者的术前、术后照片，简述手术过程及术后效果。

2）口腔护理 术前根据患者的口腔情况清洁牙周，必要时进行龈下洁治，及时治疗口腔及鼻腔炎症。给予含漱剂漱口，预防术后伤口感染。

3）营养护理 营养风险筛查和评定是口腔癌患者规范化营养管理的首要步骤，患者入院后 24 h 内，由受过培训的医生、护士使用营养风险筛查 2002（NRS-2002）工具对其进行营养筛查：评分＜3 分，7 天后需对患者重复筛查；评分≥3 分提示存在营养风险，需进一步对患者进行营养评定和干预。评定内容包括患者体重、摄入量、体成分、血液检查等指标；营养干预的实施方法应遵循五阶梯原则，即营养教育、口服营养补充剂、全肠内营养、部分肠内、部分肠外营养-全肠外营养。具体内容参照第二章第三节《口腔颌面头颈肿瘤患者的心理及营养评估》、第十二章第六节《营养支持康复护理》。术前一日食用清淡、易消化的食物，在禁食期间观察患者有无低血糖、脱水等异常现象，必要时静脉补充液体。

4）术前准备

（1）护士协助患者完成各项检查，并确保各项指标正常。

（2）做好皮肤准备，必要时做好备血准备。局部扩大切除术患者备皮口周，行游离皮瓣手术患者除口周外，还须保护好肢体供区皮肤，禁止穿刺，并做好肢体皮肤准备。皮肤准备范围：①前臂皮瓣，包括手术侧手臂、腋窝；②股前外侧皮瓣，包括会阴区、手术侧大腿上至髂骨、下至膝关节；③腓骨瓣，包括手术侧踝关节至膝关节上 20 cm；④髂骨瓣，包括上至剑突、下至手术侧大腿上 1/3、前后至会阴区及腋后线。

（3）教会患者有效咳痰方法、戒烟，学会床上大小便。

（4）物品准备，包括纸杯、餐勺、护理垫、纸巾等。行游离皮瓣手术患者除常规物品外，还需准备浅色干净毛巾 6～8 条、1 kg 袋装沙袋或头部 U 形固定枕、硬皮本和笔。

2. 术后护理

1）体位 行肿瘤局部切除患者，麻醉期过后采取半卧位，有利于防止颌面部水肿，减轻缝线处张力，并有利于分泌物的排出和伤口引流，以防误吸。行游离皮瓣患者须行头部制动,减少头颈部的左右转动,具体参照第九章第二节《手术缺损修复重建的护理措施》中的"体位安置"。

2) 呼吸道护理　患者术后组织水肿,气道通畅和生命安全受到威胁。因此,评估患者的呼吸道情况,保持呼吸道通畅是护理工作的关键。①及时吸痰并注意痰液的颜色、量、性质。②持续湿化气道,每日雾化吸入3次,密切观察患者呼吸情况及血氧饱和度。③气管切开患者:参照第十三章第五节《气管切开护理》。④患者卧床期间,可每日3次机械辅助振动排痰或清醒时每2～4小时叩击胸廓两侧,叩击频率≥100次/分,患者从床上坐起后,叩击范围扩大至背部,鼓励患者咳嗽、咳痰,以利于痰液排出,减少肺部并发症。

3) 伤口护理　伤口分布在口内和口外。口内伤口隐蔽,护士应重点观察伤口有无出血、肿胀等情况。行颈淋巴清扫患者伤口位于口外颌下区和颈部,观察伤口肿胀情况及敷料包扎松紧度;若包扎过紧,影响呼吸时须立即报告医生处理。行游离皮瓣手术患者,其皮瓣的观察和护理参照第九章第二节中"皮瓣观察要点"。

4) 病情观察　密切观察患者的神志和意识、瞳孔、生命体征、心电图及病情变化、引流液颜色和性状等,及时做好记录;行颈部淋巴清扫术者,密切观察有无颅内高压症状和四肢的活动情况。

5) 口腔护理　患者术后常规行口腔冲洗,具体参照第十三章第一节《口腔冲洗》。

6) 饮食护理　全麻患者清醒6 h后无呕吐者可给少量温开水,无不适症状后可根据患者情况给予流质饮食。大多数舌癌术后患者肠内营养支持小于4周,选择留置鼻胃管进行鼻饲流食,护士通过患者体重和临床营养指南,计算患者每日所需的能量和蛋白质[能量25～30 kcal/(kg·d);蛋白质1.0～1.5 g/(kg·d)],指导患者每日进食种类和进食量。舌根、全舌切除患者术后吞咽障碍严重,肠内营养支持时间大于4周,喂养方式可选择胃造瘘。具体参照第十三章第三节《鼻饲及胃造瘘护理》。

7) 疼痛护理　疼痛是口腔癌患者最常见的症状之一。疼痛护理包括筛查、评估和干预等过程。首先是对患者的疼痛症状筛查,然后对存在疼痛症状的患者进行评估,明确疼痛的部位、强度、性质、特点及持续时间等。评估通常采用视觉模拟评分法(visual analogue scale,VAS),0分为无痛,1～3分为轻度疼痛,4～6分为中度疼痛,7～10分为重度疼痛。轻度疼痛时选择非药物疼痛管理,如冷敷、热疗等;中、重度疼痛时需不同阶梯药物联合治疗。护士在患者应用镇痛药物后须及时评估疗效,避免患者重复或叠加使用同类药物。

8) 负压引流护理　负压引流的目的是清除创面积血、积液,同时通过观察引流液的量、性状等及时发现伤口并发症。常见负压引流部位为颏下、颈部(颈淋巴清扫术)和肢体供区(游离皮瓣手术),具体方法参照第十三章第四节《负压引流护理》。

9) 乳糜漏护理　颈段胸导管前邻左颈动脉鞘,切断颈内静脉后行颈淋巴清扫术时,解剖左颈部内下角极易损伤胸导管而发生乳糜漏。乳糜漏主要发生于左颈部,大多在术后2～3天出现,每日量可达到500 ml,外观为乳白色、均匀、无臭、无絮状块。发现乳糜漏后,须进行以下护理。

(1)乳糜漏的治疗包括保守治疗和手术治疗。保守治疗主要针对轻度(每天引流量为 20~200 ml)和中度(每天引流量为 200~400 ml)乳糜漏,其治疗方式为局部加压包扎、持续负压吸引、低脂饮食、静脉营养支持,一般 1 周后可自行愈合;重度(每天引流量＞400 ml)乳糜漏须手术治疗。

(2)观察有无乳糜胸症状的发生:若乳糜液进入两侧胸腔并发乳糜胸时,可出现胸前压迫感、呼吸不畅、气促、脉快、面部发绀,严重时可出现休克,及时协助医生给予相应的对症处理。

(3)全身支持疗法:给予高热量、高蛋白、高维生素、低脂肪饮食,必要时输血,嘱患者禁食脂类含量高的食物。

10)心理护理 颜面部的破坏和功能障碍是患者心理障碍的主要原因,护士应根据患者的反应提供心理调节方案,并告知患者家属给予患者多方面的情感支持,增强其战胜疾病的决心,唤起患者的社会认同感。

五、健康教育和出院指导

1. 饮食指导 出院 1 个月内避免进食辛、辣、硬饮食;食物营养丰富平衡。

2. 口腔护理指导 教会患者清洁口腔的方法,保持口腔清洁。

3. 日常活动休息指导 出院后可继续日常活动,睡眠时适当抬高头部。

4. 伤口保护指导 避免压迫、撞击术区;用柔软的牙刷刷牙,每餐后漱口;保持切口处干燥,洗脸时勿触及伤口,洗头时避免水污染伤口。

5. 出现异常症状立即返院检查 如出现呼吸困难、伤口出血、裂开、体温超过 38 ℃,或其他任何异常症状。

6. 康复训练 舌是重要的吞咽和语言器官,舌癌术后患者由于组织及神经受损,术后患者常出现吞咽和语音障碍,吞咽障碍增加了肺部感染、营养不良等并发症的发生风险,语音障碍严重影响患者的术后生活质量,早期康复训练可改善患者的口腔功能。具体参照第十二章第二节《吞咽功能康复护理》和第四节《言语功能康复护理》。

舌癌伴颈淋巴结转移发生率高,大多患者须同期行颈淋巴清扫术。由于术中损伤会影响支配斜方肌的主要神经——副神经,25％~57％的患者术后存在肩功能损伤问题,表现为肩部疼痛、麻木、上肢外展、外旋、内旋障碍等症状。对患者进行肩颈功能康复训练可以减轻局部组织水肿和炎症反应,预防肩关节及周围组织粘连和肩周肌肉萎缩,改善术后患者的肩部功能。具体参照第十二章第三节《肢体功能康复护理》。

第二节　牙　龈　癌

情景案例

　　患者，女性，72 岁，因"右上牙龈糜烂、咬合疼痛 2 个月"诊断为"右上牙龈癌"。入院时查体：右上颌糜烂面约 2 cm×3 cm，触痛。自患病以来睡眠情况较差，体重减轻约 4.5 kg（基础体重 55 kg）。患者上颌无牙，佩戴活动义齿 10 年，自述佩戴时稍感不适。患者否认高血压、糖尿病、心脏病史，否认手术史，否认药物过敏史。患者入院后完善各项常规检查，未见明显异常。

请思考：

1. 该患者需行手术治疗，术前及术后如何做好患者的营养管理？
2. 简述该患者术后护理要点。

　　牙龈癌（carcinoma of the gingiva）多为鳞状细胞癌，多见于 40～60 岁人群，男性略多于女性，下牙龈癌较上牙龈癌多见，约为 2：1。早期向牙槽突骨膜及骨质浸润，破坏骨质引起牙齿松动和疼痛。病变继续发展，则向唇颊沟、口底、腭侧黏膜、上颌窦、下颌骨内侵犯。病变累及下牙槽神经时可致患侧下唇麻木。

一、病因和治疗原则

（一）病因

　　牙龈癌发病原因和发病机制与舌癌一样，可能与口腔卫生不良、不良牙体或义齿修复有一定关系，临床上有时亦可见伴癌前病变。不良饮食习惯，如咀嚼槟榔、喜食高温或辛辣的食物亦与牙龈癌的发生有一定关系。

（二）治疗原则

　　牙龈癌的治疗以手术为主。病变仅局限于牙槽突未侵及至牙根尖水平者，下颌牙龈癌可行保留下颌骨下缘的颌骨矩形切除，上颌牙龈癌可行低位上颌骨切除。如肿瘤已侵及下牙槽神经管，应行节段性甚至半侧下颌骨切除术；侵及上颌窦底而未破坏上颌窦者应行上颌骨次全切除术；已侵入上颌窦者应行上颌骨切除术。下颌骨部分或一侧切除，可行血管化骨移植术，在植骨的基础上也可进行种植体植入术，最大限度地恢复咬合功能。多选择在移植骨愈合后再行种植体植入，通常在植骨 3～6 个月后进行；上颌骨切除后的缺损可用钛网支架骨移植术、皮瓣或赝复体修复。

二、护理评估

(一) 健康史

护士应询问患者发病时间,发病前的健康状况,口腔卫生习惯,有无不良牙体或义齿修复;有无癌前病损存在;饮食习惯,有无烟酒嗜好,是否长期喜食热、辣刺激性食物;了解患者就诊和治疗情况;询问患者的出生地和生活环境,以及婚姻和生育情况等问题;了解患者家族中有无类似疾病史等。

(二) 身体状况

1. 症状

1) 疼痛和牙齿松动　牙龈癌生长缓慢,患者早期无明显症状,多以牙龈疼痛、牙齿松动等症状就诊。

2) 鼻塞和张口困难　上牙龈癌可侵入上颌窦及腭部,产生鼻塞症状;下牙龈癌如发展到磨牙后区及咽部时,可引起张口困难。

2. 体征

1) 病灶表现　牙龈癌常为溃疡型或外生型。

2) 淋巴结转移　下牙龈癌可转移至患侧下颌下及颏下淋巴结,再转移到颈深上淋巴结;上牙龈癌则转移到患侧下颌下及颈深淋巴结,可触及肿大的淋巴结。

(三) 辅助检查

参照本章第一节中"舌癌辅助检查"。

(四) 心理-社会状况

牙龈癌患者的心理表现与舌癌相似。由于手术对患者的面容及生理功能造成破坏,常会给患者带来极大的痛苦。如上颌骨切除可使患者面部塌陷,双侧不对称;下颌骨切除后使颌骨偏斜或畸形,患者的语言功能、咀嚼功能和吞咽功能均会受到影响,这将极大地影响患者的生活质量,对患者产生严重的心理和精神创伤。

三、护理问题

1. 焦虑　与被诊断为癌症和缺乏治疗及预后的知识有关。

2. 有窒息的危险　与手术后分泌物误吸、舌后坠有关。

3. 营养失调(低于机体需要量)　与手术创伤致张口困难、咀嚼困难有关。

4. 自我形象紊乱　与颌骨切除后导致面部组织缺损有关。

5. 潜在并发症　包括伤口出血、吸入性肺炎。

6. 张口困难　与手术导致骨组织受损、伤口疼痛肿胀及术后肌肉组织牵拉过紧有关。

四、护理目标与措施

(一) 护理目标

(1) 患者焦虑程度减轻,配合治疗及护理。

(2) 手术前后患者保持呼吸道通畅,不发生窒息。

(3) 患者营养状况改善或不发生营养失调。

(4) 患者心理状况良好,能够正视颌面部结构和功能的改变,并表现出适应的行为。

(5) 术后患者无出血和吸入性肺炎发生。

(6) 患者张口度能达到 37 mm。

(二) 护理措施

1. 术前护理　参照本章第一节中"舌癌患者的术前护理措施"。

2. 术后护理　参照本章第一节中"舌癌患者的术后护理措施"。部分患者需牵拉皮筋固定上下颌骨咬合关系,应注意牵引钉有无松动、皮筋有无脱落,并观察患者呼吸是否通畅。

五、健康教育和出院指导

参照第五章第一节中"舌癌患者的健康教育与出院指导"。

1. 张口训练　手术后局部区域疼痛肿胀、伤口缝合导致肌肉牵拉过紧、下颌骨受损影响颞下颌关节的活动等均可导致张口困难。张口与患者的吞咽功能密切相关。因此,患者术后应尽早进行张口训练,具体内容参照第十二章第二节《吞咽功能康复护理》。

2. 肢体功能康复护理　行游离皮瓣修复术患者多采用腓骨或髂骨皮瓣进行修复,患者除口腔功能康复外,还面临着肢体功能的康复,具体内容参照第十二章第三节《肢体功能康复护理》。

第三节　颊　　癌

> **情景案例**
>
> 患者,男性,58 岁,因"左颊肿物 2 个月"诊断为"左颊鳞癌"。入院时查体见左颊部肿物直径约 3 cm,呈菜花样突起,无明显疼痛,不影响咀嚼,不影响张口、言语、吞咽等。曾于当地医院就诊行病理检查,结果为:符合鳞状细胞癌。患者左颊黏膜白斑史 3 年,既往服用维生素 A、鱼肝油;高血压病史 15 年,最高达

150/100 mmHg,目前服用厄贝沙坦片,血压控制在 120/70 mmHg 水平。患者否认糖尿病、心脏病史、手术史,否认药物过敏史。患者入院后完善各项常规检查,未见明显异常。

请思考:
1. 简述该患者术后护理要点。
2. 出院时护士应做好哪些健康指导?

颊癌(carcinoma of the buccal mucosa)是指原发于颊黏膜的癌性病变,多为分化中等的鳞状细胞癌,少数为腺癌及恶性多形性腺瘤。根据 UICC 规定,颊黏膜的解剖界限为:前界为唇内侧黏膜中线,后界为翼下颌韧带前(包括磨牙后区),上下界为龈颊沟。颊癌 90% 以上为鳞癌,5%～10% 为腺源性上皮癌。颊癌的发病率在我国占口腔癌的 22.5%～30.2%。

一、病因和治疗原则

(一)病因

颊癌的发病原因和发病机制与舌癌类似,咀嚼槟榔、烟草,以及喜食辛辣高温食品均明确与颊癌发病有关。此外,残根、不良修复体等局部刺激也是诱发颊癌的相关因素。

(二)治疗原则

颊癌可采取以手术为主的综合治疗。颊癌原发灶小且浅表者可行局部扩大切除,遗留创面可拉拢缝合。如缺损组织较多不能直接拉拢缝合时,可采用颊脂垫、带蒂皮瓣或游离皮瓣修复,以免瘢痕挛缩影响开口。对晚期颊黏膜癌侵及颌骨、皮肤并有淋巴结转移者应行联合根治术,术后洞穿性缺损可即刻应用游离皮瓣整复。

二、护理评估

(一)健康史

询问患者的现病史和既往史,了解肿瘤的发展过程,近期是否突然加速生长,是否去过医院就诊并接受过何种治疗,有无病理结果等疾病相关情况。了解患者的全身健康状况,有无心脑血管疾病、糖尿病等慢性疾病史,有无药物过敏史等。了解患者有无烟酒嗜好、残根或不良修复体长期对颊黏膜的刺激,口腔内有无白斑或扁平苔藓等危险因素,颈部淋巴结有无肿大等。

(二)身体状况

1. 症状

1)疼痛 早期无明显症状,病变继续发展或继发感染时,可有轻中度疼痛。

2)张口困难 肿瘤继续发展可侵犯颊肌、咀嚼肌,向后发展可波及软腭及翼下颌韧带,患者可出现张口困难并逐渐加重。

3)皮肤破溃 颊癌生长较快,向深层浸润,晚期肿瘤可穿破颊肌及皮肤形成窦道。

4)牙齿松动 肿瘤侵犯上下牙龈和颌骨,可引起颌骨破坏,导致牙齿松动。

2. 体征

1)病灶表现 颊癌多发生于磨牙区附近,表现为溃疡型或外生型,基底及周围有浸润。

2)淋巴结转移 颊黏膜癌的颈淋巴结转移率较高,达 30%～50%。颌下淋巴结最常受累,其次为颈深上淋巴结。有时亦见转移至腮腺淋巴结。

(三)辅助检查

参照本章第一节中"舌癌辅助检查"。

(四)心理-社会状况

颊癌患者心理表现与舌癌相似。术后由于伤口牵拉,可导致口唇偏斜、张口困难、口唇闭合不全、流涎等并发症,影响患者外形及进食等功能,导致患者心理功能障碍及生活质量下降。因此,护士需及时评估患者心理社会状况,耐心开导患者,告知患者康复训练方法,尽早恢复口腔功能。

三、护理问题

1. 焦虑 与被诊断为癌症和缺乏治疗及预后的知识有关。

2. 有感染的危险 与术后口腔卫生差、局部创口经常被唾液污染,以及机体抵抗力下降有关。

3. 营养失调(低于机体需要量) 与术后张口困难、咀嚼及吞咽困难有关。

4. 张口受限 与手术导致的颊部肌肉牵拉或瘢痕形成有关。

5. 口腔黏膜改变 与手术创伤、患者口腔卫生差、术后早期禁止经口进食有关。

6. 睡眠状态紊乱 与患者面形改变、心理压力大有关。

四、护理目标与措施

(一)护理目标

(1)患者焦虑程度减轻,配合治疗及护理。

(2)患者切口愈合好,无感染发生。

(3)患者营养状况改善或不发生营养失调。

(4)患者能自主经口进食,营养状况良好,必要时行手术治疗。

(5)患者口腔卫生较好,无黏膜改变。

(6)患者心理状态轻松,睡眠好。

(二)护理措施

1. 术前护理 参照第五章第一节中"舌癌患者的术前护理措施"。

2. 术后护理　参照本章第一节中"舌癌患者的术后护理措施"。术后护理主要为伤口护理,除观察患者伤口有无渗血外,为减少患者面部肿胀,医生会根据肿胀部位给予下颌套加压包扎,观察患者的睡眠、呼吸及局部血液循环情况,发生异常状况时及时通知医生。

五、健康教育和出院指导

参照本章第一节中"舌癌患者的健康教育和出院指导"。

张口训练　颊癌患者术后张口受限主要是由于伤口牵拉或伤口周围瘢痕挛缩,其康复方法包括主动张口训练、激光治疗及手术治疗。主动张口训练包括张口、侧颌和下颌前伸-后缩 3 种运动,训练频率和强度随时间逐渐递增;如果瘢痕较小,可选择激光治疗,可有效去除瘢痕;如果为突出性瘢痕,可行手术切除,再通过整形外科的细密缝合,将局部组织进行分层对合缝合。

第四节　腭　　癌

情景案例

患者,男性,48 岁,因"腭部肿物伴出血 1 个月"诊断为"腭癌"。入院时腭前部"花生粒"大小黑色肿物,表面溃烂,质偏软,触之少量出血,边界不清,稍隆起于黏膜表面,不影响进食及言语。患者吸烟史 15 年,每日约 10 支。患者否认高血压、糖尿病、心脏病史,否认手术史,否认药物过敏史。患者入院后完善各项常规检查,未见明显异常。

请思考:

1. 该患者须行手术治疗,术后护理诊断有哪些?

2. 简述该患者术后护理要点。

腭癌(carcinoma of the palate)按 UICC 分类,仅限于发生在硬腭的原发癌。软腭癌应划入口咽癌范畴。硬腭癌以腺上皮癌多见,鳞癌相对较少。硬腭癌发生较少,占口腔癌的 6%,多来源于硬腭部小唾液腺癌。大多为高度分化,发展比较缓慢。

一、病因和治疗原则

(一) 病因

腭癌的发病原因和发病机制与牙龈癌类似,不良习惯如长期吸烟、饮酒等可引起腭部黏膜出现不同程度的病损,导致癌症的发生。

（二）治疗原则

腭癌治疗以外科手术为主。早期病损应行包括腭骨在内的病变扩大切除术；对腭骨破坏或上颌窦底受侵者应行上颌骨次全切除术；病变已侵入上颌窦者应行上颌骨切除术。已有淋巴结转移者行根治性颈淋巴清除术；病变范围较大，临床虽未触及肿大淋巴结者，也可考虑行选择性淋巴清扫术。腭癌的分化程度一般较好，术后组织缺损可行赝复体修复，缺损较大时可采用皮瓣修复。

二、护理评估

（一）健康史

护士应询问患者的发病时间，发病前的健康状况，口腔卫生习惯及饮食情况；有无烟酒嗜好，是否长期喜食辛辣刺激性食物；评估患者吞咽及语音功能，了解患者就诊和治疗情况；询问患者的出生地和生活环境，以及婚姻和生育情况等问题；了解患者家族中有无类似疾病史等。

（二）身体状况

1. 症状

1）鳞癌　腭部鳞癌早期多无明显症状，部分患者表现为疼痛性溃疡，进食时加重。晚期硬腭鳞癌可侵犯骨质，进入上颌窦或鼻腔，患者出现类似上颌窦癌的临床表现。

2）腺癌　腭部腺癌早期为黏膜下肿块，黏膜通常完整；如为腺样囊性癌则易侵及神经、颌骨及翼腭窝，患者可出现牙齿松动、耳鸣、张口困难等症状。

2. 体征

1）病灶表现　腭癌常为溃疡型。

2）淋巴转移　腭癌的颈淋巴结转移率在40％左右，其中以颌下和颈深上淋巴结多见。腭癌在接近中线或超过中线者及晚期腭癌者常发生双侧颈淋巴结转移，可触及肿大的淋巴结。

（三）辅助检查

参照本章第一节中"舌癌辅助检查"。

（四）心理-社会状况

腭癌患者心理表现与牙龈癌类似。语音功能需要口腔和咽腔的协同作用，即气流与口腔、咽腔的解剖部位发生接触后才能正确发音。软腭参与声音的共振，手术若导致软腭功能受损，患者即使行皮瓣修复术，但黏膜的性质改变也会导致其语音功能受到影响。术前应帮助患者做好充分的心理准备，术后指导患者尽早开展语音康复训练。

三、护理问题

1. 焦虑　与被诊断为癌症以及缺乏治疗和预后的相关知识有关。

2. 有窒息的风险　与腭部距咽部较近,术后手术区肿胀易导致呼吸道阻塞有关。

3. 有感染的危险　与术后口腔卫生差、局部创口经常被唾液污染,以及机体抵抗力下降有关。

4. 知识缺乏　与缺乏出院后自我护理知识和技能有关。

5. 吞咽和语音功能障碍　与手术后组织缺损、破坏口腔功能完整性有关。

6. 营养失调(低于机体需要量)　与术后伤口疼痛、张口困难、咀嚼及吞咽困难有关。

四、护理目标与措施

(一) 护理目标

(1) 患者焦虑程度减轻,配合治疗及护理。

(2) 手术前后患者保持呼吸道通畅,不发生窒息。

(3) 患者切口愈合好,无感染发生。

(4) 患者掌握自我护理知识和技能。

(5) 患者能自主经口进食,进行有效沟通。

(6) 患者营养状况改善或不发生营养失调。

(二) 护理措施

1. 术前护理　参照第五章第二节中"牙龈癌患者的术前护理措施"。

2. 术后护理　参照第五章第二节中"牙龈癌患者的术后护理措施"。赝复体的护理:佩戴赝复体前,指导患者仔细检查并确认赝复体边缘及磨光面光滑,生理盐水冲洗后戴入口中;摘除赝复体时应动作轻柔,避免使用暴力。关注缺损区域皮肤的健康,赝复体通常为硅橡胶材料制作而成,透气性较差,每晚应摘除赝复体,使口腔黏膜暴露在空气中,避免压迫时间过长导致黏膜病变。清洗赝复体时,应使用软毛牙刷蘸清水轻轻擦洗,不要使用酒精等刺激性溶液。

五、健康教育和出院指导

参照本章第二节中"牙龈癌患者的健康教育和出院指导"。患者术后语音、吞咽功能训练内容参照第十二章第二节《吞咽功能康复护理》和第四节《言语功能康复护理》。

腭瘘护理　腭瘘是腭部手术后常见的并发症,影响患者的口腔卫生、语言功能及心理健康。但目前针对腭瘘患者整体的口腔护理方案未见报道。建议患者出院后保持口腔清洁,可使用西吡氯铵含漱液漱口和生理盐水冲洗鼻腔等。及时就医,医生根据瘘的位置和大小,建议采用佩戴赝复体或行皮瓣修复术治疗。

第五节　口　底　癌

情景案例

　　患者,女性,54岁,因"口底硬结5个月"诊断为口底癌。入院时查体见口底硬结直径约2 cm,质硬,边界不清,稍隆起于黏膜表面。患者进食时稍感疼痛,否认唇麻木和牙齿松动。患者饮酒史20年,每日约白酒100 g。患者曾于10年前就诊行颌骨囊肿刮治术。患者否认高血压、糖尿病、心脏病史,否认手术史,否认药物过敏史。患者入院后完善各项常规检查,未见明显异常。

　　请思考:

　　1. 该患者须行手术治疗,术后护理诊断有哪些?

　　2. 简述该患者的术后护理要点。

　　口底癌(carcinoma of the floor of mouth)口底呈马蹄形状,外界为下颌舌侧牙龈,内界为舌黏膜,后界为腭舌弓。口底黏膜非常薄,下方为舌下腺和口底肌肉组织。口底癌是指发生于口底黏膜的鳞状细胞癌,在欧美国家发病仅次于舌癌,在我国并不多见。

一、病因和治疗原则

(一) 病因

　　口底癌发病原因和发病机制与舌癌类似,口底癌的病因亦与烟酒有关。在我国部分地区及南亚国家,有嚼槟榔、烟叶习惯者也易患口底癌。

(二) 治疗原则

　　口底癌治疗采用以手术为主的综合治疗。早期口底癌可采用手术切除或放疗,晚期口底癌手术切除后辅以放疗或者化疗结合的综合治疗。病变范围局限、浸润厚度不深者可行局部扩大切除及植皮。如肿瘤范围大,侵及下颌骨,切除范围大,需要同期行皮瓣修复。位于前口底的早期癌可行双侧舌骨上淋巴清除术,原发于后口底者应行颈淋巴清扫术。

二、护理评估

(一) 健康史

　　询问患者起病的时间、起病缓急及症状,是否疼痛及影响进食;询问患者家族发病情况和生活习惯、口腔卫生习惯及饮食情况;有无烟酒嗜好,是否长期喜食刺激性食物,以及生活环境等；了解患者既往有无全身性疾病病史。

（二）身体状况

1. 症状

1）疼痛　口底癌早期无症状，部分患者可有疼痛。

2）牙齿松动　病变可侵犯至对侧口底、牙龈、下颌骨舌侧骨板、舌腹肌、口底肌群，造成下颌骨破坏、牙齿松动。

3）周围浸润　口底癌易向周围组织浸润，波及舌体、舌下腺、颌下腺时，患者可有流涎、吞咽困难及语言障碍等症状。

2. 体征

1）病灶表现　口底癌多发生于舌系带的两侧，早期表现为小硬结或红斑，以后多发展为溃疡，边界不清。

2）下颌下腺肿大疼痛　口底癌侵及下颌下腺导管时可出现下颌下腺肿大。

3）舌运动受限　发生在后口底的口底癌易早期侵犯下颌骨和舌腹，患者舌运动功能受损。

4）淋巴转移　区域淋巴结转移率较高，为 $35\% \sim 70\%$，多为双侧性。最易受累的淋巴结为颏下和下颌下淋巴结，可转移至颈深上淋巴结。

（三）辅助检查

参照第五章第一节中"舌癌辅助检查"。

（四）心理-社会状况

口底癌患者心理表现与舌癌类似。为保障呼吸道通畅，大多数患者术后须行气管切开术，其痰液黏稠、口水分泌较多，患者术后舒适度较差。口底癌手术切除后可导致舌下神经受损，影响舌骨和下颌骨运动，术后患者张口受限，吞咽功能和语言功能严重受损，患者长时间不能经口进食，甚至出院时仍须留置鼻胃管或胃造瘘回家，其进食途径的改变也会增加患者的心理负担。因此，术前应帮助患者做好充分的心理准备，术后根据患者的伤口情况，尽早指导患者开展吞咽和语言功能康复训练，尽早拔除管路。

三、护理问题

1. 焦虑　与被诊断为癌症和缺乏治疗及预后的相关知识有关。

2. 有窒息的风险　与术后易发生舌后坠致呼吸道梗阻有关。

3. 有感染的危险　与术后口腔卫生差、局部创口经常被唾液污染，以及机体抵抗力下降有关。

4. 吞咽障碍　与手术损伤吞咽相关的神经和肌肉有关。

5. 语音沟通障碍　与手术引起口腔软组织水肿、舌体活动受限有关。

6. 潜在并发症　包括伤口出血、皮瓣坏死。

7. 营养失调（低于机体需要量）　与术后伤口疼痛、张口困难、咀嚼及吞咽困难有关。

四、护理目标与措施

（一）护理目标

（1）患者焦虑程度减轻，配合治疗及护理。

（2）手术前后患者保持呼吸道通畅，不发生窒息。

（3）患者切口愈合好，无感染发生。

（4）患者能自主经口进食。

（5）患者能进行有效沟通。

（6）移植皮瓣成活，伤口无出血。

（7）患者营养状况改善或不发生营养失调。

（二）护理措施

1. 术前护理　参照本章第一节中"舌癌患者的术前护理措施"。

2. 术后护理　参照本章第一节中"舌癌患者的术后护理措施"。

五、健康教育和出院指导

参照第五章第一节中"舌癌患者的健康教育和出院指导"。

1. 吞咽功能和言语功能康复护理　口底癌患者，由于手术导致舌缺损和舌下神经受损，患者舌肌运动障碍，其吞咽和语言问题严重，术后应根据患者的伤口情况及时指导其进行吞咽和语言功能康复。具体内容参照第十二章第二节《吞咽功能康复护理》和第四节《言语功能康复护理》。

2. 鼻饲和胃造瘘护理　患者留置管路喂养时间较长，指导患者鼻胃管或胃造瘘的居家护理方法，保障患者的营养摄入。具体内容参照第十三章第三节《鼻饲和胃造瘘护理》。

第六节　唇　　癌

情景案例

患者，男性，65岁，因"下唇菜花样肿物3个月余"诊断为下唇鳞癌。下唇左侧见2 cm×3 cm肿物，表面不光滑，高出黏膜，表皮呈淡红色，较黏膜颜色浅，触之无压痛，近皮肤黏膜交界处可见少量痂皮覆盖，基底未触及蒂部，活动度可，质软，双侧颌下及颈部浅表可触及多处淋巴结样肿物。患者是一名渔民，长期从事户外工作。患者否认高血压、糖尿病、心脏病史，否认手术史，否认药物过敏史。患者入院后完善各项常规检查，未见明显异常。

> **请思考：**
> 1. 该患者可能的护理诊断是什么？
> 2. 该患者的主要致病因素是什么？

唇癌（cheilocarcinoma）指唇红（唇自然闭合状态下外显的唇红黏膜组织）黏膜和口角联合黏膜（从口裂向后1 cm范围）发生的癌。发生在唇内侧黏膜的癌属颊黏膜癌范畴。唇红部发生的癌几乎都为鳞癌，且大多数分化良好，也可见基底细胞癌，系从唇的皮肤发生侵入所致。腺癌较少见。好发于男性，男女之比约为4∶1，大多数患者年龄在40岁以上，以下唇多见。

一、病因和治疗原则

（一）病因

唇癌的发病原因和发病机制与舌癌一样，易发生于户外工作者，可能与长期接受紫外线照射有关。除此之外，吸烟与唇癌发生有关，尤其是吸烟斗或雪茄。化学致癌因素、局部热刺激，甚至烫灼也与唇癌发生有关。

（二）治疗原则

早期唇癌可采用手术或放疗，均可取得良好效果。唇癌手术切除后，唇缺损在1/3以内时可直接拉拢缝合；缺损在1/2或更多时可用邻近皮瓣即刻整复。早期唇癌不做选择性颈淋巴清扫术，可严密观察。病变范围较大者考虑行选择性颈淋巴清除术或放疗，临床诊断颈淋巴结转移者应行治疗性颈淋巴清除术。

二、护理评估

（一）健康史

询问患者的发病时间，发病前的健康状况，口腔卫生习惯，有无癌前病损存在，工作情况，有无烟酒嗜好，有无长期紫外线暴露，饮食习惯（如是否长期喜食辛辣食物）；了解患者就诊和治疗情况；询问患者的出生地和生活环境、婚姻和生育等情况；了解患者家族中有无类似疾病史等。

（二）身体状况

1. 症状 ①常见于唇红中外1/3部分，生长较缓慢。有些患者在白斑等癌前病变基础上恶变而来，癌周可见癌前病变。②早期病变表浅，随着病程进展可同时伴有增殖和溃疡，可伴发感染。③肿瘤表面常有血痂及炎性渗出，晚期病变可累及全唇及周围邻近组织。

2. 体征

1）病灶表现 唇癌常为外生型或溃疡型。

2) 淋巴结转移 唇癌的颈淋巴结转移率较低,且发生转移时间较迟,初诊时伴淋巴结转移者不到 10%。上唇癌转移率高于下唇,转移淋巴结多为颏下、颌下及颈深上淋巴结,上唇癌还可能出现腮腺淋巴结转移。

(三) 辅助检查

参照本章第一节中"舌癌辅助检查"。

(四) 心理-社会状况

唇癌患者心理表现与舌癌类似。唇是面部重要的功能器官,参与语言、进食功能,而且对面部的美观、表情非常重要。由于手术伤口外露对面容造成破坏,唇红丧失、唇闭合不全、张口受限、流涎等可对患者的自尊心和身体形象造成伤害,导致自卑、焦虑或抑郁,影响日常社交。因此,护士应耐心开导患者,并做好术后伤口护理,减少伤口感染,尽量使伤口清洁、美观,指导患者去除面部瘢痕的方法。

三、护理问题

1. 焦虑 与被诊断为癌症和缺乏治疗及预后的知识有关。
2. 知识缺乏 与患者对疾病、治疗方法及相关配合知识不了解有关。
3. 自我形象紊乱 与术后患者颜面部改变有关。
4. 睡眠型态紊乱 与患者担心病情、术后伤口肿胀及疼痛有关。
5. 营养失调(低于机体需要量) 与手术创伤致张口困难、疼痛等影响进食量有关。
6. 唇闭合不全 与术后伤口牵拉导致唇偏斜有关。

四、护理目标与措施

(一) 护理目标

(1)患者焦虑程度减轻,配合治疗及护理。
(2)患者对疾病、手术及康复的相关知识有所了解。
(3)患者能正确面对自身形象的改变,采取应对措施。
(4)患者睡眠质量提高。
(5)患者营养状况改善或不发生营养失调。
(6)患者双唇能够闭合。

(二) 护理措施

1. 术前护理 参照第五章第一节中"舌癌患者的术前护理措施"。
2. 术后护理 参照第五章第一节中"舌癌患者的术后护理措施"。伤口护理:由于唇部对面容的影响较大,术后应重点做好患者的伤口护理,避免伤口感染,减少瘢痕的生成。伤口缝合处均暴露,用金霉素软膏涂抹,每天 4 次。涂药前用消毒棉签蘸无菌生理盐水清洁,去除血迹及血痂。观察切口有无红肿、渗血、渗液。

五、健康教育和出院指导

参照第五章第一节中舌癌患者的健康教育和出院指导。

1. 唇肌功能和吞咽功能康复训练　唇癌手术切除后,患者的唇肌力量变小,且由于伤口牵拉、肿胀、口唇偏斜等因素致唇闭合不全,出院时指导患者进行唇肌功能康复训练。主动训练包括闭唇、展唇、抿唇、拢唇、双颊内缩、闭唇鼓腮 6 个动作;被动训练即使用唇肌训练器,力量由小到大循序渐进。具体参照第十二章第二节《吞咽功能康复护理》。

2. 张口功能康复训练　唇癌扩大切除后直接拉拢缝合患者,其口唇变小,术后存在张口困难,其健康指导同本章第三节中"颊癌患者健康教育和出院指导"。

3. 防晒　指导患者户外活动时做好防晒,避免紫外线暴晒。

第七节　口　咽　癌

情景案例

　　患者,男性,60 岁,因"右颈肿物 1 个月、咽部异物感 2 个月"诊断为口咽癌。入院时查体见右侧扁桃体肿物,大小约 3 cm×4 cm,形态不规则,边缘欠清楚,侵及右侧舌根,右颈上深组淋巴结肿大。患者进食时疼痛,近 1 个月体重减轻 4 kg(基础体重为 62 kg)。患者吸烟 30 年,每天 20 支,饮酒 25 年余,已戒酒 1 个月。患糖尿病 15 年,口服二甲双胍降糖药物,晨起空腹血糖控制在 6.5～8 mmol/L。患者否认高血压、心脏病史,否认手术史,否认药物过敏史。患者入院后完善各项常规检查,未见明显异常。

　　请思考:

　　1. 该患者可能的护理诊断是什么?

　　2. 护士应提供哪些主要护理措施?

口咽癌(oropharyngeal carcinoma)是指发生在舌根部、扁桃体、软腭及咽后壁黏膜的癌性病变。根据 UICC 分类分期规定,口咽的解剖区域:前界为舌根部(舌后 1/3)及会厌谷,侧壁为腭舌弓、扁桃体区和腭咽弓组成,后壁为腭水平面至会厌底以上的咽后壁。口咽癌大多数为鳞癌,占 70%～90%。好发于 50～70 岁男性,以原发于扁桃体者居多。

一、病因和治疗原则

(一)病因

口咽癌发病原因和发病机制与舌癌类似。人乳头瘤病毒(HPV)感染和烟草仍被认为是主要的致病因素之一。

(二) 治疗原则

根据是否有 HPV 感染,口咽癌的治疗方案明显不同。HPV 阴性者,以手术治疗为主,包括同期一侧或双侧颈淋巴清扫术,辅以术后放疗。HPV 阳性者,放疗更为敏感,根据肿瘤大小和淋巴结状况采用手术和放疗综合治疗,或者以同步放化疗为主治疗。

二、护理评估

(一) 健康史

询问患者发病时间,发病前的健康状况,口腔卫生习惯,饮食习惯(是否长期喜食辛辣食物),有无烟酒嗜好;了解患者肿瘤的确切部位、生长速度以及最近是否发生突然加速生长;评估患者的咽部疼痛、咳嗽情况,是否存在呼吸困难和吞咽困难,目前进食种类及进食量;了解患者就诊和治疗情况,全身健康状况,有无全身疾病和外科大手术史、预防接种史和药物过敏史。

(二) 身体状况

1. 症状

1) 扁桃体癌　早期常无明显症状,或仅为轻度咽痛和吞咽不适,进食时加重。病变发展成为溃疡后,患者疼痛可放射至耳部,肿瘤生长可扩散至腭部、磨牙后区、牙龈及舌等部位。晚期可累及翼内肌,出现张口困难及同侧耳颞区疼痛。

2) 舌根癌　早期症状为舌根部异物感或吞咽疼痛,随着肿瘤增长可出现吞咽困难、语音不清及耳深部疼痛;晚期可表现为舌体固定、流涎、口臭症状。

3) 软腭癌　早期症状为轻度咽痛,进食时加重;中晚期患者吞咽困难,语音不清。软腭固定或破坏穿孔可致食物反流至鼻腔。

2. 体征

1) 病灶表现　病变呈溃疡型、浸润型及外生型。鳞状细胞癌时溃疡型和浸润型多同时存在,即表现为溃疡周围与基底有浸润性硬块。腺上皮癌常为实性肿物,表面无溃疡,周围和基底有浸润性硬块。

2) 淋巴结转移　口咽癌的颈淋巴结转移率较高,为 $50\%\sim70\%$,容易出现双侧转移,颈深上淋巴结最易受累。

(三) 辅助检查

参照本章第一节中"舌癌辅助检查"。

(四) 心理-社会状况

口咽癌患者心理表现与舌癌类似。由于其位置毗邻气管,为保障患者术后呼吸道通畅,须常规行气管切开术。且其手术部位位于咽部,患者进食时容易出现呛咳和误吸。因此,护士在术前须讲解手术相关内容,术后耐心开导患者,做好管路护理,必要时寻求心理医生的帮助。

三、护理问题

1. 焦虑　与被诊断为癌症和缺乏治疗及预后的知识有关。
2. 知识缺乏　与患者对疾病、治疗方法及相关配合知识不了解有关。
3. 自理能力缺陷　术后各种管路及体位要求使患者活动受限。
4. 睡眠型态紊乱　与患者担心病情、术后伤口肿胀及疼痛有关。
5. 营养失调(低于机体需要量)　与手术创伤致张口困难、疼痛等影响进食量有关。
6. 吞咽障碍　与手术损伤吞咽相关的神经和肌肉有关。
7. 潜在并发症　包括血管危象、呼吸道梗阻、吸入性肺炎和伤口感染等。

四、护理目标与措施

(一)护理目标

(1)患者焦虑程度减轻,配合治疗及护理。
(2)患者对疾病、手术及康复的相关知识有所了解。
(3)患者能得到基本的生活护理,并逐步恢复自理能力。
(4)患者睡眠质量提高。
(5)患者营养状况改善或不发生营养失调。
(6)患者能自主经口进食。
(7)术后患者无血管危象、呼吸道梗阻、吸入性肺炎和伤口感染的发生。

(二)护理措施

1. 术前护理　参照本章第一节中"舌癌患者的术前护理措施"。
2. 术后护理　参照本章第一节中"舌癌患者的术后护理措施"。

五、健康教育和出院指导

参照本章第一节"舌癌患者的健康教育和出院指导"。口咽癌患者手术伤口毗邻会厌、声带及食管,其位置的特殊性导致患者术后易出现吞咽障碍、语音障碍、呼吸道梗阻等并发症。出院时护士指导患者进行吞咽和语音功能训练,具体参照第十二章第二节《吞咽功能康复护理》和第四节《言语功能康复护理》。留置气管套管出院患者,还需做好患者的管路居家护理工作,具体参照第十三章第五节《气管切开护理》。

第八节 上 颌 窦 癌

情景案例

患者,男性,30岁,因"左侧鼻塞半年,反复左鼻出血10天"诊断为上颌窦癌。入院时患者眼部胀痛,双侧鼻黏膜慢性充血,鼻中隔前端向左侧偏曲,右侧鼻腔易出血,可见血迹,右侧上颌窦区有压痛。患者否认高血压、心脏病史,否认手术史,否认药物过敏史。患者入院后完善各项常规检查,未见明显异常。

请思考:

1. 该患者可能的护理诊断是什么?

2. 术后护士应提供哪些护理措施呢?

上颌窦癌(carcinoma of maxillary sinus)好发于50～60岁,男性略多于女性。上颌窦为空腔性骨结构,内覆黏膜,并含有小唾液腺。上颌窦病理类型多为鳞癌,占90％以上,偶为腺源性上皮癌。

一、病因和治疗原则

(一) 病因

上颌窦癌的发病原因和发病机制与牙龈癌类似,其发病因素仍与烟草有关,长期吸烟者患病率明显增加。此外,长期吸入粉尘、接触镍、铬等金属元素也被认为与上颌窦癌的发生有关。

(二) 治疗原则

上颌窦癌强调综合治疗,尤其是手术结合术前或术后放疗的综合治疗,已被认为是目前较好的治疗方案。手术原则是行上颌骨全切除术。具体切除范围还应根据病变部位及侵及的组织结构做相应的扩大,如肿瘤侵袭上颌窦后壁,则应行包括翼突在内的全上颌骨切除术。可以应用赝复体或皮瓣修复手术后的上颌骨缺损。应尽量保留眼球,如肿瘤已破坏眶下板且有眼球移动、运动受限、球结膜水肿者应一同摘除眼眶内容物,仅有眶板受侵但眶底骨膜尚完整者可保存眼球。术后放疗用于有残留癌组织者或扩大切除范围不足者。有颈淋巴结转移者须行根治性颈淋巴清扫术。

二、护理评估

(一) 健康史

询问患者的发病时间,发病前的健康状况,饮食习惯(如是否长期喜食辛辣食物),

有无烟酒嗜好,评估患者的视力、病灶区疼痛、牙齿松动等情况,有无鼻塞、鼻出血、流涕、嗅觉减退等症状;了解患者就诊和治疗情况,全身情况及营养状况,有无家族史、全身疾病史、外科大手术史、预防接种史和药物过敏史。

(二) 身体状况

1. 症状

(1)早期肿瘤在窦内生长,尚未破坏黏膜基底层,常无明显自觉症状。

(2)肿瘤发生在上颌窦下壁者,常有牙龈麻木、牙齿疼痛、松动及龈颊部肿胀。当误诊拔牙后,牙槽窝内可见异常分泌物溢出,或肿瘤组织突出,日后拔牙创不愈合。

(3)肿瘤发生在上颌窦前外壁者,面部及龈颊沟肿胀,可出现面部皮肤受侵破溃,眶下神经受侵时可出现面颊部感觉异常、麻木。

(4)肿瘤发生于内侧壁者,可有鼻塞、异常分泌物、鼻出血等。

(5)肿瘤发生于上壁者,可出现眼球突出而向上移位,眼球运动受限、复视。

(6)肿瘤发生于后壁者,可出现张口困难,开口偏向患侧。

2. 体征

1)病灶表现　晚期上颌窦可出现上颌窦各壁及毗邻组织,如筛窦、蝶窦、颧骨和颅底等部位受侵。

2)淋巴结转移　上颌窦癌的颈淋巴结转移较少,为 $10\% \sim 20\%$,常见转移至下颌下及颈深上淋巴结。

(三) 辅助检查

参照本章第一节中"舌癌辅助检查"。

(四) 心理-社会状况

上颌窦癌患者心理表现与牙龈癌类似。由于手术可造成颜面部畸形、复视、鼻塞、嗅觉丧失等,患者在身体形象感知方面陷入混乱,害怕来自外界的反应或被外界排斥,常表现出自闭、无助、绝望等,影响患者的正常生活及社会交往。

三、护理问题

1. 焦虑　与被诊断为癌症和缺乏治疗及预后的知识有关。

2. 语音障碍　与术后患者口鼻腔相通有关。

3. 吞咽障碍　与术后伤口疼痛、术区牙齿缺失、口唇闭合不全、咀嚼肌无力等有关。

4. 睡眠型态紊乱　与患者担心病情、术后伤口肿胀及疼痛有关。

5. 营养失调(低于机体需要量)　与手术创伤致张口困难、疼痛等影响进食量有关。

6. 呼吸困难　与术后患者鼻孔处填塞纱条,导致患者鼻无法正常通气有关。

7. 潜在并发症　包括鼻出血、感染。

四、护理目标与措施

(一) 护理目标

(1) 患者焦虑程度减轻,配合治疗及护理。

(2) 患者能进行有效沟通。

(3) 患者能自主经口进食。

(4) 患者睡眠质量提高。

(5) 患者营养状况改善或不发生营养失调。

(6) 患者呼吸通畅,血氧饱和度正常。

(7) 患者术后无伤口出血和感染的发生。

(二) 护理措施

1. 术前护理　参照本章第二节中"牙龈癌患者的术前护理措施"。

2. 术后护理　参照本章第二节中"牙龈癌患者的术后护理措施"。伤口护理:上颌窦位于面颊中部,其位置凸显,对患者面容影响较大。若面颊处有伤口,须做好患者的伤口护理,避免伤口感染,减少瘢痕的产生。其护理方法同本章第六节中"唇癌患者术后伤口护理"。

五、健康教育和出院指导

参照本章第一节中"舌癌患者的健康教育和出院指导";若患者术后出现上颌窦鼻瘘,其指导具体参照第四节中"腭瘘患者的健康教育和出院指导"。

第九节　中央性颌骨癌

情景案例

患者,男性,54岁,因"右后磨牙区疼痛且伴下唇麻木2个月"诊断为中央性颌骨癌。入院时浸润性肿块约 $2\,cm \times 2\,cm$,右下 43-46 牙齿松动,病损局限于根尖区骨松质内,呈不规则虫蚀状破坏。自患病以来患者右下颌牙痛,自备布洛芬止痛药。患者否认高血压、糖尿病、心脏病史,否认手术史,否认药物过敏史。患者入院后完善各项常规检查,未见明显异常。

请思考:

1. 术后如何做好患者的疼痛管理?

2. 简述该患者可能的护理诊断及措施。

中央性颌骨癌(central carcinoma of the jaws)临床上并不多见,是原发于颌骨内较为少见的上皮恶性肿瘤,多为鳞状细胞癌,好发年龄为 40～60 岁,男性发病率高于女性,好发于下颌骨(特别是下颌磨牙区),上颌骨少见。中央性颌骨癌与牙龈癌表观相似,但其组织病变来源不同。颌骨本身不含上皮成分,其上皮来源主要有颌骨发育生长过程中的上皮残余(包括牙源性上皮和马拉瑟上皮残余)和涎腺上皮(可能与腺体异位或胚胎时期腺上皮的混入有关),这些上皮成分的癌变是中央性颌骨癌发生的基础。

一、病因和治疗原则

(一) 病因

中央性颌骨癌的发病原因目前尚不清楚,牙源性感染、慢性炎症、创伤等可能是诱发因素。

(二) 治疗原则

中央性颌骨癌的治疗以手术为主,早发现、早治疗能明显改善患者的预后。一侧的中央性下颌骨癌应做半侧的下颌骨切除术;接近或达中线者,术野应扩至对侧的颏孔区;已侵及中线者,应扩大切除至对侧的下颌孔处,甚至全下颌骨切除。中央性上颌骨癌应做一侧上颌骨切除术,肿瘤侵入上颌窦者,切除原则同上颌窦癌。

二、护理评估

(一) 健康史

询问患者的发病时间,发病前的健康状况,口腔卫生习惯,有无烟酒嗜好,是否长期喜食辛辣刺激性食物,有无吸烟、饮酒史;了解患者就诊和治疗情况,肿瘤是否影响张口、咀嚼等吞咽功能;询问患者的出生地和生活环境,以及婚姻和生育情况等问题;了解患者家族中有无类似疾病史等。

(二) 身体状况

1. 症状

(1) 初期症状可为无明显诱因的牙痛、牙松动、拔牙后症状不能缓解或出现下唇麻木。

(2) 肿瘤继续发展可侵及并穿破骨皮质,骨破坏严重者可出现病理性骨折。

(3) 可侵及牙槽突引起数个牙齿松动、移位、脱落。

(4) 肿瘤侵入翼颌间隙累及咀嚼肌,引起张口困难。

2. 体征

(1) 病变呈浸润型或外生型,表现为溃疡周围与基底有浸润性肿块。

(2) 中央性颌骨癌的颈淋巴结转移率在 40% 左右,最常转移至颌下淋巴结。

(三) 辅助检查

参照本章第一节中"舌癌辅助检查"。另外,X 线检查特异性表现为早期病变局限于根尖下方,病变区颌骨由中心向骨皮质发展,骨质弥散性破坏,呈蜂窝状、虫蚀状改变,骨小梁消失,下颌神经管破坏,可合并病理性骨折,骨皮质完整或消失。受累的牙根也被吸收,通常无骨膜反应。

(四) 心理-社会状况

中央性颌骨癌患者心理表现与牙龈癌患者类似,其手术创伤对患者的生理、心理及面容均有负面影响。上颌骨切除可使患者的面部塌陷,双侧不对称;下颌骨切除后使颌骨偏斜或畸形,患者的语言功能、咀嚼功能和吞咽功能均会受到影响,这将极大地影响患者的生活质量及社会交往。

三、护理问题

1. 焦虑　与被诊断为癌症和缺乏治疗及预后的知识有关。
2. 呼吸道梗阻　与手术后局部组织肿胀压迫呼吸道有关。
3. 营养失调(低于机体需要量)　与手术创伤致张口困难、咀嚼困难有关。
4. 自我形象紊乱　与颌骨切除后导致面部组织缺损有关。
5. 潜在并发症　包括伤口出血、吸入性肺炎。
6. 吞咽障碍　与舌切除后舌体运动受限有关。

四、护理目标与措施

(一) 护理目标

(1)患者焦虑程度减轻,配合治疗及护理。
(2)手术前后保持患者的呼吸道通畅,不发生窒息。
(3)患者营养状况改善或不发生营养失调。
(4)患者心理状况良好,能够正视颌面部结构和功能的改变,并表现出适应的行为。
(5)患者术后无出血和吸入性肺炎发生。
(6)患者术后能自主经口进食。

(二) 护理措施

1. 术前护理　参照本章第二节中"牙龈癌患者的术前护理措施"。
2. 术后护理　参照本章第二节中"牙龈癌患者的术前护理措施"。

五、健康教育和出院指导

参照本章第二节中"牙龈癌患者的健康教育和出院指导"。患者术后由于骨组织、神经和肌肉的损伤,也会出现吞咽障碍和语音障碍,其康复训练方法同牙龈癌患者。

第十节 骨 肉 瘤

情景案例

患者,男性,22岁,因"左下颌骨肿物伴下颌肿痛"诊断为左下颌骨肉瘤。体格检查左下颌可触及质硬、无活动性的肿块约 2 cm×3 cm,边界清楚,面部轮廓轻度不对称,口内左侧后牙前庭沟肿胀变浅。左下 43－46 牙齿松动。影像学检查显示颌骨局部明显增生,边界不清晰,伴有软组织浸润。否认高血压、糖尿病、心脏病史,否认手术史,否认药物过敏史。入院后完善各项常规检查,未见明显异常。

请思考:

1. 术后如何做好患者的疼痛管理?

2. 简述该患者可能的护理诊断及措施。

骨肉瘤(osteosarcoma)在颌骨骨源性肉瘤中最常见。发病年龄多为 20～39 岁,男性发病率高于女性。骨肉瘤属高度恶性肿瘤,可发生远处转移,转移率达 30% 以上,其与牙龈癌、中央性颌骨癌表观相似,但组织病变来源不同。骨肉瘤是发生在骨外膜和附近结缔组织的恶性肿瘤。与上颌骨比较,下颌骨发病率略高且预后较好;下颌骨好发部位为体部,上颌骨为牙槽突。

一、病因和治疗原则

(一) 病因

骨肉瘤发生可能与创伤和放射线损伤有关。

(二) 治疗原则

骨肉瘤对放疗不敏感,治疗以根治性手术为主。根据肿瘤范围做一侧颌骨直至全颌骨及周围软组织的广泛切除,术后采用化疗;除非有淋巴结转移,一般不行颈淋巴清扫术。

二、护理评估

(一) 健康史

询问患者现病史和既往史,了解肿瘤发展过程,近期是否突然加速生长,是否去过医院就诊并接受过何种治疗,有无病理结果等疾病相关情况。了解肿瘤是否影响张口、咀嚼等吞咽功能；询问患者的出生地和生活环境、婚姻和生育情况，既往有无疾病史、药物过敏史，有无创伤或放射线暴露史等问题。

（二）身体状况

1. 症状

（1）早期可出现患区感觉异常，麻木或疼痛。

（2）疾病进展迅速，呈进行性膨胀性生长，牙槽突和颌骨可破坏，表现为牙齿松动、移位甚至脱落、颌骨膨胀、面部畸形。

（3）眼眶、鼻腔等受累时，可出现相应的功能障碍。

（4）肿瘤继续发展可穿破骨皮质，侵入软组织，引起表面黏膜或皮肤的静脉扩张。后期肿瘤易在口腔内破溃伴坏死性溢出或出血。

（5）肿瘤晚期呈巨大肿块，导致患者张口、进食障碍、呼吸困难，出现恶病质。

2. 体征

1）癌灶表现　颌骨部巨大肿瘤，晚期可见肿瘤破溃或出血。

2）癌灶转移　骨肉瘤易发生血行性转移，转移率约占 21%，多发生于晚期；偶有淋巴结转移。

（三）辅助检查

参照本章第一节"舌癌辅助检查"。X 线检查基本特征为：软组织阴影伴骨破坏，呈不规则透射阴影；软组织肿块，伴有瘤骨形成；有时有骨质反应性增生及钙化块；牙在肿瘤中呈漂浮状。

（四）心理-社会状况

骨肉瘤患者心理表现与牙龈癌类似。一般而言，骨肉瘤患者的预后较鳞癌和腺癌患者差，且患者年龄整体偏小，其所需承受的心理压力则更大。因此，护理人员一定要对患者及家属做好解释及护理工作，消除患者的顾虑，鼓励患者积极配合治疗。

三、护理问题

1. 焦虑　与被诊断为癌症和缺乏治疗及预后的知识有关。

2. 有窒息的危险　与手术后分泌物误吸、舌后坠有关。

3. 营养失调（低于机体需要量）　与手术创伤致张口困难、咀嚼困难有关。

4. 自我形象紊乱　与颌骨切除后导致面部组织缺损有关。

5. 潜在并发症　包括伤口出血、吸入性肺炎。

6. 吞咽障碍　与舌切除后舌体运动受限有关。

四、护理目标与措施

（一）护理目标

（1）患者焦虑程度减轻，配合治疗及护理。

（2）手术前后保持患者呼吸道通畅，不发生窒息。

（3）患者营养状况改善或不发生营养失调。

（4）患者心理状况良好，能够正视颌面部结构和功能的改变，并表现出适应的行为。

（5）患者术后无出血和吸入性肺炎发生。

（6）患者术后可自主经口进食。

（二）护理措施

1. 术前护理　参照本章第二节中"牙龈癌患者的术前护理措施"。

2. 术后护理　参照本章第二节中"牙龈癌患者的术后护理措施"。

五、健康教育和出院指导

参照本章第二节中"牙龈癌患者的健康教育和出院指导"。

第十一节　颜面部皮肤癌

情景案例

　　患者，男性，58岁，因"左颞部深棕色斑块伴感染"诊断为颜面部皮肤癌。入院检查：肿物直径约1.5 cm，形态不规则，表面稍隆起，质地坚实；皮损表面有轻微渗液，颜色为淡黄色，伴有少量糜烂；患者有轻微的间歇性疼痛，伴随局部瘙痒感；左侧颌下可触及直径约1 cm的肿大淋巴结，质地较硬。患者否认高血压、糖尿病、心脏病史，否认手术史，否认药物过敏史。患者入院后完善各项常规检查，未见明显异常。

　　请思考：

　　1. 该患者可能的护理诊断是什么？

　　2. 护士应提供哪些主要护理措施？

颜面部皮肤癌（carcinoma of the facial skin）以基底细胞癌为多见，其次为鳞状细胞癌，汗腺癌较少见。本病好发于白种人，黑种人及黄种人患病率相对较低。

一、病因和治疗原则

（一）病因

颜面部皮肤癌易发生于户外工作者，紫外线、放射线损伤等被认为是致癌因素。

（二）治疗原则

颜面部皮肤癌早期病例手术、激光、冷冻或药物治疗均可获得很好效果。一般根据病变部位、大小、浸润范围及患者具体情况确定治疗方案。手术治疗常作为首选。病变范围小、表浅而局限者，扩大切除后可直接拉拢缝合。术后组织缺损较大者，酌情行局部皮瓣或其他皮瓣修复。颈淋巴结转移者应行根治性颈淋巴清扫术。

二、护理评估

（一）健康史

询问患者发病时间，发病前的健康状况，面部有无癌前病损存在；饮食习惯，工作情况，有无长期紫外线暴露史；评估患者面部皮肤病损大小、形状、颜色质地和表面特征，询问患者是否存在瘙痒、刺痛等不适症状；了解患者就诊和治疗情况；询问患者的出生地和生活环境，以及婚姻和生育情况等问题；了解患者家族中有无类似疾病史等。

（二）身体状况

1. 症状

（1）肿瘤初起时可表现为暗灰色素沉着，周围可见毛细血管扩张。随着肿瘤生长表面发生糜烂、结痂，两种情况常同时存在。

（2）肿瘤继续发展形成溃疡时，边缘隆起外翻。一般基底及周围轻度浸润，严重者可侵及深部肌肉和骨质。

（3）鳞状上皮癌生长速度较快，常伴疼痛。

2. 体征

1）癌灶表现　癌灶常为外生型，可伴出血、结痂、糜烂等症状。

2）淋巴转移　基底细胞癌很少发生区域性淋巴转移，鳞状细胞癌颈淋巴结转移率也较低，可转移至耳前、颌下或颈部淋巴结。

（三）辅助检查

参照本章第一节中"舌癌辅助检查"。

（四）心理-社会状况

颜面部皮肤癌患者的心理表现与唇癌相似。由于手术伤口外露对面容造成破坏，可对患者心理产生较大的压力，产生负性情绪反应，如抑郁、焦虑、恐惧等，或伴有明显的睡眠障碍。因此，护士应耐心开导患者，做好术后伤口护理，减少伤口感染，尽量使伤口清洁、美观。

三、护理问题

1. 焦虑　与被诊断为癌症和缺乏治疗及预后的知识有关。

2. 知识缺乏　与患者对疾病、治疗方法及相关配合知识不了解有关。

3. 自我形象紊乱　与手术后患者颜面部改变有关。

4. 睡眠型态紊乱　与患者担心病情、手术后伤口肿胀及疼痛有关。

5. 营养失调(低于机体需要量)　与手术创伤致张口困难、疼痛等影响进食量有关。

6. 潜在并发症　主要为感染。

四、护理目标与措施

(一) 护理目标

(1) 患者焦虑程度减轻,配合治疗及护理。

(2) 患者对疾病、手术及康复的相关知识有所了解。

(3) 患者能正确面对自身形象的改变,采取应对措施。

(4) 患者睡眠质量提高。

(5) 营养状况改善或不发生营养失调。

(6) 术后无感染发生。

(二) 护理措施

1. 术前护理　参照本章第一节"舌癌患者的术前护理措施"。

2. 术后护理　参照本章第一节"舌癌患者的术后护理措施"。做好患者术后面部的伤口护理,保持伤口清洁干燥,参照第六节中"唇癌患者的术后护理措施"。

五、健康教育和出院指导

参照本章第一节中"舌癌患者的健康教育和出院指导"。

1. 出院后伤口护理　指导患者正确清洁手术区域皮肤,使用温和的清洁剂,清洗时轻轻拍打,不要揉搓皮肤,以免损伤。伤口要保持清洁干燥,避免湿润环境,有助于预防感染;避免用手直接触碰伤口,指导患者使用适当敷料保护伤口并避免摩擦。强调患者必须避免过度日晒,戴宽边帽、太阳镜等防护物品,使用防晒霜。

2. 创伤修复　是一个在时间和空间上受修复因子调控的复杂生物学过程。研究表明多种生物活性物质,如细胞因子可在分子水平上对受损细胞进行修复和调整,促进皮肤细胞的生长;酶素是一种人体细胞本身含有的多种复合蛋白酶,可促进基底细胞的代谢,加速新的角质细胞的形成;菠萝蛋白酶可激活胶原酶,降解瘢痕中失活的胶原蛋白,减少瘢痕的生成;透明质酸可改善胶原蛋白的排列,是抑制瘢痕形成的重要物质。

3. 瘢痕治疗　是手术、放疗、激光、冷冻、免疫抑制剂、类固醇激素瘢痕内注射、硅酮凝胶涂抹、局部加压等多种手段结合的综合治疗。如放疗过程中,低能量冲击波具有抑制炎症因子、促进细胞增殖与代谢、刺激微血管再生和增强组织修复能力的作用;脉冲染料激光治疗产生的热效应可抑制成纤维细胞趋化、增殖,使胶原纤维、弹性纤维分泌减少;二氧化碳激光治疗可使组织气化、碳化,被称为"激光里的手术刀",对术后瘢痕治疗有很好的效果。

第十二节 颅颌联合切除术

情景案例

患者,男性,47岁,因"右侧颞部区域占位性病变"诊断为右侧颞部恶性肉瘤。患者头颅MRI检查显示右侧颞骨区域存在占位病变,肿瘤直径约4 cm,表面不规则。患者持续性右侧颞部疼痛,伴眩晕感。右侧部分区域感觉减退,右眼视力下降。患者否认高血压、糖尿病、心脏病史,否认手术史,否认药物过敏史。患者入院后完善各项常规检查,未见明显异常。

请思考:

1. 该患者可能的护理诊断是什么?

2. 该患者术后应重点关注哪些内容?

颅颌联合切除术(craniofacial combined resection surgery)是指原发于鼻窦、颞下颌关节、颞下窝、翼腭窝、咽旁间隙、腮腺、眼眶和耳部等部位肿瘤已侵犯颅底骨结构,或者是颅内肿瘤向外生长已破坏颅底骨结构侵及上述部位。范围涉及口腔颌面外科、神经外科及耳鼻咽喉头颈外科等肿瘤的外科治疗。

一、手术适应证

颅颌面联合切除术的主要手术指征为晚期副鼻窦、颞下区、眶部、腮腺区、颞下颌关节以及其他原发部位已侵犯颅底(包括筛窦、蝶骨)、颞骨、额骨的恶性肿瘤。临床上患者常伴有张口受限,三叉神经分布区疼痛、麻木,听力减退;翼腭窝受侵、上颌骨后壁及翼板破坏;筛窦、颞下颌关节区或乳突区骨质受侵。以上情况均应考虑行颅颌面联合切除术。

二、护理评估

评估患者的全身健康状况,包括心血管、呼吸、消化和泌尿系统等;检查患者是否有高血压、糖尿病等慢性疾病;了解患者的术前体检结果和影像学检查结果;评估患者是否有过敏史和药物使用情况;评估患者对手术的情感反应,如焦虑、恐惧等;观察患者的情绪表现,提供心理支持。

三、护理问题

1. **焦虑** 与被诊断为癌症和缺乏治疗及预后的知识有关。

2. 知识缺乏　与患者对疾病、治疗方法及相关配合知识不了解有关。

3. 自我形象紊乱　与术后患者颜面部改变或部分患者摘除眼眶内容物有关。

4. 伤口感染　与手术范围穿越颅内外与鼻、口、咽及鼻窦等带菌腔道相通,致细菌在术中或术后进入颅内有关。

5. 营养失调(低于机体需要量)　与手术创伤致张口困难、疼痛等影响进食量有关。

6. 潜在并发症　包括颅内压增高和脑脊液漏等。

四、护理目标与措施

(一) 护理目标

(1) 患者焦虑程度减轻,配合治疗及护理。

(2) 患者对疾病、手术及康复的相关知识有所了解。

(3) 患者能正确面对自身形象的改变,采取应对措施。

(4) 患者术后无感染。

(5) 患者营养状况改善或不发生营养失调。

(6) 患者术后无颅内压增高和脑脊液漏发生。

(二) 护理措施

1. 术前护理

1) 心理指导　颅颌面联合切除术累及颌面部及颅底,手术难度高、创面大,术中和术后并发症多,且颌面部切口会影响容貌,绝大多数患者对手术安全及预后感到担忧,普遍存在焦虑、恐惧心理。术前应做好解释安抚工作,向患者及其家属详细介绍手术前后的配合及注意事项,使其解除思想顾虑,积极配合治疗和护理。

2) 完善各项检查　术前行头颅正侧位 X 线、头颅 CT 及三维 CT 检查,做好心、肺、肝、肾功能检查,以及血常规、凝血检查。

3) 皮肤准备　术前剃光头。

4) 口腔专科准备　由于颅颌面巨大肿瘤切除术的术野涉及口腔、鼻腔、鼻窦、眼眶等腔窦,必然增加术后感染的风险。因此,完善专科准备对预防术后感染起到关键作用。术前使用漱口液保持口腔清洁舒适;予氯霉素眼液滴眼、滴鼻,每日 4 次。

5) 术前备血　手术难度大、失血量多,术前交叉配血。

6) 营养支持　颌面部巨大肿瘤患者,由于口腔被肿瘤占据伴张口受限、疼痛等,导致患者进食困难,加上长期严重消耗,患者普遍存在不同程度的营养不良。术前要进食营养丰富、易消化的高蛋白、高热量食物;对食欲差或进食困难者应静脉补充营养。

2. 术后护理　参照本章第一节中"舌癌患者的术后护理措施"。

1) 颅内压增高　患者表现为头痛、喷射性呕吐及视神经乳头水肿,具体护理措施如下。①体位:抬高患者的床头 15°～30°斜坡位或半卧位,利于引流及静脉回流,减少脑水肿,降低颅内压。②控制水的摄入量:颅内压增高患者要严格控制饮水量,每天饮水量不超过 2 000 ml。如果是严重的颅内压增高患者,每天的饮水量应控制在 1 500 ml 以内。③清淡饮食:便秘会加重颅内压增高,患者应饮食清淡,多吃蔬菜水果,不要吃辛辣刺激性食物。④吸氧:给予充分吸氧,保持呼吸道通畅、改善脑缺氧。⑤药物护理:术后常规给予 20% 甘露醇静脉滴注脱水治疗,严密观察患者的神志、瞳孔、脉搏、呼吸、血压、血氧饱和度、肢体活动等变化,观察患者使用药物时有无不良反应。

2)眼部护理　手术可导致视神经乳头水肿,患者可出现视力下降、视物模糊;部分患者由于伤口牵拉出现眼睑闭合不全,眼部瘙痒干涩流泪;上颌骨手术后可致局部回流障碍,患者出现眶周肿胀。术后应严密观察患者眼部有无渗血、眶周肿胀情况、眼球活动度等。每天予滴眼液滴眼 3 次,睡前予眼药膏涂抹眼周皮肤。眼睑闭合不全可覆盖油纱布,预防角膜溃疡。

3)脑脊液漏　前中颅底肿瘤切除术后常有颅底硬脑膜和颅底骨质缺损,可导致脑脊液漏。表现为鼻腔内有清亮或带血丝液体流出,干燥后不结痂。

脑脊液漏的判断方法:将鼻腔或外耳道流出的液体滴在吸水纸或纱布上,如果很快看到血迹周围有一圈被水浸润的环形红晕,即可确定混有脑脊液。出现脑脊液漏时,应予患者卧床休息,同时取半卧位,有利于降低颅内压。禁止咳嗽、擤鼻等动作,以免突发颅压升高,加重脑脊液鼻漏,增加逆行性感染机会。嘱患者饮食以清淡、易消化、富含维生素的食物为主,防止便秘。严格消毒隔离,防止交叉感染。

五、健康教育和出院指导

重点做好患者的营养指导、口腔功能康复指导,颜面部伤口护理。具体参照本章第一节中"舌癌患者的健康教育和出院指导"和第十一节中"颜面部皮肤癌出院后伤口护理"。

(杨悦)

第六章　唾液腺肿瘤围手术期护理

第一节　腮腺肿瘤

情景案例

　　患者,男性,60 岁,因"右侧耳下区肿物半月余"来院就诊。患者有近 30 年吸烟史。彩超检查结果提示:右侧腮腺腺淋巴瘤可能。体格检查示:耳下区、腮腺后缘可见一肿物,质地软、边界清晰,大小约 4 cm×4 cm,活动度可,表面皮肤未见明显异常。发病以来,患者精神、睡眠、饮食尚可,大小便正常,体重无明显减轻。

　　请思考:

　　1. 针对患者的护理问题,护士应如何制订围手术期的护理计划?

　　2. 该患者拟行手术治疗,术后可能会出现哪些并发症?

　　3. 根据患者术后可能会出现的并发症,如何为患者制订一份合理的术后饮食计划?

　　腮腺肿瘤(parotid gland tumor)多发生在腮腺浅叶,通常表现为位于耳垂下、耳前区或腮腺后下部的肿块。肿瘤如为良性,即使体积很大也不会导致面瘫症状。恶性肿瘤侵犯面神经后会引起不同程度的面瘫症状,有些患者就诊时主诉就是面瘫,经过医生的检查才发现是腮腺肿瘤。有时肿瘤可能侵犯皮肤,导致表面溃烂。如果肿瘤侵犯咬肌,患者可能会出现张口受限。少数病例会伴随颈部淋巴结肿大。当腮腺深叶的肿瘤向咽侧突出时,患者可能出现咽侧膨隆或软腭肿胀症状。当肿瘤位于下颌升支后缘和乳突之间时,由于受到骨结构限制,触摸肿块可能不活动,边界也不太清晰,这并不一定意味着病变为恶性肿瘤。有时肿瘤也会发生在副腮腺,表现为颊部肿块,多位于颧弓或颧突下方。

一、病因和治疗原则

(一) 病因

大部分唾液腺肿瘤的病因尚不明确。与唾液腺肿瘤发生相关的因素包括病毒感染、电离辐射(例如,根据对长岛和长崎原子弹爆炸幸存者的观察,患唾液腺良性和恶性肿瘤的相对危险性分别增加了 3.5 倍和 11 倍,尤其是黏液表皮样癌和沃辛瘤)以及从事特定职业、不良生活习惯(例如吸烟与沃辛瘤的发生密切相关)和激素紊乱等。此外,意外事故和治疗中的辐射暴露也会增加罹患唾液腺肿瘤的风险。此外,EB 病毒的慢性感染与淋巴上皮癌有关,但这种关联仅在亚洲和格陵兰因纽特人群中被观察到。

(二) 治疗原则

手术是治疗腮腺肿瘤的主要手段。大多数肿瘤,即使是良性肿瘤,其包膜也并不完整,仅仅进行包膜外的肿瘤剥离手术容易导致疾病复发。因此,手术原则应该是从包膜外的正常组织开始切除,同时需要切除部分或者整个腺体。例如,对于位于腮腺浅叶的良性肿瘤,需要进行肿瘤及腮腺浅叶切除,同时还需要进行面神经解剖术。对于位于腮腺深叶的肿瘤,需要将腮腺深叶一并摘除。除高度恶性肿瘤外,如果肿瘤未与面神经粘连,应尽可能地保留面神经,并减少可能产生的机械性损伤。如果肿瘤与面神经轻度粘连,但仍能够分离,也应尽量保留,并在术后进行放疗。如果术前已经出现面瘫,或者在手术中发现面神经穿过肿瘤,或者肿瘤为高度恶性的情况下,需要选择性地切除面神经后再进行面神经修复。一般来说,唾液腺恶性肿瘤转移至颈部淋巴结的发生率并不高,约为 15%。因此,当患者出现颈部淋巴结肿大并且怀疑有转移时,需要进行根治性颈淋巴清扫术。对于颈部没有触及肿大淋巴结或者没有怀疑有转移的情况,原则上不需要进行根治性颈淋巴清扫术。然而,对于高度恶性肿瘤患者,应考虑根治性颈淋巴清扫术。

腮腺恶性肿瘤对放疗的反应较差,单一放疗很难实现完全治愈。然而,在某些特定情况下,放疗可显著降低术后复发率。这些情况包括腺样囊性癌、其他高度恶性肿瘤、手术切除未彻底或存在肿瘤残余,以及肿瘤与面神经紧密相连但面神经得以保留的情况。放疗可通过体外照射或组织内^{125}I 照射的方式进行。

腮腺恶性肿瘤,如腺样囊性癌和导管癌,有发生远处转移的风险。因此,在手术后为了预防远处转移,需要给予化学治疗,但目前还没有发现非常有效的化疗药物。

二、护理评估

(一) 健康史

1. **一般情况**　了解患者的个人信息,包括年龄、性别、婚姻状况及职业。女性患者还需了解月经史、生育史以及哺乳史。

2. **病因和诱因**　询问患者是否有吸烟或饮酒的习惯;是否有不良饮食习惯或与工

作相关的接触或暴露史;家族中是否有肿瘤患者;是否曾经历过重大的精神刺激、剧烈情绪波动或抑郁。

3. 既往史　询问患者是否有其他肿瘤病史、手术外伤史和输血史;是否存在其他系统性疾病;是否有长期用药史和过敏史。

4. 家族史　在获取病例背景信息时,需要了解患者是否有相关的肿瘤家族史等相关信息。

(二) 身体状况

1. 局部症状与体征　对于评估腮腺区域肿瘤,需要考虑以下方面:病变大小、性质、质地、活动度和是否有皮肤溃烂;肿瘤的生长速度;肿瘤是单个还是多个;病变区域是否伴发疼痛,如有疼痛需了解疼痛的性质和程度;是否出现面瘫或张口受限等症状。

2. 全身症状与体征　评估肿瘤是否侵犯周围组织,是否存在颈部淋巴结转移和远处转移。

(三) 辅助检查

1. 影像学检查

1) 超声检查　可以用于识别占位性病变并测量肿瘤大小,初步判断病变性质。当难以区分腮腺良性肿大、腮腺的炎性肿块和肿瘤时,可以优先选择超声检查。

2) CT检查　可对肿瘤进行准确定位,帮助确定其准确位置以及与周围组织和重要血管之间的关系。CT扫描尤其适用于腮腺深叶肿瘤检查,特别是那些与咽旁肿瘤辨识困难的情况,以及病变累及范围广泛的肿瘤。

2. 病理学检查　石蜡切片诊断是明确肿瘤性质的唯一方式。由于存在肿瘤细胞种植的风险,无论是良性还是恶性,腮腺肿瘤都不推荐行术前活检。

(四) 心理-社会状况

评估患者及家属对疾病和手术的认知与接受程度;了解是否存在因为手术恐惧、担忧疾病预后而引发的焦虑、恐惧等心理情绪变化;考察朋友和家属对患者的关心和支持程度,家庭经济状况;了解患者及其家属对术后康复知识的掌握程度。

三、护理问题

1. 知识缺乏　缺乏腮腺肿瘤及手术的相关知识。

2. 焦虑　与担忧治疗效果、疾病预后以及手术瘢痕是否会对容貌美观产生影响等因素有关。

3. 疼痛　与腮腺恶性肿瘤生长侵及神经、肿瘤压迫及手术创伤有关。

4. 清理呼吸道无效　与麻醉插管后咽喉部及气管受到刺激、分泌物增多有关。

5. 营养失调(低于机体需要量)　与手术后疼痛所致食欲下降、进食困难,以及麻醉反应引起的恶心呕吐症状有关。

6. 潜在并发症 包括面神经麻痹、味觉出汗综合征、涎瘘、出血和血肿、耳前区麻木等。

四、护理目标与措施

(一) 护理目标

(1) 患者知晓腮腺肿瘤、腮腺肿瘤切除手术和术后康复的相关知识。

(2) 患者主诉焦虑症状减轻,感到更加安心和舒适,积极配合治疗。

(3) 疼痛缓解或消失。

(4) 能有效清除呼吸道分泌物,保持呼吸道通畅。

(5) 营养状况得到明显改善。

(6) 未发生面神经麻痹、味觉出汗综合征、涎瘘、出血和血肿、耳前区麻木等并发症,或并发症得到及时的发现和处理。

(二) 护理措施

1. 术前护理

1) 心理护理

(1) 建立良好的护患关系:在护理患者时,需要了解其病情和需求,并给予解释和安慰。通过有效的沟通技巧,赢得患者的信任。保持礼貌、温和的态度,尊重患者的权利和尊严。

(2) 心理支持和疏导:鼓励患者表达自己的情感,倾听他们诉说,帮助他们释放内心的恐惧和焦虑。耐心解释手术的必要性,并向患者介绍医院的技术水平以及手术成功的案例,从而增强他们对治疗成功的信心。此外,还应该积极调动患者的社会支持网络,让他们感受到被关心和重视。

(3) 认知干预:帮助患者正确认识病情,并指导患者提高认知和应对能力,积极配合治疗和护理。

(4) 健康教育:帮助患者认识疾病、手术的相关知识及术后用药的注意事项,向患者说明术前准备的必要性;逐步掌握术后配合技巧及康复知识,使患者对手术的风险及可能出现的并发症有足够的认识及心理准备。

2) 术前准备

(1) 饮食与休息:术前加强对饮食的指导,提倡摄入富含营养、易于消化的食物,鼓励患者养成健康的饮食习惯。消除导致不良睡眠的各种因素,创造一个宁静舒适的环境,教授放松技巧帮助患者改善睡眠质量。必要时,可遵医嘱使用镇静安眠药物。

(2) 适应性训练:指导患者便盆的使用方法,以便适应术后当日在床上排尿和排便。

(3) 术前检查:遵医嘱协助患者完成所需的辅助检查,并全面掌握检查报告,及时发现问题并与主管医生沟通交流。在术前采取必要的纠正措施,保证手术顺利进行。

术后采取相应的预防和治疗措施,避免并发症的发生。

(4) 呼吸道准备:①戒烟。为了预防吸烟者术前出现呼吸道感染,建议在手术前 2 周开始戒烟。②指导患者学习正确的深呼吸和有效咳嗽方法,确保术后呼吸道畅通。③控制感染:对于已经出现呼吸道感染的患者,应在术前给予有效治疗。

(5) 胃肠道准备:①成人择期手术前禁食 8～12 h,禁饮 4 h,以防麻醉或术中呕吐引起窒息或吸入性肺炎。②在手术前一晚建议患者排便,并在有必要的情况下使用开塞露促进残余粪便排出,防止麻醉后肛门括约肌松弛导致粪便排出增加污染的风险。

(6) 手术区皮肤准备:①手术前一晚洗浴,清洁全身皮肤。②协助患者将患区耳廓周围三指毛发剃去;男性患者剃胡须,并洗净头发,做好面部、颈部、颌部和耳廓凹陷处皮肤的清洁工作。

(7) 术日晨护理:①仔细审查并确认各项准备工作的完成情况。②当患者体温升高或女性患者月经来潮时,应取消当日手术。③进入手术室前,指导患者排空小便;遵医嘱为预计手术时间超过 4 h 的患者留置导尿管。④嘱患者取下活动义齿、发卡、手表、眼镜、首饰和其他贵重物品,并拭去指甲油、口红、粉底液等化妆品。⑤与手术室接诊人员仔细核对患者信息、手术部位及手术名称等,做好交接工作。⑥准备麻醉床时须备好所需设备,如心电监护仪、吸氧装置、吸痰装置等,并放置在床旁以备使用。

2. 术后护理

1) 安置患者 ①确保与麻醉师和手术室护士进行有效的沟通交接;②在搬运患者时动作要轻柔、稳定,特别注意保护头部、腮腺区手术部位、引流管道和输液管道;③正确连接和固定各种引流装置;④检查输液通畅性;⑤遵医嘱给予氧气吸入,连接心电监护;⑥确保患者保暖,但避免直接贴身放置热水袋,以免产生烫伤风险。

2) 体位 全麻未清醒的患者,应给予去枕平卧位,头偏向一侧,易于口腔内分泌物或呕吐物流出,避免误吸。

3) 病情观察 手术当日应每小时监测 1 次患者的神志、脉搏、呼吸、血压和血氧饱和度,监测 6～8 h 至生命体征平稳,并做好记录。

4) 饮食护理 术后 6 h 可进流质饮食,进食前 30 min 口服阿托品片 0.3 mg,每日 3 次。术后第一天以半流质低纤维软食为主,且在保证营养摄入充足的同时尽可能减少咀嚼次数,根据患者恢复情况逐渐由半流质向着普通食物过渡,且术后 3 个月内禁食酸辣刺激性以及过甜、过鲜等刺激唾液分泌的食物。

5) 保持呼吸道通畅 协助并鼓励患者进行深呼吸和有效咳嗽,必要时采用超声雾化吸入来稀释痰液以便排出。对于因伤口疼痛而不敢或不愿咳嗽排痰的患者,可遵医嘱适当给予镇痛药。

6) 休息与活动 早期下床活动对于恢复肺活量、减少肺部并发症、改善血液循环、加速伤口愈合、预防深静脉血栓形成、促进肠蠕动恢复以及减少尿潴留的发生起着积极的作用。在患者麻醉清醒后,鼓励患者在床上做深呼吸、适时翻身和进行四肢主动与被动活动。在进行活动的过程中,要确保各种管道固定完好,防止坠床,必要时给予协助。

7）引流管护理 准确标识并妥善固定不同部位的引流管。在术后,需要经常检查引流管是否存在扭曲、压迫或堵塞的情况,确保引流通畅。同时,需要观察并记录引流液的量、性状和颜色;一旦发现异常情况,要及时向医生报告。

8）手术创口护理 观察手术创口有无渗血、渗液,伤口及周围皮肤有无红、肿、热、痛等异常症状,及时发现伤口感染、裂开等异常情况。术后第一天患区伤口即可给予加压包扎,每日更换加压包扎敷料直至术后第 14 天,防止血肿及涎瘘的形成。

9）疼痛护理 在观察患者疼痛的情况时,要关注疼痛的发生时间、发生部位、疼痛的性质和规律。同时,鼓励患者表达他们对疼痛的感受,并向患者解释疼痛出现的原因。为了使患者术后感到舒适,应尽可能满足患者对舒适的需求,例如帮助患者改变体位、减少压迫等。此外,还应指导患者正确地采用非药物镇痛方法,以减轻机体对疼痛的敏感度,比如分散注意力等。在腮腺肿瘤手术后的 1～2 天内,患者可以持续使用自控镇痛泵来减轻疼痛。

10）术后恶心、呕吐护理 恶心、呕吐最常见的原因是麻醉反应,待麻醉药物在体内代谢完毕后症状可消失。呕吐时,头应偏向一侧并及时清理呕吐物,以防呛咳和误吸的发生。使用镇痛泵的患者应暂停使用。可遵医嘱给予止吐、镇静和解痉药物。出现持续性呕吐的患者应查明原因,对症处理。

11）术后尿潴留护理 对术后 6～8 h 尚未排尿或虽排尿但尿量较少者,应在耻骨上区叩诊检查,明确有无尿潴留。一般与全麻术后排尿反射受到抑制、镇静药物用量过大以及患者不习惯在床上排尿有关。有前列腺增生的老年男性患者本病多发。尿潴留的处理方法:先采用诱导排尿的方法,放松患者紧张的情绪并给予鼓励和信心,变换体位、下腹部热敷以及听流水声等;在这些措施无效时可遵医嘱在无菌操作下进行导尿,一次放尿不能超过 1 000 ml。

3. 术后并发症及其护理

1）面神经麻痹 是腮腺手术最主要的并发症,表现为暂时性或永久性面瘫。一般而言,全腮腺切除手术相比腮腺浅叶切除手术,面神经受损的风险较大。此外,在进行肿瘤复发再次手术时,面神经损伤风险会显著增加。

（1）发生原因:①腮腺良性肿块的体积较大,会明显地推移和压迫面神经,导致面神经的分支与正常的解剖位置偏离。因此,在手术过程中容易发生面神经受损。②肿瘤与面神经有紧密的联系或附着,在分离过程中容易导致面神经受损。③面神经具有丰富的分支,经常出现变异,并且其神经纤维非常细小且延伸路径较长。对于术者来说,如果缺乏足够的经验或者解剖知识不熟悉,进行手术时容易造成面神经损伤。④为了避免术后复发,通常在手术过程中需要全面切除侵犯面神经的恶性肿瘤。然而,这一操作会导致面神经永久性受损,从而引发永久性面瘫。

（2）术后护理：护士应密切观察患者是否出现面神经损伤症状。例如：开闭口时口角歪斜，额纹消失，鼓腮时口唇漏气、眼睑闭合不全等，做到提前预防、及早发现。对于手术时未切断神经纤维而导致的暂时性面瘫，术后可以通过服用维生素 B_1、维生素 B_{12} 或甲钴胺片等神经营养药物来治疗。一旦患者出现面瘫并发症，需要及时给予滴眼液，并涂抹抗生素眼膏，在睡眠时加眼罩覆盖，增加患者的舒适感。告知患者采用食指、拇指对面部进行按摩，将口角拉向耳侧进行被动运动，并指导患者进行吹气、鼓腮、张口等训练。同时，还可以辅以局部理疗，并逐步进行表情肌功能训练。一般来说，这些治疗措施可以在 3～6 个月内使面部功能恢复。对于术中已经切断或切除一段面神经的患者来说，如果不进行面神经修复，很难自行恢复正常功能，最终可能导致永久性面瘫。一旦出现永久性面瘫，可以考虑采用神经吻合、神经交叉吻合和神经移植等方法来重建神经的功能。

2）味觉性出汗综合征　又称耳颞神经综合征。在腮腺手术中，味觉性出汗综合征是最常见的并发症之一。该症状在术后出现，当食物咀嚼或刺激唾液分泌时患者的耳前区皮肤会变红，并伴有汗水分泌。腮腺术后味觉出汗综合征的发生率为 10%～100%。一项四川大学华西口腔医院口腔颌面外科的随访研究包括 264 例患者，其中约 64.7% 的患者报告了相关症状。此外，通过碘淀粉试验进行检查时，几乎 100% 的患者可有味觉性出汗症状。这种症状的发生时间不确定，可以在术后立即出现，也可能延迟至术后 1～2 年，但大多数患者在术后 3～6 个月内出现。一旦症状发生，不会自行消失。出汗现象的严重程度各不相同，有些患者只会出现轻微的湿润或微小的汗珠，而有些患者则会出现大量汗水流淌。此现象通过中止味觉刺激可逐渐消失。

（1）发生原因：关于味觉性出汗综合征的病因有多种学说，其中得到公认的是迷走再生学说和失神经支配汗腺的致敏学说。但是上述两种学说都不能满意地解释所有的临床表现，确切的发病机制有待进一步的研究。

（2）术后护理：尽管味觉性出汗综合征的发病率很高，但它很少引发严重的不良后果，通常不需要治疗和护理。

3）涎瘘　是腮腺手术常见的并发症之一，最初会导致手术创口内涎液积聚。如果不及时采取适当处理措施，涎液可能会通过切口处溢出，干扰切口的愈合过程，最终形成瘘管。当上皮细胞沿着瘘管增长并覆盖整个创面时，就会形成永久性涎瘘。永久涎瘘的发生率低于 3%。

（1）发生原因：①手术过程中若未彻底切除腺体，残余的腺体会继续分泌涎液；若不妥善处理，可导致涎瘘。②术中若未正确缝扎残留腺体，或缝扎松弛不牢固，导致腺体分泌的涎液外流并积聚在术区的皮下组织中；若进一步恶化，可演变为涎瘘。③术后没有正确施行加压包扎，或者术后摄入酸辣等味道刺激性食物，增加了唾液分泌量，过多的唾液积聚在手术区域的皮下可导致涎瘘发生。

（2）术后护理：密切观察患者伤口及引流液情况，若伤口处肿胀明显，按压有清亮液体流出，考虑为涎瘘可能，应及时告知医生。引流液内有大量清亮液体，则也可考虑为涎瘘可能,立即报告医生。一旦发生涎瘘应及时治疗。对唾液分泌量少的患者,抽出液体后给予加压包扎,并遵医嘱给予患者口服阿托品片,每天 3 次,每次 0.3 mg,饭前半小时服用,以减少唾液分泌。3 个月内禁食酸辣刺激性、过甜、过鲜等可促进唾液分泌的食物。

4) 出血和血肿　出血是一种常见的术中并发症。手术创口渗血,如果引流不畅易造成血液积聚形成血肿。

(1) 发生原因:①如果在腮腺深叶摘除术中未正确结扎受损的颌内动脉,可能会导致血肿形成。②经过面部静脉结扎后,静脉血液在血管内积聚,导致腺体创面出现静脉性充血,增加出血风险。③翼静脉丛破裂后不容易止血。④手术过程中止血不完全或血管结扎松动,可能导致术后血液积聚形成血肿。

(2) 术后护理:密切观察患者伤口有无肿胀,引流液的性状、量和颜色变化。若患者伤口肿胀明显且负压引流在短时间内急剧增加为鲜红色的引流液,提示为伤口出血,应立即告知医生给予处理。

5) 耳前区麻木　腮腺肿瘤切除术后经常会发生耳前区麻木,通常会持续 4~6 个月甚至更长时间。此并发症的原因是手术过程中切断耳大神经,导致该区域皮肤失去感觉。随着时间的推移,患者一方面逐渐适应这种麻木感,另一方面感觉神经末梢也会再生,麻木感逐渐减弱。因此,一般情况下无须对这种并发症进行特殊处理。

五、健康教育和出院指导

1. 休息和活动　确保足够的睡眠,活动量应遵循逐渐增加的原则,逐步增加体力活动的时间和强度。如果出现不适症状,应及时就医。

2. 饮食指导　给予患者清淡易消化饮食,3 个月内禁食酸辣刺激性、过甜、过鲜等增进唾液分泌的食物。

3. 伤口处理　腮腺区伤口从术后第一天开始即可加压包扎,直至术后第 14 天结束,术区每日更换加压包扎敷料和绷带,避免外力碰撞。

4. 用药指导　遵医嘱从术后当天恢复饮食开始给予患者口服阿托品片,每日 3 次,每次 0.3 mg,饭前半小时服用,直至术后第 14 天结束。青光眼与前列腺肥大患者慎用阿托品。

5. 心理调适　不同病理类型的腮腺肿瘤预后有明显差异,指导患者调整心态并给予心理疏导,积极配合后续治疗。

6. 复诊指导　腮腺良性肿瘤患者在术后 3 个月及 6 个月时复诊;腮腺恶性肿瘤患者应终身随访,在手术后最初的 2 年内,每 3 个月进行 1 次复查,2 年后每半年进行 1 次复查,5 年后改为每年复查 1 次。这样的随访计划有助于及早发现复发或转移的征象。

第二节　下颌下腺肿瘤

情景案例

　　患者,女性,65 岁,因"右侧颌下区肿物 3 年余"就诊。CT 检查结果示:下颌下腺一结节状肿瘤样病变,约 27 mm×22 mm。体格检查示:右侧颌下区可扪及一肿物,质地较硬,边界不甚清晰,大小约 2 cm×3 cm,活动性差。门诊以"右侧颌下区肿物"收治入院。发病以来,患者精神、睡眠、饮食尚可,大小便正常,体重无明显减轻。

请思考:

1. 该患者护理评估的重点内容有哪些?

2. 该患者拟采取手术治疗,术后应采取哪些护理措施?

3. 拟为该患者实施手术治疗,围手术期主要的护理问题有哪些?

　　下颌下腺肿瘤(submandibular gland tumor)可表现为下颌下三角区有肿块出现。良性肿瘤通常无明显症状,只有肿块存在。恶性肿瘤可能会侵犯舌神经,导致疼痛与和舌麻木。如果舌下神经受到侵犯,患者可能出现舌运动受限,伸舌时会向患侧歪斜,还有可能出现舌肌萎缩和舌肌震颤的情况。如果肿瘤侵犯到下颌骨骨膜,肿瘤会与下颌骨体融合在一起而无法活动。如果肿瘤侵犯皮肤,患处会呈现板样硬块。部分肿瘤还会导致颈部淋巴结肿大。

一、病因和治疗原则

(一) 病因

　　大部分下颌下腺肿瘤的病因尚不明确,可能与病毒感染、电离辐射、不良生活习惯和激素紊乱等因素有关。

(二) 治疗原则

　　手术是治疗下颌下腺肿瘤的主要手段。术后根据病情补充放疗,可通过体外照射或组织内^{125}I 照射的方式进行。

二、护理评估

(一) 健康史

1. 一般情况　　了解患者的个人信息包括年龄、性别、婚姻状况及职业。对于女性患者,还需了解其月经史、生育史以及哺乳史。

2. 既往史　了解患者是否患过其他部位的肿瘤,是否有手术或外伤史,是否输过血。此外,还需要了解是否存在其他系统伴随疾病,是否使用过药物或存在过敏史。

3. 病因和诱因　了解患者是否有吸烟或长期饮酒的习惯,是否有不良饮食习惯或与工作相关的接触史或暴露史,以及是否经历过重大的精神刺激、剧烈情绪波动或抑郁。

4. 家族史　在获取病例背景信息时,了解患者是否有相关的肿瘤家族史等相关信息。

(二) 身体状况

1. 局部症状与体征　下颌下腺区域肿瘤需要考虑以下几个方面:肿瘤的大小、性质、质地、活动度和患处皮肤是否呈板样硬块;肿瘤的生长速度;肿瘤是单发还是多发;肿瘤区域是否存在疼痛,以及疼痛的性质和程度;是否出现舌痛、舌麻木和舌运动受限等症状;颈部是否出现肿大淋巴结。

2. 全身症状与体征　评估肿瘤是否侵犯周围组织,是否存在颈部淋巴结转移和远处转移。

(三) 辅助检查

1. 影像学检查

1) 超声检查　可用以鉴别占位性病变并测量肿瘤的大小,同时也可以初步推断其性质。在临床实践中,当难以辨别下颌下腺的炎性肿块与肿瘤时可以首选超声检查。

2) CT检查　能够对肿瘤进行精确定位,帮助确定其确切位置以及与周围组织和重要血管的关系。

2. 病理学检查　在准确诊断下颌下腺肿瘤方面,病理诊断为"金标准"。由于存在瘤细胞种植的风险,无论是良性病变还是恶性肿瘤,下颌下腺肿瘤不宜行术前穿刺活检。

(四) 心理-社会状况

了解患者对疾病常见症状、拟采用的手术方法、手术过程、潜在的并发症、疾病预后和康复知识的认知程度和配合度。评估患者的家庭经济状况,以及家属与患者之间的关系和患者的社会支持系统。

三、护理问题

1. 知识缺乏　缺乏下颌下腺肿瘤围手术期相关知识。

2. 焦虑/恐惧　与罹患疾病、接受麻醉和手术、担心预后及住院费用、陌生的医院环境等有关。

3. 疼痛　与手术创伤有关。

4. 睡眠型态紊乱　与疾病导致的不适、环境改变和担忧有关。

5. 营养失调(低于机体需要量)　与手术后禁食和疼痛所致食欲下降、进食困难,以及麻醉反应(如恶心、呕吐)的症状有关。

6. 潜在并发症　包括出血和血肿、面神经下颌缘支损伤、舌神经损伤、舌下神经损伤、吞咽疼痛和呼吸困难、涎瘘等。

四、护理目标与措施

(一) 护理目标

(1) 患者能对疾病有充分的认识,能够说出术前、术中、术后治疗及护理的相关知识和配合要点。

(2) 患者情绪平稳,能积极配合治疗。

(3) 患者疼痛缓解或消失。

(4) 患者能够安静入睡,得到充分的休息。

(5) 营养状况得到明显的改善。

(6) 未发生出血和血肿、面神经下颌缘支损伤、舌下神经损伤、吞咽疼痛和呼吸困难、涎瘘等并发症,或并发症得到及时的发现和处理。

(二) 护理措施

1. 术前护理　同本章第一节中的"术前护理"。

2. 术后护理　同本章第一节中的"术后护理"。

3. 术后并发症及其护理

1) 出血和血肿　血肿是下颌下腺肿瘤切除术后近期并发症。

(1) 发生原因:①手术中止血不充分,或者手术过程中细小血管因为暂时性收缩而没有出血,术后可能会出现继发性出血,造成血液积聚形成血肿。②术中对知名动、静脉结扎不牢,或结扎线松脱,均可引起较严重的出血。③用电刀切割组织时,电刀对细小血管可起到凝固作用,但术后可因血凝块脱落而引起出血。④术后负压单管引流不畅造成血液聚积引起血肿。

(2) 术后护理:下颌下腺术后患者应密切观察颌下区伤口的肿胀情况以及引流管是否通畅和引流液的量、性状和颜色,一旦发现异常情况要及时向医生报告。对于术后血肿引起的颌下、口底严重肿胀影响呼吸者应立即打开术区,清除血块,查找出血点并及时处理。

2) 面神经下颌缘支损伤　下颌下腺肿瘤切除术最常见的并发症是面神经下颌缘支损伤。这种损伤可能导致患侧下唇运动障碍,表现为开闭口时下唇偏斜。研究显示,暂时性下唇瘫痪的发生率为 $6\% \sim 22\%$。大多数患者经过治疗后能够恢复下唇功能,只有极少数(约 1%)患者会发生永久性下唇瘫痪。

(1) 发生原因:①切口设计不当,切断了下颌缘支。②手术过程中误伤了下颌缘支的其中 $1 \sim 2$ 支,造成下颌缘支支配肌肉的功能降低。③在分离和结扎颌外动脉和面前静脉过程中,误伤了神经。

(2) 术后护理:密切注意患者是否有下唇瘫痪的症状,如果有此症状应立即告知医生;遵医嘱给予维生素 B_1 和 B_{12} 或者甲钴胺片等神经营养药物,并辅以理疗促进恢复。

3) 舌神经损伤　是下颌下腺肿瘤切除术不常见的并发症,发生率约为 3%。舌神经损伤会导致同侧舌前 2/3 区域失去感觉并感到麻木,容易造成患侧舌部被咬伤或烫伤。

(1) 发生原因:下颌下腺恶性肿瘤侵及舌神经时,为保证手术的彻底性,术中必须切除受累的舌神经,造成永久性舌麻木。

(2) 术后护理:①休息与活动。病情轻者可适当活动,出现严重舌肌萎缩或呛咳须休息时保持半卧位或头偏向一侧,避免发生吸入性肺炎或窒息。②饮食护理。饮食应以软食为主,易于咀嚼和消化;避免食用过于粗糙、浓烈、辛辣的食物,忌酒。

4) 吞咽疼痛及呼吸困难　下颌下腺肿瘤术后患者常会出现不同程度的吞咽疼痛,发生呼吸困难者很少。

(1) 发生原因:①下颌下腺肿瘤切除手术会涉及二腹肌、下颌舌骨肌以及舌骨舌肌等附近的组织,术后这些肌肉可能会出现反应性肿胀。由于这些肌组织均参与吞咽运动,所以在吞咽时可能会引起疼痛。通常情况下,疼痛会在手术后的 2～3 天内逐渐减轻。②当下颌下腺肿瘤切除术后出血或形成血肿时,会导致口底肿胀。病情严重时,口底肿胀进一步扩散,可引起舌部位移,进而压迫呼吸道导致呼吸困难。

(2) 术后护理:①密切关注下颌下腺肿瘤患者术后伤口情况,发现伤口肿胀明显和引流液呈鲜红色并在短时间内急剧增加时,可考虑为伤口出血,应立即告知医生给予处理。②由于手术过程中对口底肌肉的牵拉和损伤引起的肿胀和吞咽疼痛的症状,可应用糖皮质激素减轻肿胀反应,一般采用地塞米松静脉滴注促进肿胀消退。

5) 涎瘘　下颌下腺肿瘤切除术后很少会发生涎瘘。

(1) 发生原因:①位于舌骨舌肌表面下方的颌下腺延长部,通过下颌舌骨肌深层进入舌下区与舌下腺的后端相连。如果在手术中未切除延长部,残留的腺体仍会继续分泌涎液,可能导致涎瘘形成。②如果在手术过程中造成了腮腺下极的损伤而没有进行缝合,会导致腮腺分泌的唾液流入颌下区域形成涎瘘。

(2) 术后护理:有效的加压包扎可以预防涎瘘的发生。当发现伤口内有涎液聚集时应及时抽出,并给予有效的加压包扎;遵医嘱给予阿托品片,每日 3 次,每次 0.3 mg,饭前半小时服用。避免进食酸辣刺激性食物,以减少唾液分泌。

6) 唾液量减少　在无刺激状态下,颌下腺分泌的唾液量占总量的 65%。当颌下腺切除,尤其是双侧颌下腺被切除后,会导致唾液量减少,但不致引起口腔干燥。少数患者在唾液减少的同时可能会出现味觉减退或吞咽时间延长的情况,但大多数患者并无明显的症状。

五、健康教育和出院指导

1. 休息与活动　确保足够的睡眠,活动量应遵循逐渐增加的原则,逐步增加体力活动的时间和强度。如果出现不适的症状,必须及时就医。

2. 饮食指导　由于下颌下腺肿瘤术后会引起吞咽疼痛,这种疼痛一般会在术后2~3天后逐渐好转,术后3天可酌情给予患者半流食饮食,根据患者恢复情况逐渐由半流质过渡至硬质食物。

3. 伤口处理　下颌下腺区拔除负压引流管后即可给予加压包扎,根据患者的病情持续有效地加压包扎3~7天,防止血肿及涎瘘的形成。术区避免外力碰撞。

4. 心理调适　不同病理类型的下颌下腺肿瘤预后有明显差异,指导患者调整心态并给予心理疏导,积极配合后续治疗。

5. 复诊指导　下颌下腺良性肿瘤患者在术后第3、6个月时复诊;恶性肿瘤患者应终身随访,在手术治疗后最初的2年内,每3个月进行1次复查,2年后每半年进行1次复查,5年后改为每年复查1次。这样的随访计划有助于及早发现复发或转移的征象。

第三节　舌下腺肿瘤

情景案例

患者,男性,46岁,因"右侧口底肿物反复消长1年,近1周肿胀加重伴疼痛明显"就诊。体格检查示:右侧口底舌下腺区可见一半球形肿物,大小约3 cm×3 cm,表面光滑,色黑紫,质软,活动度可,触痛明显。门诊以"右舌下腺肿物"收治入院。发病以来,患者精神睡眠饮食尚可,大小便正常,体重无明显减轻。

请思考:

1. 拟为该患者实施手术治疗,围手术期主要的护理问题有哪些?

2. 针对患者的护理问题,护士应如何制订围手术期护理计划?

3. 该患者拟行手术治疗,术后可能会出现哪些并发症?

舌下腺肿瘤由于位置关系,不易被患者所察觉。部分病例无任何自觉症状,医生做常规检查时才被发现;或因舌下肿块妨碍义齿戴入时才被患者注意。但有部分病例,患者自觉一侧舌痛、舌麻木,或舌运动受限,影响说话及吞咽。触诊检查可触及舌下腺硬性肿块,有时与下颌骨舌侧骨膜相粘连而不活动,口底黏膜常完整。

一、病因和治疗原则

(一) 病因

舌下腺肿瘤的病因尚不明确,可能与激素紊乱、病毒感染、辐射暴露等有关。

(二) 治疗原则

舌下腺肿瘤的治疗以手术为主,根据具体病情辅以化学药物治疗或者放疗。

二、护理评估

(一) 健康史

1. 一般情况　需要了解的个人信息包括年龄、性别、婚姻状况及职业。对于女性患者,还需了解她们的月经史、生育史以及哺乳史。

2. 病因和诱因　询问患者是否有吸烟或长期饮酒的习惯;是否有不良饮食习惯或与工作相关的接触或暴露史;是否经历过重大的精神刺激、剧烈情绪波动或抑郁。

3. 既往史　询问患者是否有其他部位的肿瘤病史、手术外伤史和输血史;是否存在其他系统伴随疾病;是否有用药物史、过敏史。

4. 家族史　在获取病例背景信息时,需要了解患者是否有相关的肿瘤家族史等相关信息。

(二) 身体状况

1. 局部症状与体征　舌下腺区域肿瘤需要考虑以下方面:肿瘤的大小、性质、质地、活动度;肿瘤的生长速度;肿瘤是单个还是多个;肿瘤区域是否存在疼痛,并且需要了解疼痛的性质和程度;是否出现一侧舌痛或舌麻木,或舌运动受限,影响说话及吞咽;颈部是否出现肿大淋巴结。

2. 全身症状与体征　评估肿瘤是否侵犯周围组织,是否存在颈部淋巴结转移和远处转移。

(三) 辅助检查

1. 影像学检查　①CT 检查:可对肿瘤进行准确定位,帮助确定其准确位置以及与周围组织和重要血管之间的关系。②MRI 检查:对于软组织的分辨率高于 CT 检查,肿瘤与血管的关系也能很好显示。

2. 病理学检查　在舌下腺肿瘤的确诊中起着重要的作用。术前切取活检可能会加速舌下腺恶性肿瘤的进展及转移。

(四) 心理-社会状况

患者通常在术前会感到紧张和恐惧,同时也会对手术和预后有各种担忧。医护人员需要给予患者鼓励和关怀,耐心地解释手术的必要性和可能的效果,以及手术的风险和可能出现的并发症,让患者以积极的态度配合手术和术后治疗与护理。此外,医护人员还应了解患者家人和朋友对患者的关心和支持程度,以及患者家庭的经济承受能力等情况。

三、护理问题

1. 知识缺乏　缺乏舌下腺肿瘤的相关知识。

2. 焦虑与恐惧　与术后不适、担心预后差以及治疗费用等有关。

3. 疼痛　与舌下腺恶性肿瘤生长侵及神经、手术创伤有关。

4. 清理呼吸道无效　与麻醉插管后咽喉部及气管受到刺激,分泌物增多,以及术后血肿压迫呼吸道等有关。

5. 营养失调(低于机体需要量)　与手术后疼痛所致食欲下降、进食困难,以及麻醉反应恶心呕吐的症状有关。

6. 潜在并发症　指良性舌下腺肿瘤和早期肿瘤范围较小的恶性舌下腺肿瘤产生的并发症,包括血肿、颌下腺导管损伤、舌神经损伤、口底不适等。

四、护理目标与措施

(一) 护理目标

(1) 患者知晓舌下腺肿瘤、舌下腺肿瘤切除手术和术后康复以及后续治疗的相关知识。

(2) 患者主诉焦虑症状缓解,可积极配合治疗。

(3) 疼痛缓解或消失。

(4) 能有效地清除呼吸道分泌物,保持呼吸道通畅。

(5) 营养状况得到明显的改善。

(6) 未发生血肿、颌下腺导管损伤、舌神经损伤、口底不适等并发症,或并发症得到及时的发现和处理。

(二) 护理措施

1. 术前护理　同本章第一节中的“术前护理”。

2. 术后护理　同本章第一节中的“术后护理”。

3. 术后并发症及其护理

1) 血肿

(1) 发生原因:①当进行分离舌下腺的内侧深层操作时,由于解剖位置较深,可导致视野模糊,给结扎舌下动、静脉带来操作困难;如果结扎不牢固,可能引起出血。暂时可以通过填塞纱布止血,但术后由于舌的运动等原因可能导致继发性出血,从而引发口底血肿。②术中未能完全止血,对伤口过紧地缝合而置入引流管,可能导致伤口内渗血或渗液聚集,从而形成血肿。

(2) 术后护理:严密观察患者的伤口情况,有无渗血和肿胀;观察患者是否可以完成伸舌动作。如伤口渗血并肿胀明显,患者不能完成伸舌动作,应立即告知医生,及时处理。

2) 颌下腺导管损伤　在舌下腺肿瘤手术中,可能会发生颌下腺导管阻塞或导管断裂的情况,导致唾液排出受阻。颌下腺导管阻塞是一种较为常见的情况,手术后几小时就可能出现急性颌下腺肿胀。

(1) 发生原因:①在操作过程中,当分离舌下腺的内侧或前端时,可能会错误地切断和结扎颌下腺导管,导致导管被完全堵塞。②在术中缝合伤口时,有可能发生误缝导管的情况。一种情况是将整个导管缝合,导致完全性阻塞;另一种情况是只缝合导管的一部分,形成不完全性阻塞。这种阻塞在临床上表现为进食时涎液排出不畅,颌下区轻度肿胀。如果不及时处理,可能进一步发展为慢性颌下腺炎。

(2)术后护理:密切关注患者术后有无颌下区肿胀的症状,及时发现并及早处理。

3)舌神经损伤 是舌下腺切除术不常发生的并发症,临床表现为术后同侧舌及口底麻木或疼痛。如神经未被切断,多可自行恢复。

4)口底不适 部分患者在进行舌下腺摘除术后可能会出现口底不适、异物感和舌体运动受限等症状。这些症状主要由于伤口愈合后形成的瘢痕所引起。对于多次手术或在手术过程中造成部分口底黏膜缺损的患者,术后舌活动受限的症状通常更为明显。一般不需要采取特殊的处理措施,随着时间的推移这些症状会逐渐减轻或消失。

五、健康教育和出院指导

1. **休息与活动** 确保足够的睡眠,活动量应遵循逐渐增加的原则,逐步增加体力活动的时间和强度。如果出现不适的症状,必须及时就医。

2. **饮食指导** 术后第一天以半流质或低纤维软食为主,根据患者的恢复情况逐渐由半流质向着普食发展,术后1周内禁食硬质食物,以免造成伤口破裂。饭后注意漱口,保持口腔清洁。

3. **伤口处理** 术区避免外力碰撞,注意口腔清洁。

4. **心理调适** 由于舌下腺肿瘤90%为恶性肿瘤,不同病理类型的舌下腺肿瘤预后也有明显差异,指导患者调整心态并给予心理疏导,积极配合后续治疗。

5. **复诊指导** 舌下腺良性肿瘤患者在术后第3、6个月时复诊;恶性肿瘤患者应终身随访,不仅要注意是否有局部复发,同时还应高度关注对肺部的检查,是否出现肺部转移。在手术治疗后最初的2年内,每3个月进行1次复查,2年后每半年进行1次复查,5年后改为每年复查1次。这样的随访计划有助于及早发现复发或转移的征象。

(王莉)

第七章　颈部肿瘤围手术期护理

第一节　颈动脉体瘤

情景案例

　　患者，女，26岁，因发现颈右侧肿物2周余入院。体格检查：颈右侧中上段可触及一大小约5.2 cm×3.1 cm肿物，质韧、界限欠清、无压痛、活动度欠佳，压迫肿物患者无刺激性咳嗽，无头痛、头晕，无黑矇感，双侧颈部未触及明显肿大淋巴结。颈部CT检查示：右侧颈动脉分叉旁异常强化肿块影，病变大小约3.2 cm×2.7 cm，增强扫描显著强化，病变中心区域强化程度略低，右侧颈动脉分叉旁富血供占位，考虑颈动脉体瘤（Shamblin Ⅲ型）。超声造影示：右侧颈动脉旁瘤体增强早期迅速进入造影剂，至增强晚期呈高增强，多考虑颈动脉体瘤，右侧颈外动脉受压走行迂曲。心电图、生化、血常规及胸部X线检查未见明显异常。既往无高血压、糖尿病、心脏病、先天性疾病及家族性遗传病。

　　请思考：

　　1. 针对该患者，护士在术前应采取哪些方法做好心理护理？

　　2. 简述该患者术后护理要点以及需要观察的特异性指标。

　　3. 出院时护士应做好哪些健康指导？

　　颈动脉体瘤（carotid body tumor）又称颈部副神经节瘤、化学感受器瘤或颈动脉球瘤，是位于颈动脉分叉处血供丰富的副交感神经节瘤，占颈部副神经节瘤的60%～70%，发病率为(1～2)/10万，多发生于30～50岁人群，女性发病率高于男性。

一、病因和治疗原则

(一) 病因

本病的发病机制尚未明确,可能与慢性缺氧、长期居住于高原地区、琥珀酸脱氢酶 (succinate dehydrogenase)基因家族成员突变等有关。此外,导致慢性缺氧的疾病也有可能会导致颈动脉体瘤,包括慢性阻塞性肺疾病、睡眠呼吸暂停综合征等。

(二) 临床表现与分型

1. 临床表现　本病早期常无明显症状,偶见颈部不适感、头晕头痛等,但缺乏典型性。

颈动脉体瘤较为常见的临床表现为颈部无症状缓慢生长的肿块,按压有搏动感。触诊可左右移动,上下不易推动,即 Fontaine 征。颈动脉体瘤瘤体较小时,患者不会出现症状;当瘤体对周围组织造成压迫或侵袭局部组织时,便会产生相应症状,常累及颈动脉、舌下神经、舌咽神经、迷走神经、交感神经链,出现颅神经麻痹、吞咽困难、饮水呛咳、头痛、声音嘶哑、晕厥、头晕、眩晕、耳鸣、短暂性脑缺血发作、卒中、霍纳综合征等症状。

少数颈动脉体瘤能够分泌儿茶酚胺活性物质,此类患者可出现高血压、头痛、心动过速、大汗等症状。

2. 分型　目前 Shamblin 分型较为常用。Ⅰ型(局限型):颈动脉体瘤体积较小,与颈动脉粘连较少,主要局限在颈动脉分叉内,手术切除无困难;Ⅱ型(部分包绕型):颈动脉体瘤体积较大,与颈动脉有一定粘连,肿瘤部分包绕颈动脉,瘤体可被切除,有时需要临时颈动脉转流;Ⅲ型(完全包绕型):颈动脉体瘤体积巨大,瘤体将颈动脉完全包裹,手术常须行颈动脉切除和血管移植。

近年来,也有研究进一步完善分型以指导颈动脉体瘤手术方式选择,如北京协和医院(Peking Union Medical College Hospital, PUMCH)分型,根据影像学显示的颈动脉包裹程度和肿瘤垂直延伸范围定义分型。Ⅰ型:肿瘤上缘位于下颌角以下;Ⅱ型:肿瘤上缘位于下颌角与乳突下缘之间,且肿瘤不包绕颈内动脉(internal carotid artery)和颈外动脉(external carotid artery);Ⅲ型:肿瘤上缘位于下颌角与乳突下缘之间,肿瘤部分包绕颈内、外动脉;Ⅳ型:肿瘤上缘位于下颌角以上乳突下缘之间,且完全包绕颈动脉;Ⅴ型:肿瘤上缘高于乳突尖端水平。

(三) 治疗原则

手术是颈动脉体瘤的首选治疗方式,治疗原则为手术完整地切除瘤体。颈动脉体瘤生长缓慢并侵犯颈动脉及颅神经,少部分患者发生恶性病变,如无特殊禁忌证应积极行手术切除治疗。尽早治疗可避免或解除肿瘤的各种压迫及内分泌症状,也会降低瘤体转移的可能性,复杂颈动脉体瘤还应联合神经外科、耳鼻咽喉科等共同诊治。放疗不能根除肿瘤,并且可能增加以后手术难度。

(四) 术后注意事项、并发症及处理

患者麻醉苏醒后应立即进行脑卒中评估和颅神经功能评估,严密监测血压、神经功

能以及呼吸情况,医护人员须密切关注患者颈部血肿、脑卒中和颅神经损伤的症状及体征。术后常规床旁放置气管切开包,切口内放置引流管并确保引流管通畅,尽量选择大孔径引流管避免术后堵管影响引流效果,可于术后1～2天拔除。

1. **出血**　是颈动脉体瘤切除术后主要的并发症之一,常发生于术后早期,因颈部组织疏松,血肿并不明显,对气道的压迫为渐进性、隐匿性过程,一般发现时患者出血量已较大,压迫气道引起呼吸困难,甚至危及患者生命。因此,患者一旦出现颈部包块伴呼吸困难,应紧急打开颈部切口,引流减压,解除气道压迫,必要时行气管插管或气管切开、人工通气,保证气道通畅,纠正低氧血症。对于术后大出血患者,短时间引起的气道压迫需床旁迅速行气管穿刺或切开,在解除气道梗阻后可根据实际情况选择开放手术探查止血或腔内覆膜支架植入止血。

2. **缺血性脑卒中**　是颈动脉体瘤切除术后最严重的并发症之一。发生原因:术中颈动脉阻断时间过长或术中失血过多导致血流动力学紊乱、颈内动脉血栓形成等,尤其是吻合口血栓或覆膜支架内血栓形成,高龄合并颈动脉硬化患者颈动脉内膜斑块脱落造成栓塞,颈内动脉结扎等。临床表现为偏瘫、失语、昏迷、淡漠等症状。

3. **颅神经损伤**　是颈动脉体瘤切除术后最常见的并发症之一,常累及舌下神经、迷走神经、舌咽神经、喉上神经、面神经下颌支和交感干。临床表现为吞咽困难、饮水呛咳、声音嘶哑、伸舌偏斜、眼睑下垂、口角歪斜、霍纳综合征等。

(五) 辅助检查

1. **超声检查**　无创且操作简单,准确度、特异度及灵敏度均较高,可作为颈动脉体瘤患者的筛查方法,也是诊断颈动脉体瘤最便捷的检查方法之一。二维超声可显示瘤体的位置、大小、形态(图7-1),彩色多普勒超声可显示瘤体血供、供血血管及其与周围血管的关系(图7-2),与脉冲多普勒超声结合可显示瘤体是否压迫血管使管腔狭窄。超声影像特征:①位于颈动脉分叉处的低回声肿物,形态欠规则,边界清晰但包膜不明显;②瘤体血供丰富,供血动脉多来自颈外动脉,表现为低阻动脉频谱;③瘤体与周围动脉关系密切,甚至包绕颈内、外动脉,受瘤体压迫颈内、外动脉发生位移,间距增加,导致颈动脉分叉处夹角变大。

2. **计算机体层血管成像**(CT angiography, CTA)　所有颈动脉体瘤患者术前建议完善 CTA 检查,扫描范围应从颈根部至颅内。CTA 不仅可清晰显示瘤体的位置、大小、形态、血管和颅骨的解剖关系,动脉期重建图像还能立体、直观地显示瘤体与周围血管的空间关系,同时提供颅内动脉及威利斯环情况,有助于术前了解病变侧颅内供血情况。颈动脉体瘤的典型 CTA 表现是位于颈动脉分叉处具有丰富血液供应的肿物,瘤体挤压颈内动脉和颈外动脉导致颈动脉分叉处形成"高脚杯征",瘤体与动脉强化程度基本一致。

3. **磁共振血管成像**(magnetic resonance angiography, MRA)　与 CTA 类似,可清晰显示瘤体情况及其与周围组织的关系,尤其是动脉与颅骨的关系,由于无放射性且不使用碘对比剂,可作为 CTA 的替代检查手段。颈外动脉在 T_1WI 序列呈等信号,T_2WI

序列呈高信号,高速血流的流空效应导致瘤体呈现点条状低信号,称之为"胡椒征";慢速血流或出血导致瘤体呈现点状高信号,称之为"盐征"。此两种征象多发生于瘤体较大的患者中。

4. 数字减影血管造影(digital subtraction angiography,DSA)　曾经是诊断颈外动脉的"金标准",当颈动脉分叉处出现均匀显影的类圆形肿物、颈动脉分叉呈"高脚杯征"时即可诊断为颈外动脉。随着放射影像技术的进展,CTA 和 MRA 诊断技术不断进步,DSA 已不再是颈外动脉术前诊断的必须操作。但 DSA 可以准确判断瘤体位置、动态观察瘤体动脉关系及颅内侧支循环代偿的建立情况,并可同时进行球囊阻断试验和辅助栓塞治疗。因此,DSA 仍然广泛应用于颈外动脉的术前诊断及准备中。

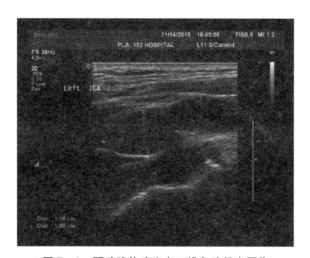

图 7-1　颈动脉体瘤患者二维灰阶超声图像

注　左侧颈总动脉分叉处颈动脉体瘤,包绕颈总动脉远段及颈内、颈外动脉近段,颈内、颈外动脉间夹角明显增大。

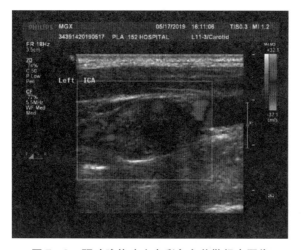

图 7-2　颈动脉体瘤患者彩色多普勒超声图像

注　包块内可探及较丰富血流信号,血流频谱呈高速低阻型。

二、护理评估

(一) 治疗前评估

1. 健康史 包括饮食史、既往史、婚育史、家族史、个人史和其他与疾病相关的因素。

1) 一般情况 包括年龄、性别、婚姻和职业;女性患者月经史、生育史、哺乳史。

2) 病因和诱因 有无长期吸烟、饮酒;有无不良的饮食习惯或与职业因素有关的接触与暴露史;家族中有无肿瘤患者;有无经历重大精神刺激、剧烈情绪波动或抑郁。

3) 发病情况 肿块发展速度,是否伴随如慢性刺激和瘤体出血等症状;评估病程长短、发病人群与肿瘤进展特性。

4) 既往史 询问有无其他部位肿瘤病史或手术治疗史,有无其他系统伴随疾病,有无服药史、过敏史等。

2. 身体状况 评估患者全身情况,如体重、营养、心肺功能、肝肾功能、血细胞分析、血型、X 线胸片等相关的辅助检查结果,患者对手术的适应情况等。

3. 心理-社会状况

1) 认知程度 评估患者对于疾病诱因、常见症状、拟采取的手术方式、手术过程、手术可能导致的并发症、疾病预后及康复知识的认知及配合程度。

2) 心理反应 评估患者的心理状况,包括对疾病诊断的心理承受能力及对治疗效果、预后等的心理反应。

3) 经济和社会支持状况 评估家庭对患者手术、化疗、放疗的经济承受能力;家属对本病及其治疗方法、预后的认知程度及心理承受能力;家属与患者的关系和态度;患者本人的社会支持系统等。

(二) 治疗后评估

术后评估手术方式、肿瘤的临床分期及预后,术后康复及心理变化等情况。

(三) 临床表现

1. 颈部肿块 颈部无痛性肿块常是颈动脉体瘤在临床上最常见表现和首发症状,常位于颈侧区,病程一般较长,肿瘤在短时间内表现有恶变的可能或者发生瘤体内出血使瘤体体积增大。

2. 压迫症状 随着颈动脉体瘤的生长,可能会压迫邻近的血管和神经。如压迫颈动脉会导致头痛、头晕和耳鸣;压迫迷路动脉会导致内耳供血不足,从而引起耳鸣、听力下降或眩晕;压迫气管会导致呼吸困难、气促或窒息感。病情严重的情况下,可能需要通过气管切开术或插管术来维持呼吸;压迫喉返神经会导致声音嘶哑、呛咳;压迫舌下神经会导致伸舌偏斜;压迫颈交感神经会导致霍纳综合征;少数患者可因体位改变导致肿瘤压迫颈动脉窦,引起血压下降、心率降低、晕厥等表现,即颈动脉窦综合征。

3. 伴随症状 少数患者的肿瘤具有神经内分泌活性,可分泌儿茶酚胺,引起心悸、头晕、高血压及发热等症状。

三、护理问题

1. 疼痛　与术前颈动脉体瘤增大压迫周围神经和血管,手术创伤及其伴随的并发症有关。

2. 焦虑和恐惧　与颈部肿块性质不明、担心手术及预后有关。颈动脉体瘤本身及其治疗不仅使患者颜面部发生改变,还会使患者的语言、呼吸、吞咽等功能受损,导致患者的身体意象水平降低;因其特殊的病理生理特点导致手术风险高、难度大、并发症多,患者会产生对手术的恐惧和预后的担心。

3. 低效型呼吸型态　与手术创伤、颈部组织肿胀、气管插管等因素导致的喉头水肿及手术后局部水肿有关。

4. 自理能力缺陷　与颈动脉体瘤患者术后因负压引流治疗和体位制动导致患者活动受限有关。

5. 营养失调(低于机体需要量)　与肿瘤造成患者进食困难、食欲减退、消耗过大、术后不能从口腔进食等造成患者营养素摄入不足有关。

6. 知识缺乏　文化程度较低和理解能力较差的患者因对疾病知识的寻求查找能力下降,获取疾病知识的渠道较窄,从而无法正确认识到自身症状,导致患者缺乏对疾病、治疗方法及相关配合的了解。

7. 潜在的并发症　①出血:术后出血的发生与瘤体富含滋养血管以及颈动脉包绕粘连紧密有关。此外,瘤体包裹挤压颈内动脉也可导致管壁弹性降低,发生术后迟发性破裂。②缺血性脑卒中:与术中颈动脉阻断时间过长或术中失血过多导致血流动力学紊乱、颈内动脉血栓形成等,尤其是吻合口血栓或覆膜支架内血栓形成有关。③神经损伤:因术中分离肿瘤时,手术牵拉颈舌下神经、迷走神经及喉返神经等,患者会出现伸舌偏移、饮水呛咳、声音嘶哑等暂时性的神经症状。

四、护理目标与措施

(一) 护理目标

(1) 患者情绪稳定,焦虑程度减轻或消失,掌握应对焦虑的方法。

(2) 患者未发生并发症,或并发症被及时发现和处理。

(3) 患者对疾病、手术及康复的相关知识有所了解。

(4) 患者能有效咳出痰液,保持良好的气体交换状态。

(5) 患者能得到基本的生活护理,并逐步恢复自理能力。

(6) 患者的疼痛减轻或消失。

(二) 护理措施

颈动脉体瘤最常见的临床表现和最初症状是颈侧区域的无痛性肿块,病程较长。

手术是颈动脉体肿瘤的首选治疗方法,完全切除瘤体是其手术治疗的原则。颈动脉体瘤生长缓慢,病程绵延,多数患者在第一次就诊时 ShamBlin 分期较晚,大部分为 ShamBlin Ⅱ 或 Ⅲ 型,瘤体较大且包绕颈内动脉或颈总动脉。分期越晚,覆盖范围越广,手术切除的难度就越大。术中颈动脉和脑神经损伤的风险增加,术中和术后易发生脑血管意外等严重并发症,导致术后患者出现脑缺血、偏瘫等症状甚至死亡。正确有效的围手术期护理可提高手术成功率及减少术后并发症发生,对促进患者的早日康复及提高生活质量有着重要意义。

1. 术前护理 主要是通过多种护理措施帮助患者建立起平稳适合手术的状态,使手术在更加安全、可靠的状态下进行。

1)一般检查及护理

(1)入院时详细询问病史,评估患者健康史、药物过敏史及身心状况。

(2)协助医生检查各项常规检查是否完成(肝功能、肾功能、血细胞分析、血型、凝血功能、尿常规、大便常规、心电图、CT、多普勒超声、胸部 X 线检查等)。

2)手术前一日护理

(1)告知患者术前禁食、禁饮的时间及必要性:嘱患者前一日食用清淡、易消化食物;禁食期间注意患者是否出现低血糖、脱水等不良现象,必要时静脉补充液体。

(2)做好健康教育:讲解术后可能留置的各种管路(如负压引流管、尿管、胃管)的目的和意义;讲解术后早期活动、咳嗽咳痰、踝泵运动等的方法及意义,减少术后并发症的产生;告知术后的饮食方式及营养搭配;告知患者准备相关用物并做好答疑工作。

(3)备皮、备血,保护好病变部位,避免受压和碰撞,防止瘤体破裂导致不良后果。

(4)其他:根据医嘱做好药物过敏试验,如有阳性者,通知主管医生更改用药。

3)手术当日晨护理

(1)测量生命体征,如有生命指征(如体温、血压)异常者或女性患者月经来潮及时通知医生。

(2)确认术前准备工作是否完善,如皮肤准备工作,患者是否做到禁食、禁水,有无用药试敏结果等。

(3)全麻手术时患者勿穿内衣、内裤,排空膀胱。

(4)拭去指甲油、口红等化妆品,取下活动性义齿、眼镜、发夹、手表、首饰和其他贵重物品。

(5)遵医嘱给予术前用药或补液,注意用药后反应。

(6)年迈或容易出现压疮的患者,可在其骶尾部及容易产生压疮的部位贴上压疮贴,帮助有需要的患者穿上防血栓形成弹力袜等。

4)心理护理

(1)加强沟通:多与患者交谈,观察患者是否出现血压增高、失眠、紧张、烦躁不安、心悸等不良表现。耐心了解患者的真实心理想法以及对于诊断、治疗的理解程度。根据其年龄、职业、文化程度、性格特点等情况,适当鼓励患者表达自己的感受,有针对性地对患者进行安抚、宣教。与患者建立起良好的护患关系,给予患者持续的情感支持,帮助患者减少恐惧,以更积极的心态配合治疗。

(2)帮助患者建立起良好的社会支持系统:了解患者的家庭情况,协助患者安排好家里的生产生活,嘱家属多给予患者陪伴和支持。使患者正确认识疾病,积极配合各项检测和功能锻炼,消除对手术的恐惧,顺利接受手术治疗。

5)术前训练

(1)颈动脉压迫训练(Matas实验):即压迫颈动脉进行颅内侧支循环建立的训练,防止术中结扎或切除颈动脉时脑血供中断,致脑损伤引起的严重并发症。颈动脉压迫训练是颈动脉体瘤术前的一项重要护理措施,其方法如下:患者用食指和中指压迫患侧颈总动脉直到颞浅动脉搏动消失,并开始计时;期间观察患者是否出现头昏、黑矇、恶心呕吐、对侧肢体无力麻木及其他不适等症状,如有上述表现,立即停止压迫,记录压迫时长。在患者床旁守护,直至患者症状消失。开始压迫每次5 min、每天2次,逐渐增加至每次20～30 min或患者能够耐受的时长,一般术前反复训练2周左右直至术前,但对于年龄大、颈动脉有斑块者要慎重,谨防斑块脱落发生意外。

(2)颈部过伸位训练:手术时可能需要颈部过伸长达数小时,为配合手术体位的要求,术前需进行体位功能锻炼,目的是帮助术后患者缓解出现颈部疼痛、头晕等不适症状。其方法如下:患者平躺于床上,选用10～15 cm厚度的枕头,垫枕齐肩放置,后平卧在床上,头部后仰,使颈部呈过伸位,充分暴露颈前部,保证体位有效,体位训练须循序渐进,由每次5～10 min逐渐增加到每次20～30 min,每天3～5次,入院当日由主管护士指导并监督练习,直至术前。对于年龄偏大、既往颈椎手术、放疗史或颈椎病患者,此训练可适当缩短时间,或者减低枕头的厚度,甚至可不进行此项训练,避免发生颈椎骨折或者加重颈椎病的症状。

6)DSA护理 DSA是帮助制订颈动脉体瘤手术方案的常用手段,可判断颈动脉通畅程度和脑侧支循环是否良好,了解颈部血管情况。护士应向患者讲解术前造影的必要性,避免引起患者恐惧。造影后,密切观察患者的血压和脉搏。对穿刺部位进行加压包扎,观察有无出血、血肿,肢体末端皮温,动脉搏动及患者有无感觉异常,如造影肢体远端出现冰凉、发绀及动脉搏动减弱或消失,应立即报告医生处理。鼓励患者多饮水,促进造影剂排出。

2. 术后护理 直接影响患者的最终康复效果。颈动脉体瘤手术难度大、创伤大,术中涉及颈动静脉、颈神经,术后容易产生并发症,专业的术后护理可早期发现相关并发症,并预防发生更严重的问题。

1)一般护理

(1)病情观察:术后进行心电监护,密切监测患者生命体征及血氧饱和度变化,给予持续低流量吸氧。密切观察患者的意识状态、瞳孔、肌力、发音和吞咽功能等。保持呼吸道通畅,因手术创伤、颈部水肿可能影响呼吸道,床旁须备气切包。嘱患者头偏向一侧,及时清除口鼻分泌物。术后适当保持高血压,可提高脑组织血流灌注,减少脑细胞损害并有助于预防脑梗死性病变；应根据血压监测结果给予血管扩张药或升压药，保证一定的脑灌注压。由于手术损伤、颈部组织肿胀可引起患者喉头水肿、呼吸道分泌物增多，应保持呼吸道通畅，使用地塞米松减轻喉部水肿，常规给予低流量氧气吸入，血氧饱和度应维持在95％以上，每日给予2次雾化吸入，同时可加入糜蛋白酶，利于痰液排出。

（2）体位：术后全麻未清醒的患者应去枕平卧位，头偏向一侧；避免移植血管扭曲，保证脑部充足的血液供应；患者清醒后减少头颈部活动，避免呛咳、呕吐导致伤口出血。卧床期间鼓励患者做双足踝的屈伸活动，防止下肢深静脉血栓形成，之后可协助患者在床旁适度活动，如无头晕、头痛等不适可逐步增加活动量，术后2周内避免剧烈运动，可利于血管内膜生长。

（3）皮肤护理：为防止术后卧床患者发生压疮，应保持床单位干燥整洁，避免渣屑对皮肤的刺激。观察肢体活动和感觉，每天对四肢进行适当按摩，促进肢体血液循环，防止肌肉萎缩。每天给予患者骶尾部涂擦涂凡士林软膏，在局部形成封闭性油膜可以减缓局部压力，减少皮肤擦伤。必要时遵医嘱使用气圈或气垫床。指导患者在床上进行踝泵运动等。

（4）伤口护理：①注意观察伤口的愈合情况，有无渗血、肿胀、裂开等异常反应，尤其是负压引流管拔除后观察伤口肿胀情况。若发现患者发生颈部肿胀、呼吸困难、面色发绀等表现时立即通知医生，积极配合医生进行局部血肿清除，必要时行气管切开。②观察伤口渗出液性质，若渗出液浸湿敷料及时通知医生更换，必要时手术探查。

（5）管道护理：①负压引流护理。正确连接，妥善固定，保持负压引流通畅，注意引流管有无血凝块阻塞、折叠或引流管放置不妥。观察并记录引流液颜色、性状及量：正常情况下，引流液颜色由暗红到深红再到淡红的一个过程，且术后12 h内引流量不应超过250 ml；若超250 ml或短时间内引流过快、过多呈鲜红色，应考虑有无血管活动性出血。若引流液为乳白色，应考虑乳糜漏。②留置尿管护理：这类患者每日进行会阴擦洗，记录尿量。拔管前一天夹闭尿管，间断开放，训练膀胱功能，无不适后第二天可拔除尿管。拔除尿管后观察患者自行排尿的情况。③留置胃管护理：鼻饲通过胃管供给所需的营养物质，目的是保证患者营养需要，预防伤口感染。护理措施：每次鼻饲前应测量胃管长度，确认胃管在胃内后方可进行鼻饲；先缓慢注入少量温开水，观察患者有无呛咳、恶心等不适；术后首次鼻饲前，为有效吸出流入胃内的陈旧性血液，防止注入流食后引起患者恶心、呕吐，可先向胃管内注入100～200 ml生理盐水，随后抽吸；若病情允许，鼻饲时应抬高床头30°左右，防止误吸；经胃管注药时，应先将药片研碎、充分溶解后再注入；鼻饲饮食应做到营养丰富、均衡，且易于吸收；鼻饲后注入少量温开水冲净胃管，避免食物残留于管腔，将胃管开口盖子盖紧并做好固定；鼻饲量应根据患者的耐受情况而定，建议每次鼻饲量为200～300 ml，温度为38～40 ℃，两次鼻饲间隔时间约2 h，应少量多餐，每天鼻饲量不少于1 500 ml；做好口腔护理，保持鼻饲患者口腔清洁。若患者吞咽功能良好，应嘱患者从口腔内进食一定量的清水，保持口腔的清洁和滋润；

注意观察胶布粘贴处的皮肤情况,保持该处皮肤清洁干燥,并及时更换胶布。④带管出院患者的健康指导:出院前护士教会家属鼻饲的方法,确保其操作正确合理;嘱患者及家属日常注意保护胃管,妥善固定,避免脱出;不可随意打开胃管,造成反流;根据留置胃管材料性质的不同,嘱患者定期来院更换胃管;讲解饮食营养对病情恢复的重要性,做到科学补充营养,并指导其合理配置饮食。

2)饮食护理　因术中可能损伤迷走神经和喉返神经,术后患者会出现声音嘶哑及进食呛咳现象。耐心讲解并指导患者练习吞咽及发声,适时给予鼓励,增强其信心。指导患者练习吞咽动作,先从少量饮水开始练习吞咽动作,逐渐过渡为流质、半流质饮食。以高热量、高维生素、易消化食物为宜,嘱患者不进食粗糙、坚硬、难咀嚼食物,避免油炸食品,以免加重创口渗血。

3)相关并发症的预防及护理

(1)脑缺血护理:①观察四肢运动、脑缺血及缺氧症状,如神志、瞳孔对光反应、肌力、四肢活动情况。②观察颈部制动情况,因颈部手术区放置负压引流管,患者术后需要固定颈部;为防止引流不畅要保持负压,避免引流管出现打折、受压及扭曲的情况。③术后须密切观察引流液的颜色及量,如术中缝扎颈内动脉,术后可能发生再次破裂出血,形成手术区域血肿压迫气管引起呼吸困难,压迫颈内静脉致静脉回流不畅,引起脑水肿;若出现明显变化时要及时通知主管医师进行处理,防止发生严重并发症。

(2)颅神经损伤:脑神经损伤是颈动脉体瘤术后患者最常见的并发症,手术后应观察患者有无呛咳、声音嘶哑、伸舌有无偏斜等症状。若出现呛咳、吞咽困难,应鼓励患者慢慢进食下咽。首次进流质时,应嘱咐患者先少量慢喝,观察有无呛咳。若无呛咳,继而进半流质、半固体、固体食物。患者若因吞咽、咳嗽反射障碍时不能经口喂食,可放置鼻胃管进行营养支持,在患者进食时抬高床头,进食后1 h内不能搬动患者,防止食物反流入气道。待神经功能逐渐好转后,可在坐立前倾位给予患者糊状半流饮食,并于康复门诊进行功能锻炼,等待对侧神经功能代偿,必要时须进行神经移植吻合以重建神经功能。

4)心理护理　颈动脉体瘤患者术后住院时间较长,患者及其家属容易产生焦虑、无助的负面情绪,有着较大的生活负担及心理压力。针对这种不良情况,应有针对性地切实帮助患者及其家属解除心理压力。可再次向患者详细讲解治疗方案,讲解术后相关管路及治疗的必要性,鼓励患者积极配合治疗。可以通过讲解之前的康复案例等方式帮助患者建立信心。在合理范围内尽量满足患者的需求,帮助患者切实解决术后不良反应,有针对性地帮助患者解除心理负担。最终目的是通过医生、护士、家属的多方努力与支持,患者术后不发生不良的情绪反应,积极配合相关治疗。

5)术后康复指导　术后当天患者不离床,进行床上康复锻炼,如踝泵运动,预防下肢静脉血栓形成,避免剧烈咳嗽。第二天可下床活动,嘱患者颈部与身体呈一直线,勿剧烈转颈,以免引起吻合口撕裂。拆线后,指导患者练习颈部运动,防止瘢痕挛缩。

五、健康教育和出院指导

（1）患者出院后的1个月内应以休息为主，保证充足的睡眠，生活要有规律，坚持神经损伤恢复锻炼，经常做舌部运动，如抬举、左右活动和卷舌运动，逐渐进行功能锻炼，如散步、气功等；但应避免颈部剧烈运动，季节变化时注意增减衣服，预防上呼吸道感染。

（2）指导患者养成良好的生活习惯，嘱患者禁烟、酒和辛辣刺激性食物，应饮食清淡，以低盐、低脂、高热量、高蛋白、高维生素、易消化为主，多吃水果蔬菜及适量的猪肝，避免进食过热、坚硬、带刺、粗纤维刺激食物，以防呛咳或误吸；多饮水，保持大便通畅，预防便秘。

（3）对于单纯进行肿瘤切除的患者术后可不口服药物，因颈动脉切除后远期并发症可使脑梗死的发病率增高，对于肿块切除行颈内动脉重建术的患者，应指导其服用小剂量的阿司匹林及丹参片，并定期复查凝血酶原时间以调整药量，防止发生出血并发症，如发生牙龈、消化道、皮肤等部位出血应及时到医院就诊。

（4）尽管颈动脉体瘤复发很少见，仍需对患者术后进行密切随访，指导患者按时复诊，出院后每隔1个月复诊1次，连续3次；随后每隔3个月复诊1次，连续3次；以后每隔半年、1年复诊1次。检查内容包括神经功能检查、颈动脉超声、颈部CT或MRI，及时了解肿瘤是否复发或转移。

第二节　颈部转移癌

情景案例

　　患者，女，55岁，因"右颈部包块10余天"就诊，门诊以"上唇肿物术后，右颈淋巴结肿大"为初步诊断收入院。患者主诉10天前发现右颈部有一"花生豆"大小包块，无痛、痒等不适症状，质韧、无活动。彩超检查示：淋巴结回声。口服消炎药，未见明显好转。半年前因"右上唇鳞状细胞癌"行手术治疗，有乙肝病史，高血压10余年。专科检查：患者双侧颜面部欠对称，右上唇膨隆明显，右侧面颊部有明显瘢痕，开口型基本正常，开口轻度受限，右上唇麻木，口内卫生状况尚可，黏膜连续，右侧颈部可扪及一肿大淋巴结，约 $2.0\ cm \times 2.0\ cm$，质韧、边界尚清、触痛（一）、活动度可，余未见明显异常。住院后排除手术及麻醉禁忌，行唇癌术后右颈淋巴清扫术。术后右颈放置负压引流管2根，10天后以"右颈淋巴结转移鳞状细胞癌"诊断出院。

请思考：

1. 针对该患者，护士在术前应采取哪些方法做好患者的心理护理？

2. 简述该患者术后护理要点。

3. 出院时护士应做好哪些健康指导？

颈部转移癌（cervical metastatic cancer）是颈部器官的转移癌和颈部淋巴结转移癌的统称，是指原发于身体其他部位的恶性肿瘤经血行或淋巴转移到颈部或邻近器官恶性肿瘤浸润蔓延至颈部生长形成的肿物。本病多发于年龄较大的患者，男女患病率无显著差异。颈部器官转移癌在临床上罕见，一般临床表现明显，属于晚期肿瘤的血行转移，预后极差。颈部淋巴结转移癌因其解剖和生理特点，转移癌的机会较多，可分为原发灶明确的颈部淋巴结转移癌（如头颈癌和鼻咽癌的颈淋巴结转移，以及胸、腹腔脏器的颈部或锁骨上淋巴结转移癌）及原发灶不明的颈部淋巴结转移癌。

一、病因和治疗原则

（一）病因

颈部转移癌多数为原发灶可明确的颈部转移癌，其中绝大多数原发灶在头颈部，少数来自原发于锁骨下器官的癌。而少数颈部转移癌原发灶不明，其病因也尚未明确。

1. 原发灶明确的颈部转移癌

1）颈部淋巴结转移癌发生的一般规律

（1）鼻咽癌是头颈部癌中最早、最常发生颈部淋巴结转移者之一，有 65%～75% 的鼻咽癌发生颈部淋巴结转移。鼻腔和鼻副窦癌较少发生颈部淋巴结转移。

（2）口咽癌的颈部淋巴结转移发生较早、较多，就诊时即有 3/4 以上的患者已有同侧颈部淋巴结转移，初期转移到颈深上、咽后部的淋巴结，而后可扩展到全颈深部淋巴结，甚至侵入颈浅部淋巴结。

（3）不同部位的口腔癌其颈淋巴结转移发生的多少和早晚不同，舌癌颈部淋巴结转移发生得最多也最早，初诊时即有近一半的患者已有颈淋巴结转移。

（4）声门上型和声门下型喉癌的颈淋巴结转移较常发生，而声门很少发生颈淋巴结转移。

（5）涎腺癌一般较少和较晚发生颈淋巴结转移，但不同类型的涎腺癌也有不同。有两个因素影响到其转移发生，即癌发生的部位和癌的组织类型。

（6）不同类型的甲状腺癌其颈部淋巴结转移的早晚和多少也不同。近年来，随着患者体检意识的增强和影像学技术水平的提高，越来越多的早期甲状腺癌得以确诊，甲状腺癌颈部淋巴结转移的比例总体呈下降趋势。

2）锁骨下器官癌的颈淋巴结转移 除头颈部外，全身的淋巴液均经胸导管和右淋巴导管引流到颈深下的锁骨上窝淋巴结。因此，锁骨下器官癌均有可能转移到颈部淋巴结,胸导管收集除右胸大部和右上肢以外的全身淋巴液。因此,左肺、胃、食管、肠、胰、肾和其他胸、腹、盆腔及肢体的恶性肿瘤都可以转移到左锁骨上窝淋巴结,少数也可以转移到双侧锁骨上窝淋巴结。右侧肺癌可以转移到右锁骨上窝淋巴结或双侧锁骨上窝淋巴结,乳腺癌常转移到同侧锁骨上窝淋巴结。

2. 原发灶不明的颈部淋巴结转移癌　指经组织病理学检查诊断为淋巴结转移癌(不包括恶性淋巴瘤),但治疗前和治疗中经各种检查未能发现其原发癌灶,且无恶性肿瘤病史者。

(二) 治疗原则

颈部淋巴结转移癌的治疗要根据转移癌的来源、部位、组织病理分型等综合考虑,选用适宜的治疗方法。治疗方法有手术根治和放化疗等。

转移癌一般均属晚期患者,应以姑息治疗及全身治疗为主。局部可行放疗,然后化疗。对于能切除的病灶,应于手术后加用化疗。化疗药物应根据病理类型选择。另外,可配合中医中药、生物治疗等方法以延长生命。

近年来,对病灶局限的转移癌,将放射性粒子如^{125}I植入瘤体内治疗,具有创伤小、治疗剂量均匀等优点。

1. 来自头颈部癌的颈部转移癌　根据原发癌的部位、病理类型及患者的全身情况等选用适当的治疗策略。

2. 来自锁骨下器官癌的颈部转移癌　锁骨下器官癌发生颈部转移常表明患者的病情已属晚期,不宜手术彻底切除颈部转移癌灶。如原发癌能够被切除,或已经被切除且已得到了控制,患者的体质尚可,也可考虑姑息性切除或放化疗。

3. 原发灶不明的颈部转移癌　努力查找原发癌的同时应积极治疗颈部转移癌。但治疗方法仍有争议。在患者身体情况较好、转移癌细胞分化较好时,采用以手术切除为主、放化疗为辅的综合治疗,否则采用放化疗为主的姑息治疗,手术治疗也以缓解临床症状为目的。

1) 手术治疗　对于局限于颈部的肿块、直径≤5 cm、可活动、界限清楚、病理组织学属于分化较高的转移癌,且全身情况良好、未发现远处转移者,均可考虑手术治疗。手术以全颈清扫术为主。位于颈中段的转移癌,多来源于甲状腺,手术时应注意对患侧甲状腺的检查,并进行适当处理。

2) 放疗　对原发灶不明的颈部转移癌有较广泛的适应证,与手术相结合更可提高疗效。对于不适合全颈清扫术,而病理组织学提示对放射线敏感的转移癌,可给予根治性放疗。对于上颈部的转移癌应将鼻咽、舌根、扁桃体和梨状窝等包括在放射野内。

3) 化疗　对于伴有广泛远处转移、已不适宜手术或放疗的病例,或手术及放疗无法清除全部病灶,或术后、放疗后局部复发、无法再次手术或放疗的病例,以及怀疑原发灶位于胸、腹腔内器官的锁骨上转移癌,应根据其病理类型选用化疗方案。目前尚无统一方案。总之,对原发灶不明的颈部转移癌不应只强调寻找原发灶而贻误治疗时机,应在寻找原发灶的同时,根据病情,积极地选择手术、放疗或化疗,这对改善患者预后有重要意义。

二、护理评估

(一) 健康史

详细询问患者及其亲属的既往头颈部和身体他处的恶性肿瘤史、既往放疗史、面部和颈部已消失的肿物或皮肤病史、上消化道和呼吸道的症状史,包括咽喉痛、音哑、咽下不利、听力丧失和重听史,以及既往手术史(乳腺、腹部、胸部);有无鼻炎、扁桃体炎、佝偻病等,有无家族史,药物过敏史等;有无高血压、心脏病、血液病史等;了解患者的心肺功能、凝血功能、肝肾功能,是否感冒及女性患者的月经情况等。

(二) 身体状况

颈部淋巴结转移癌多发生于中老年人,为一侧或双侧颈部进行性增大的肿块,一般无疼痛和其他不适症状,初期多为单发、体积较小、中等硬度、活动度差。而后,肿块的体积不断增大、数目增多且可以相互融合成较大的不规则形肿块,多无疼痛。肿块压迫气管、食管和神经而引起相应的症状。部分转移性鳞癌和甲状腺癌的较大肿块可以发生中心部液化坏死而呈囊性或囊实性。少数转移性鳞癌可以累及表面的皮肤,破溃出血或继发感染。应详细评估患者的营养状况,是否有食欲减退和吞咽困难等造成的营养状况低下。

(三) 辅助检查

1. 实验室检查 血常规指标一般无异常,晚期患者可有血红蛋白水平下降,白细胞及血小板计数减少等。

2. 影像学检查

1) 颈部 X 线检查 转移癌破坏颌骨,可见骨质有透光影呈囊性,中心性扩张式破坏;有时边缘呈虫蚀状。乳腺癌或前列腺癌的转移癌灶有时透光影与成骨影并存。

2) 颈部以及全身其他部位 CT 检查 主要是定位检查,判断转移癌瘤部位、范围、大小等,有助于寻找原发病灶。

3) 颈部以及全身其他部位 MRI 检查 对软组织病变显示好,能充分显示病变全貌及立体定位,更清楚地显示转移瘤及原发病灶与肌肉、血管的关系。

4) 全身其他部位发射体层仪(emission computed tomograph, ECT)或正电子发射体层成像(positron emission tomography, PET)检查 对于判断恶性肿瘤有无全身转移瘤灶以及寻找原发病灶有价值。

3. 活组织检查 属定性检查,是肿瘤治疗前的关键一步。镜下观察细胞形态、结构,确定肿瘤类型及分化程度,较准确可靠;如不能确诊,则不能进行下一步治疗。

(四) 心理-社会状况

由于肿物所致疼痛、对颜面部的破坏、病情的反复、放疗化疗后的不良反应、手术对组织器官造成的破坏性效果、生活质量的下降等都可给患者心理上造成很大的压力,因此应评估患者是否存在恐惧或焦虑等心理问题。另外,还应评估患者和家属对疾病的理解和预期效果。

三、护理问题

1. 疼痛　与术前癌肿刺激周围神经、侵及骨质,术后手术创伤、放化疗反应有关。

2. 低效型呼吸型态　与癌肿压迫、手术创伤所致痰液不能顺利咳出、咽部水肿等有关。

3. 焦虑　与患者担心手术创伤太大,放化疗的不良反应、治疗效果及预后有关。

4. 营养失调(低于机体需要量)　与恶性肿瘤造成患者进食困难、食欲减退、消耗过大、术后不能从口腔进食等造成患者营养素摄入不足有关。

5. 潜在并发症　包括感染、窒息、出血、血管危象等。

6. 自我形象紊乱　与癌肿引起患者颜面部改变,以及手术创伤及放化疗的不良反应对患者外观的影响有关。

7. 知识缺乏　与患者对疾病、治疗方法及相关配合知识不了解有关。

四、护理目标与措施

(一) 护理目标

(1) 患者疼痛减轻或消失。

(2) 患者能有效咳出痰液,保持良好的气体交换状态。

(3) 患者焦虑症状减轻或消失,掌握应对焦虑的方法。

(4) 患者低营养状态改善或未发生营养失调。

(5) 患者无并发症发生或及早发现、及时处理。

(6) 患者能正确面对自身形象的改变,采取应对措施。

(7) 患者对疾病、手术及康复的相关知识有所了解。

(二) 护理措施

1. 术前护理

1) 术前一般护理

(1) 收集临床资料,评估患者健康史、手术史、药物过敏史及身心状况。

(2) 针对患者手术前可能出现的心理问题,如焦虑、恐惧等,给予耐心疏导,做好心理护理。

(3) 耐心解释手术的目的、方法及注意事项,做好健康教育和指导,使患者能够积极地配合手术。

(4) 协助医生检查患者各项常规检查是否完成(肝功能、肾功能、血细胞分析、血型、凝血功能、尿常规、大便常规、心电图、胸部 X 线检查等)。

(5) 注意保暖,防止感冒。

（6）注意休息,加强营养。

2）术前一日护理

（1）健康教育:①讲解术前皮肤准备及禁食、禁饮的目的;②讲解术后早期活动、咳嗽排痰、翻身的方法及意义,减少术后并发症的发生;③讲解术后可能留置的各种管路（如负压引流管、尿管、胃管）的目的和意义;④讲解术后饮食方法的重要性及营养搭配。

（2）胃肠道准备:①饮食。建议术前一晚食用清淡、易消化食物,术前 6 h 禁食、禁饮。在禁食期间须注意患者有无低血糖、脱水等异常现象,必要时静脉补充液体。②肠道准备:全麻手术患者使用泻药（手术前一日中午 12 点以前服用）或灌肠（手术日晨起）,排空直肠。

（3）术区皮肤准备:①口内手术患者,若为男性常规口周备皮;口外手术根据手术需要按医嘱做皮肤准备。备皮时注意:备皮刀须顺着毛发生长方向剃,与皮肤表面成 45°。②协助患者修剪指甲,更换清洁病服。

（4）口腔护理:①保持口腔清洁,必要时遵医嘱术前洁治;②口内手术患者术前一日晚和晨起刷牙后用漱口液含漱 1～3 min。

（5）其他:①根据医嘱做药物过敏试验,如有阳性者,通知主管医师更改用药;②保证患者休息及睡眠。

3）手术当日晨护理

（1）测量生命体征,如有体温异常或女性患者月经来潮及时通知医生。

（2）检查手术前准备工作是否完善,如皮肤准备情况,患者是否确实做到禁食、禁水等。

（3）全麻手术患者勿穿内衣、内裤,排空膀胱。

（4）术中放置尿管患者术日晨须清洁会阴部。

（5）根据手术需要放置胃管,妥善固定。

（6）遵医嘱给予术前用药,注意用药后反应。

（7）取下活动义齿、眼镜、发夹、手表和首饰等。患者如有贵重物品,可交其家属代为保管。

（8）将手术所需物品及药品,如病历、X 线片、术中用药等清点交接给手术室工作人员,并登记《手术患者交接班本》。女性患者擦去指甲油、口红等。

4）术前健康指导　由于手术原因,患者术后颜面、气管、进食方式、交流方式都会有一定程度的改变,所以护士在手术前要依据不同的手术方式给予不同的指导,以便患者术后更好地康复。

（1）教会患者有效的咳痰方法。

（2）术前练习床上排便。术前可以教会患者一些固定的手势表达基本的生理需要或用书面形式交流,也可制作图片让其选择想表达的含义。

2. 心理护理　颌面部恶性肿瘤往往会造成患者面部肿胀、变形、麻痹,甚至是局部组织坏死;此外,对癌的恐惧、放化疗的不良反应以及手术费用造成的经济负担,患者通常在术前、术后都有不同的心理状况,应有针对性地实施心理护理,建立相互依赖的护患关系,给予患者持续的情感支持,开展系统的健康教育。

(1) 采用通俗易懂的语言介绍疾病的发生和发展、治疗方法及预后,向患者和家属解释手术情况,患者良好的心态和稳定的情绪有利于手术成功及术后康复。患者的理解和配合,以及家属的心理支持,均可减轻患者的顾虑,增强治疗的信心。

(2) 介绍手术成功的病例,可以开展同伴教育、现身说法,增加信心。

(3) 对于担心术中疼痛的患者,向其讲解手术是在充分麻醉、安全、无痛的情况下进行的,避免造成医源性心理损伤。

(4) 对放化疗认识不全甚至恐惧的患者,应耐心向其解释放化疗的目的、作用及必要性,并介绍不良反应及其暂时性特点、应对措施及自我心理调控方法。

(5) 肿瘤术后引起缺损的患者,应针对其面部畸形及功能障碍造成的抑郁、敏感等问题进行心理疏导,避免过多地注视、交头接耳、指点嘲笑,并向其解释可通过修复术、再造术等方法恢复外观及功能。

(6) 对于舌癌术后患者,在语音训练过程中应更加重视其心理护理,通过与家属配合,鼓励患者树立战胜疾病和语音困难的信心,克服自卑心理,多训练、多交流,循序渐进,持之以恒,保证语音训练的顺利进行。

3. 术后护理 直接影响患者的治疗效果及康复,颈部转移癌患者术后护理工作是关键环节。

1) 体位 患者全麻手术去枕平卧 6 h 后可采取半卧位,以减轻水肿及缝线处张力。对行全颈清扫术的患者应采取偏向患侧卧位;如患者行皮瓣手术,供皮区为前臂及下肢,术后肢体应抬高 $15°\sim30°$。术后第一天鼓励患者在能耐受的情况下早期活动。

2) 病情观察 密切观察意识、瞳孔、体温、脉搏、呼吸、血压、引流液颜色及性状、组织瓣颜色和质地、温湿度等变化,记录出入量等;若有异常及时通知医生处理,做好记录。

3) 伤口护理

(1) 注意观察伤口的愈合情况,注意有无渗血、肿胀、裂开等异常反应,尤其是负压引流拔除后观察伤口肿胀情况。

(2) 观察伤口渗出液性质;若渗出液浸湿敷料及时通知医生更换,必要时手术探查。

4) 保持呼吸道通畅 将患者置于安静清洁空气流通的病室内,保持气道通畅,注意判断吸痰时机,按需吸痰并严格遵循无菌原则,定时雾化。气管切开患者可使用人工鼻,维持气道内温度及湿度。密切观察患者的神志、生命体征、血氧饱和度变化情况。

5) 疼痛护理 做好疼痛管理,消除其紧张情绪;提供舒适、安静的环境,分散患者对疼痛局部的注意力;定时进行疼痛评估;术后 48 h 内可适当使用镇痛药物,合理正确使用麻醉类止痛药物。

6) 预防感染 加强口腔护理,保持口腔清洁,每次进食后用漱口液含漱,或遵医嘱给予口腔冲洗,预防伤口感染,促进切口愈合和增加患者舒适感;遵医嘱合理使用抗生素,定时复查血常规。

7) 负压引流护理　妥善固定引流管,采用高举平台双固定法;保持引流管通畅,注意引流管有无漏气;定时观察和记录引流液的量、颜色和性状;倾倒引流液时注意无菌操作;拔除引流管后应观察局部伤口有无肿胀及渗出。必要时进行痰液培养及药敏实验。留置导尿的患者,予以夹闭尿管,间断开放,训练膀胱功能,无不适后第二天可拔除尿管。拔除后观察患者自行排尿情况。

8) 补充营养　选择高热量、高蛋白、易消化的食物。鼻饲喂养者,每次营养液进食量控制在 200 ml 以内,操作前后均应注入 20 ml 温水冲洗胃管。营养液应新鲜配制,开瓶后及时食用。不能进食的患者,遵医嘱使用肠外营养。

9) 预防潜在并发症　卧床患者防止褥疮的发生,定时按摩受压部位皮肤,必要时遵医嘱使用气圈或气垫床。避免牵拉,保证血管吻合口的正常愈合;从颜色、质地、皮纹、皮温等方面定时进行皮瓣观察,如有变化及时通知医生;配合医生进行毛细血管充盈试验、针刺出血试验等,多种途径判断皮瓣是否存在动脉或静脉危象。如出现皮瓣坏死,则应立即行血管探查术。

10) 饮食护理　1 周后训练患者经口进食,无呛咳者可经口进流食;伤口较小者经口进流食,1 周后改半流食,2 周后进普食;口外伤口者可进软食或普食。注意进食后保持口腔清洁。

11) 全颈清扫术及其护理

(1) 适应证:①临床检查确诊有颈淋巴结转移;②临床检查未见颈淋巴转移,病理检查可能有转移者;③发生在舌部、口底、软腭等部位的肿瘤,易发生颈淋巴结转移者;④临床分期:Ⅰ期和Ⅱ期者不做全颈清扫术,而Ⅲ期和Ⅳ期者必须做。

(2) 术式分类:①传统性颈淋巴清扫术亦称经典式颈清扫术,该手术不保留胸锁乳突肌、颈内静脉和副神经,是目前采用最广泛的一种术式。②功能性颈淋巴清扫术亦称保守性颈清扫术,该手术保留胸锁乳突肌、颈内静脉和副神经,或仅切除颈内静脉,保留胸锁乳突肌和副神经,优点是能较好地保留颈部和肩部的外形和功能。

(3) 护理:①保持负压引流通畅,观察引流液的颜色、性状和量,24 h 内引流液少于 20 ml 即可拔除引流管。②观察缝线边缘皮肤颜色及肿胀情况,如有皮肤肿胀、充血及异常分泌物时及时通知医生。③患者术后 1 个月禁食酸辣刺激性食物。④乳糜瘘的护理:颈段胸导管前邻左颈动脉鞘,切断颈内静脉后,解剖左颈部内下角时,极易损伤胸导管。乳糜瘘主要发生于左颈部,大多在术后 2～3 天出现。乳糜液量逐日增加,24 h 量可超过 500 ml,外观为乳白色、均匀、无臭,无絮状块。发现乳糜瘘后,立即停止负压吸引,局部加压包扎,观察 1～2 天,若流量有所减少则继续加压,一般 1 周后多可自行愈合。如无效,则须打开创口找到破口处给予缝合,或充填纱布压迫。观察有无乳糜胸症状发生,如果乳糜液进入两侧胸腔并发乳糜胸时,可出现胸前压迫感、呼吸不畅、气促、脉快、面部发绀,严重时可出现休克,应及时协助医生给予相应的对症处理。⑤全身支持疗法,如给予高热量、高维生素、高蛋白、低脂肪饮食,必要时输血或血浆;嘱患者禁食乳类、脂类含量高的食物。

12）化疗护理

（1）保持环境整洁、空气清新。病房用紫外线空气消毒每天 1 次,地面消毒每天 2 次。控制探视人员。

（2）饮食护理:化疗常引起恶心、呕吐,故可安排在饭前进行,并在化疗前 1 h 和化疗后 4～6 h 遵医嘱合理使用镇吐剂,以减轻胃肠道反应。化疗期间给予清淡、无刺激性、低纤维、富含维生素、易于消化、营养丰富的饮食,避免摄入易产气的食物。因口腔疼痛而致进食困难患者给予 2% 普鲁卡因水溶液含漱,止痛后再进食。鼓励患者多饮水,每日入量在 3 000 ml 以上以保持水、电解质平衡。

（3）做好口腔护理:预防口腔炎及口腔溃疡的发生。嘱患者多次饮水以减轻药物对口腔黏膜的毒性刺激。发生口腔炎时,可用 2% 雷夫奴尔和 1% 过氧化氢溶液交替漱口,并口含西瓜霜片等。嘱患者不要使用牙刷,可用棉签轻轻擦洗口腔牙齿。溃疡者用甲紫或紫草油涂抹患处,涂药前先轻轻除去坏死组织。

（4）保护血管:使用血管一般由远心端向近心端,由背侧向内侧,左右臂交替使用,避免反复穿刺同一部位。确保液体输入通畅、无外渗后再更换化疗药物。药物浓度宜稀,输液速度宜缓。

（5）药液外漏的处理:如果注射部位刺痛、烧灼或水肿,则提示药液外漏,须立即停止用药并更换注射部位。漏药部位采用等渗硫酸钠或等渗盐水进行局部皮肤封闭,可局部应用清热解毒、活血化瘀药物如金黄膏、青敷膏等外敷或 50% 硫酸镁湿敷。

（6）发热反应的护理:平阳霉素是临床常用的术前化疗药,患者首次使用时注意监测体温变化,发热时给予对症处理并做好记录。再次化疗时,在输入化疗药半小时左右遵医嘱预防性使用降温药,避免发生发热反应,常采用吲哚美辛栓半粒纳肛。

（7）定期监测白细胞计数及重要脏器功能。

（8）注意保暖,预防感冒。

13）放疗护理

（1）术后放疗应在伤口完全愈合后,全身状况基本恢复后开始。

（2）口腔护理:因放射线损伤唾液腺及黏膜所引起的口干、咽痛、口腔溃疡是颌面部肿瘤患者放疗时最常见的反应。可食清凉、无刺激性的饮食,避免坚硬、粗糙的食物。口干者多饮水及富含维生素 C 的果汁;咽痛严重者,可在饭前含漱 2% 普鲁卡因水溶液。

（3）皮肤护理:保持照射野皮肤清洁干燥,照射皮肤的标记清晰。切忌手指抓搔皮肤,内衣柔软、宽大,避免刺激,忌用肥皂擦洗,皮肤上不贴橡皮膏,避免阳光直射,脱屑时避免强行撕皮。出现水疱者,外涂硼酸软膏后包扎 1～2 天,渗液吸收后再行暴露疗法。

（4）放疗前后半小时不宜进食,以免加重厌食。

（5）放疗期间鼓励患者多饮水或给予静脉补液，以促使毒素排出。及时加用升白细胞和血小板的药物。白细胞计数呈明显降低者，应暂停放疗，积极处理，待白细胞计数恢复正常后继续治疗。

14）粒子植入术后护理

（1）向患者及家属解释^{125}I粒子释放的射线能量较低，对周围人群的影响较小。粒子植入治疗的1～2个月内孕妇和儿童应与患者保持一定的距离，避免对他们的辐射。

（2）术后尽量安排患者住单独的病房，减少与其他人的密切接触，减少活动范围。

（3）并发症的预防和处理。①发热：由粒子发挥作用刺激肿瘤所致。术后患者出现发热，体温波动在37.5～39℃，一般2～3天体温恢复正常。嘱患者多饮水，体温过高时给予物理降温，根据医嘱给予退热药降温，补充液体，卧床休息。②局部疼痛：穿刺部位可有触痛、肿胀，但不严重，一般不做处理。护理人员应耐心做好解释工作，分散患者的注意力。疼痛较重者可以根据医嘱予以止痛药物，疼痛持续加重者应及时报告医生予以处理。③伤口渗血：由于穿刺点小，出血较少，给予包扎止血即可。④粒子移位或脱落：颌面部肿瘤大多为体表浅肿瘤，术后须告知患者避免上下颌骨、头颈部的剧烈活动，避免体位突然改变及颌面部碰撞挤压，以免引起粒子的移位、脱落。如果发生粒子脱落，嘱患者切忌用手抓取，通知护士用镊子捡起放在特制的铅盒内，报告核医学科做妥善处理。⑤肺栓塞：是粒子植入术后最严重的并发症之一，故术后应密切观察患者的呼吸。若患者突然出现呼吸困难、胸痛、咳嗽、咯血，伴心率加快、发绀等症状，应立即报告医师处理，并嘱患者绝对卧床休息，勿深呼吸，避免剧烈咳嗽或用力活动。

15）粒子植入术医护人员操作规程和健康防护

（1）I的有效辐射半径是1.7 cm，大多数射线能量消耗在组织内，几乎没有射线穿透皮肤，也不会被人体吸收入血引起环境的放射污染，所以对于患者、家属和医务人员来说较为安全。但对于孕妇、儿童和小动物等特殊群体，在粒子治疗后1～2个月，最好与患者保持1.5米的距离。

（2）严格遵守操作规程：①操作前做好准备工作，穿戴好防护衣帽、佩戴个人剂量计；②分装粒子及粒子植入过程中应严格无菌操作，操作时动作应准确迅速；③废弃或污染的粒子应放进专门的金属容器中，标明个数、日期，放在固定的位置；④每次工作后认真检查桌面和地面是否有遗漏的粒子；⑤配置射线检查仪；⑥建立严格保管制度，放射源应专门保管，建立使用登记制度；⑦医护人员要定期查体，进行个人剂量的检测等。

（3）护理人员在保证质量完成工作的前提下，尽可能减少与放射源接触的时间。

五、健康教育和出院指导

（1）保持口腔卫生，每次进食后用漱口液漱口，避免伤口感染。

（2）术后第1、3、6个月复查，若有不适随时就诊。

（3）坚持功能锻炼，避免肢体的失用性萎缩，直至完全恢复。由于颈清术中副神经和一些重要颈部解剖结构的损伤，患者术后常常出现肩功能障碍和颈肩综合征。训练方法如下:①术后第一天,患侧肘部屈伸运动,屈腕活动,患侧手握拳或握弹力橡胶圈,每次 5～10 min,每天 5 次。②术后第二天,患侧手梳头运动,颈部直立,肘部自然抬高,手触及枕部,每次 5～10 min,每天 5 次,用患侧手刷牙洗脸。③术后第三天,用健侧手握住患侧手腕曲肘关节,触及健侧肩部,10～20 min,每隔 2 h 练习 1 次。④术后第四天,患侧手越过头顶触摸健侧耳,每次 10～20 min,每隔 2 h 练习 1 次。⑤术后第五天,练习肩前屈、肩关节环转活动,进行前举、后伸、侧举、内收、内旋和外转运动,每次 10～20 min,每天 5 次。⑥术后第六天,颈部运动,包括前屈、后仰、左右侧弯、转动头部等动作,每个动作做 5～10 次,每次 10～20 min,每天 5 次。

(4) 实施粒子植入术后健康指导。①加强身体锻炼,提高身体素质。②注意保护粒子植入区域,避免皮肤破损或粒子脱出。③随访:粒子植入治疗后的第一天,患者应进行 CT 扫描,目的是检查每个粒子在肿瘤内的精确位置(粒子在 CT 成像上呈高密度影,清晰显示粒子的数量及位置)。4～6 周后随访 1 次,而后每 3 个月随访 1 次,随访 2 年;以后每年随访 1 次,直到 5 年。

(张军)

第八章 口腔颌面头颈肿瘤手术麻醉护理和手术室安全管理

第一节 手术麻醉特点及麻醉选择

一、手术麻醉特点

(一)麻醉与手术相互干扰

口腔颌面部以及颈部邻近呼吸道,手术与麻醉操作往往相互干扰。在口腔颌面严重出血伴有窒息或严重缺氧时,麻醉气管插管等急救措施与手术止血争分夺秒地同时进行,两者既相互影响又缺一不可。

(二)维持气道通畅难度较大

口腔颌面外科患者常因颌面部肿瘤、放疗或小下颌等因素导致不同程度张口受限,致使麻醉诱导和气管内插管均有一定的困难和危险,也增加了麻醉苏醒期呼吸道危险的发生率。若术中出血、分泌物或胃内容物反流误吸进入呼吸道,容易导致呼吸阻塞、窒息、吸入性肺炎、肺不张等并发症。此外,术中气管导管脱出或扭转也可能引起急性呼吸道问题。为了维持呼吸道通畅,麻醉前应认真检查和评估,麻醉诱导用药、方法的选择也要谨慎。

(三)老年患者比例高

在口腔颌面头颈肿瘤手术的患者中,老年患者占比较高。老年人常会伴有高血压、慢性阻塞性肺疾病、心肌缺血或梗死、心律失常、心力衰竭以及水电解质紊乱和酸碱平衡失调等内科合并症。另外,由于肝、肾血流量下降和脏器功能衰退,麻醉期老年人体内药物的生物转化和排泄也将发生改变。以上这些因素均可使老年患者对手术的麻醉耐受力显著降低,围手术期易发生心、肺、脑、肾等意外情况。因此,积极控制内科合并症、使生理功能调节至较佳状态,对提高老年患者的手术麻醉耐受力至关重要。

(四) 手术失血较多

口腔颌面部血供丰富,手术过程中出血量较大,多见于神经纤维瘤、上颌骨肿瘤等手术。因此,手术前要精确估计失血量,麻醉中应加强循环功能监测;必要时采取控制性降压并及时补充血容量,防止发生失血性休克。

(五) 麻醉恢复期呼吸道并发症多

口腔颌面头颈部肿瘤切除游离皮瓣移植术后,局部过度肿胀或分泌物滞留往往影响正常呼吸;颌间固定过早、气管套管脱落或移位、手术切除颌骨及其附着的肌肉、麻醉后体位和头位摆放不当及清醒不够等,也有碍于患者保持呼吸道通畅。在麻醉恢复期,上述情况若处理不当易引发一系列呼吸道并发症,应予以重视。必要时,应在手术结束后行预防性气管切开。

二、手术麻醉选择

局部麻醉(简称"局麻")和部位阻滞麻醉对生理干扰小,易于管理,在口腔颌面外科应用广泛。局麻适用于部位浅表、范围小的手术。部位阻滞麻醉主要包括神经阻滞麻醉和椎管内阻滞麻醉。神经阻滞麻醉要求操作者能熟练掌握支配手术区域的神经丛和神经干的分布、走向和阻滞方法,缺点是手术区痛觉阻滞不易完善。对于精神紧张、焦虑的患者,可在局部或部位阻滞麻醉的基础上,辅助应用镇静、镇痛药物以完善麻醉效果。

口腔颌面头颈肿瘤手术麻醉要求平稳、镇痛完全,常不需要特别的肌肉松弛作用。随着现代医学的发展,人们对全麻的认识已发生转变,对手术中无知晓和手术过程遗忘有了新的要求,如今患者更愿意在安全、舒适的全麻状态下接受手术。由于口腔颌面外科手术涉及口腔、头、面、颈等部位,手术野多在气道入口处,因此气管内插管全麻应是较为理想的麻醉方式。

第二节　全身麻醉护理

一、麻醉前访视和护理

麻醉前访视的主要内容包括麻醉前评估和麻醉前教育。每一个患者对手术麻醉都存在着紧张和恐惧,充分调动患者的主观能动性,使之积极配合麻醉、配合手术是治疗成功的关键。麻醉护士需在术前一日进行麻醉前访视,对患者病情进行再一次的综合评价,同时麻醉前访视也是与患者进行沟通交流的良好时机。

(一) 麻醉前访视的目的

(1) 通过麻醉前访视,麻醉护士可以对患者进行全面的麻醉前评估,根据评估结果中的相关危险因素对患者进行个性化麻醉前教育。

（2）缓解患者麻醉前的恐惧心理，指导患者知晓并熟悉围麻醉期的相关注意事项，减少焦虑。

（3）通过病史复习和体格检查，掌握患者的情况，评估患者的麻醉及手术耐受性，制订麻醉护理计划，以便在围麻醉期实施正确的护理，采取有效护理措施积极预防术中、术后可能的并发症。

（二）麻醉前访视内容

1. **查阅病史** 与主管医生、护士联系，了解患者的全部病历资料，了解患者的一般情况，包括生命体征、诊断、拟定手术名称、麻醉方式等，并有针对性地询问患者的个人史、既往史、过敏史、现病史以及手术麻醉史。

2. **气道评估** 口腔颌面头颈肿瘤手术患者麻醉前访视最重要的是识别上呼吸道的损伤或上呼吸道解剖异常。充分的麻醉前气道评估是及时发现困难气道，减少未预料困难气道发生的重要手段，也是正确处理困难气道、做好充分准备的前提。询问患者既往手术麻醉史以及是否有困难气道的发生是一种简便有效的方法。另外，还需询问患者的睡眠呼吸暂停综合征和打鼾病史，某些先天或后天的疾病，例如强直性脊柱炎、类风湿关节、戈尔登综合征（Goldenhar syndrome）、特纳综合征（Turner syndrome）等。口腔部位的解剖特点与困难气道发生密切相关，麻醉护士也应通过体格检查发现气道病理或解剖异常，如观察患者的上门齿的长度、自然状态下闭口时上下切牙的关系、下颌骨的发育和前伸能力、张口度、上腭的形状、下颌空间顺应性、甲颏距离、颈长和颈围、头颈活动度等。

3. **整体评估** 建立良好的护患关系，加强患者和麻醉护士之间的交流与互动。对患者的一般身体情况进行观察和检查，如观察有无发育不全、营养障碍、贫血、脱水、浮肿、发热及意识障碍等；测身高、体重，了解近期体重变化；询问女性患者是否在月经期；检查患者的重要脏器功能状态；查看实验室检查结果等。掌握患者的整体情况，更好地做好手术麻醉前准备。评估患者的心理状态和配合程度。询问患者和家属对麻醉和手术有何顾虑和具体要求，并进行相应的解释。

4. **健康教育鼓励患者参与术前麻醉护理方案的制订** 鼓励患者提高自我生活技能，并参与到术后的护理工作中，如腹式呼吸、咳嗽、卧位等，增强患者对手术麻醉及康复的信心，从而加快术后康复；明确患者禁水、禁食的确切时间；向患者提供人性化护理，例如更换医院配备的衣裤、不要佩戴珠宝或其他饰品、取出活动性义齿，不要携带手表等贵重物品去手术室等。

5. **麻醉前访视结束** 麻醉前访视结束后，将口腔颌面头颈肿瘤手术麻醉的风险结合各种患者信息、既往病史、体格及实验室检查结果进行综合评估分析，最终比较全面地评估出患者的麻醉耐受力和全身状况。从护理角度出发，对手术麻醉中可能出现的预见性问题，制订最佳护理计划并采取积极有效的措施进行预防，为围麻醉期护理质量的提高打下良好的基础。

二、麻醉前护理准备

由于口腔颌面头颈肿瘤多位于气道入口处,手术时气管内插管全麻应是较为理想的麻醉方式。另外,常有困难气道或采取经鼻插管,麻醉科护士须积极主动配合。在麻醉诱导期必须做好充分的麻醉前评估和充足的药品和仪器、器具准备。

(一) 药品准备

麻醉诱导前,麻醉护士必须将相关麻醉药品准备完善妥当,这也确保了整个麻醉过程的安全性。通常口腔外科手术麻醉前药物有静脉麻醉药物、肌肉松弛药物、镇静镇痛药物及拮抗药物、吸入麻醉药物以及常规抢救药品等。

(二) 仪器与器具准备

(1) 困难气道用物,如喉镜、引导导丝、纤支镜、可视喉镜、喷雾器、喉罩等。

(2) 经鼻插管用物,如喉头喷雾器、利多卡因胶浆、插管钳、牙垫备用、合适型号的加强型导管或经鼻异型导管等。

(3) 与呼吸道相关的一次性物品,如呼吸回路、气管导管、人工鼻、牙垫、气管固定器、吸痰管、吸氧面罩、通气道、气管插管置换导丝等。

(4) 与静脉通路相关的一次性物品,如中心静脉穿刺套件、动脉留置针、压力监测传感器、镇痛泵、三通、连接管等。

(5) 麻醉前应检查麻醉设备,确保麻醉机呈备用状态,保证其使用过程中正常工作,从而保障患者的安全。

(6) 在整个麻醉过程中,麻醉医护人员都必须对患者的生命体征进行实时监测。麻醉护士应在麻醉前检查监护仪的工作状态,对仪器设备进行时间及参数的检查校对并记录。

(三) 患者准备

(1) 核对患者信息,包括正确的患者、正确的麻醉、正确的手术、正确的相关操作;鼓励患者有充分心理准备,自带必备急救药;确认术前气道炎症得到控制,听诊双肺呼吸音,评估气道。

(2) 查看近日患者生命体征,有无呼吸道炎症,询问患者有无合并呼吸系统疾病等。

(3) 评估气道、口、鼻腔情况,看病变部位是否影响插管,按要求准备插管用物(困难气道清醒插管或经鼻插管)。

三、麻醉期间的监测护理

在口腔手术麻醉中,建立一套以患者为中心的麻醉监测护理体系(active-PATIENT),动态、循环、全面、高效地进行麻醉期间监测护理,使麻醉护士工作流程更加规范化,从而确保围麻醉期的护理安全。

（一）人员管理及职责

根据相关文件,手术间麻醉护士与实际开放手术间数量比≥0.5∶1,每位麻醉护士对相应的手术间进行责任制管理,主动严密观察手术麻醉进展,为下一步麻醉方案的落实作出相关准备。

（二）护理要点

1. P:患者信息(patient)、体位(position)、皮肤保护(protect)　麻醉护士应再次对手术麻醉患者的基本信息、身体情况进行核查确认,包括用药过敏史、身体状况分级、患者麻醉持续情况、手术进展等。麻醉护士应根据患者的身体状况、营养状况、皮肤情况、体位等,与手术室护士共同合作,保持皮肤清洁,及时清除面部血迹。针对特殊患者做出个体化预防压力性损伤护理计划,如口腔手术患者经鼻气管插管者较多见,应充分考虑鼻部压力性损伤的防护;另外,其护理计划也应考虑体位对气道的影响、对麻醉维持期评估的影响。

2. A:气道管理(airway)　口腔手术患者因疾病或手术部位的特殊性,维持气道通畅难度较大,麻醉诱导和气管内插管均有一定的困难和危险,也增加了麻醉苏醒期呼吸道危险的发生率;若术中出血、分泌物或胃内容物反流误吸进入呼吸道,容易导致呼吸阻塞、窒息、吸入性肺炎、肺不张等并发症。因此,在整个手术麻醉中,气道通畅度、呼吸功能监测护理是重中之重,主要包括以下内容。

（1）呼吸运动频率、节律、幅度、方式(胸式或腹式呼吸)等。

（2）呼吸音双侧是否对称、有无分泌物、咽喉支气管痉挛等异常呼吸音。

（3）皮肤、黏膜、口唇、指甲的颜色。

（4）血氧饱和度监测反映血液中运输氧气的状态,与动脉血氧分压具有较好的相关性。

（5）动脉血氧分压监测,轻度低氧血症者动脉血氧分压 50～60 mmHg;中度低氧血症者动脉血氧分压 30～49 mmHg;重度低氧血症者动脉血氧分压<30 mmHg。

（6）全身麻醉下控制呼吸时常用监测指标,包括潮气量(tidal volume, VT)、每分通气量(minute ventilation, MV)、气道峰压(peak airway pressure, PAW)和呼吸末二氧化碳分压。

（7）呼吸末二氧化碳分压正常值为 35～45 mmHg,正常二氧化碳波形分为四段:吸气相基线、呼气上升支、呼气平台和呼气相下降支。

气管导管置管成功后,及时查看导管刻度并固定妥帖,确保气管导管的气囊压力呈有效状态,必要时告知术者予以缝扎固定导管,防止术中气管导管意外脱出。口腔手术常用纱布条填塞于咽腔,使口腔内手术区与呼吸道完全隔离,有效防止误吸;分泌物和渗血较多时,充分吸引,导管套囊压力要足够防止流入气管。气切患者切口处可覆盖无菌生理盐水纱布。麻醉护士应定时监测呼吸支持设备的正常有效运行及呼吸管路的情况,避免导管扭曲、弯折,严密观察呼吸道梗阻、水肿等情况。

3. T:体温监测(temperature) 麻醉期间体温变化可受到许多外界因素的影响,如气候与环境的改变、药物、输血与补液、低温麻醉、术中热量散失、体外循环手术时的降温与升温措施等。麻醉护士应每隔30 min记录体温,并确保患者中心体温＞36 ℃。必要时应给予保温措施,如提高手术室室温、使用液体加温装置、加温毯、暖风机等。

4. I:动、静脉通路(inventions) 麻醉监测期,动、静脉通路包括外周静脉通道、动脉置管、中心静脉导管(central venous catheter,CVC)、漂浮导管、经外周静脉穿刺的中心静脉导管(peripherally inserted central venous catheter,PICC)等。麻醉护士应确保每次静脉输液、给药、输血前必须确定导管在血管内;时刻观察补液速度及补液位置观察,有无红、肿、热、痛等异常表现。

监测有创动脉压、中心静脉压时,应时刻注意保持管道通畅,随着体位变动调整压力传感器的位置;保证加压袋内有足够的压力。每次留取动脉血标本后,及时肝素稀释液冲洗导管,避免堵管或血栓形成;密切关注动脉血气分析结果,常用指标包括血液pH值、动脉血二氧化碳分压、动脉血氧分压、标准碳酸盐和实际碳酸氢盐、碱剩余和标准碱剩余、血氧和度等。动脉置管拔除后,压迫止血时间＞5 min。

对患者的皮肤、口唇、巩膜、球结膜、眼结膜及黏膜色泽进行评估。同时,麻醉护士应有效地对体内红细胞比容和血红蛋白动态变化作出失血量的初步判断。

5. E:电子监护仪器(electric care monitor) 心电监护仪监测项目包括连续监测无创/有创血压、心电图的改变、呼吸、血氧饱和度等。手术麻醉中监测一般选择五导联心电监测。麻醉护士应做到:

(1) 避开手术消毒范围,以免影响手术。

(2) 贴电极片之前,确保皮肤完好无损,局部无炎症、硬结、过敏等。

(3) 根据导联提示选择导联位置,防止人为因素导致波形异常;调节波幅大小,便于术中观察。

(4) 监测心率(脉搏):一般情况下脉搏和心率是一致的,但某些心脏疾病患者术中须同时监测心率及脉搏。调节合适的波形幅度,以免波幅过大干扰仪器监测结果;心电监护被干扰的情况下,听诊心音或触摸颈动脉搏动。

(5) 避开手术消毒部位,选择健康侧肢体,必要时可选择下肢。

(6) 尽量避开补液通路、血氧监测一侧肢体;如无法避免补液通路,可适当延长测压间隔时间;袖带下垫保持无菌,防止长期测压造成的皮下淤血。

(7) 对于监护仪报警时先查看报警原因,再有针对性地检查报警故障来源,处理相应的问题。

(8) 肌松仪监测项目:通过测定呼吸运动如潮气量、肺活量、每分通气量和吸气产生的最大负压来测定肌松药的作用。

(9) 麻醉深度监测:双频谱指数(bispectral index,BIS)能够测定麻醉药对大脑的作用,特别是麻醉的催眠作用,防止患者术中知晓及避免过深麻醉。BIS范围为0～100,数值越大表示患者越清醒,反之提示患者大脑皮质的抑郁越严重。

6. N：麻醉用药情况（narcotics）　麻醉护士应明确麻醉药物的药理知识、药物使用先后顺序、正确抽吸、不良反应及处理原则。对于吸入性麻醉药物，知晓其临床规范用量，配合医生进行操作及检查。如出现麻醉机药物泄漏，应即刻检查麻醉机性能、钠石灰罐是否安装到位、密封圈是否破损，并立即加固安装、更换密封圈，确保麻醉机正常工作。

遵医嘱配置麻醉药物，做到现配现用，掌握各类静脉麻醉药物的用法和用量，确保用药安全，使患者平稳度过围麻醉期。

7. T：置管情况（tubes）　麻醉维持期间应保持各类导管的通畅，防止扭曲。应及时观察各类置管的引流情况，包括颜色、性质、引流量。尤其应注意留置导尿情况：①保证尿管通畅、固定牢靠，准确记录插入尿管的时间、首次排入尿袋内的尿量颜色；②结合麻醉中出入量、动脉压、中心静脉压情况，有助于判断患者体内循环状况。

四、麻醉恢复期护理

麻醉恢复期是指停止应用麻醉药到患者完全清醒这一时期。口腔颌面头颈肿瘤患者全麻手术后，由于麻醉期间发生的循环、呼吸、代谢功能紊乱未彻底纠正，全麻药物的残余作用尚未消失，患者保护性反射尚未完全恢复，容易发生呼吸道梗阻、通气不足、恶心呕吐、误吸及循环功能不稳定等各种并发症。应在麻醉后监测治疗室进行复苏。除按病情需要在术后继续进行一段时间的机械通气支持外，全麻后及早苏醒有利于患者重要器官自主调节能力的恢复，有利于术后康复护理。口腔手术患者全麻后拔除气管内导管是具有风险的时刻，需根据患者的病情、苏醒情况来决定是否拔管，也是需要护理配合的关键时期。

麻醉恢复期护理要点如下：

（1）定人、定期清点麻醉恢复室的常备药品、物品、设备，定期检测呼吸机、监护仪、除颤仪、负压吸引器等急救设备性能，确保成备用状态。

（2）根据患者的具体情况及时准备各类麻醉恢复期用物。患者进入麻醉恢复室后及时进行评估，并根据患者情况，遵医嘱及时给患者吸氧或必要时连接呼吸机辅助呼吸。

（3）麻醉护士至少每 5 min 记录一次患者生命体征（电脑系统自动采集），如有病情变化随时记录；非电脑系统自动采集，应至少每 15～30 min 记录一次患者麻醉恢复期的生命体征，有特殊情况时，应随时记录并加强监测。严密观察病情变化，出现异常立即向麻醉医师报告并严格执行医嘱。

（4）患者拔管后监测意识、呼吸频率、心率、血压、脉搏氧饱和度、体温和疼痛情况。使用特制的二氧化碳监测面罩能早期发现气道梗阻。声波呼吸频率监测可以准确地连续测量呼吸频率，监测是否发生气道阻塞或呼吸窘迫。脉搏氧饱和度监测易受周围环境影响，并不适合作为通气监测的唯一指标。预警信号包括拔管后气道相关并发症危险因素，喘鸣、血性痰液、阻塞性通气症状和躁动常提示气道问题，而引流量、游离皮瓣血供、气道出血和血肿形成常提示手术方面的问题。

（5）保持床单位平整清洁，确保各管路通畅有效，各种引流管路标志清晰，不可互相缠绕，摆放位置合适，避免受压，及时观察引流物颜色、性质及量，如有异常及时通知医生。鼓励患者咳痰、深吸气、协助患者变换体位，协助麻醉医师及时治疗患者。遵医嘱吸痰，配合拔管。

拔管前麻醉医师及护士应警惕原已经存在的气道情况，并对可能需要再次气管内插管的情况做好准备。麻醉护士配合麻醉医生进行拔管，及时给予吸氧，吸引气管导管内、口腔内和咽部异物；拔管前正压通气、面罩给氧，监测血氧饱和度，估计是否有气道梗阻或通气不足的征象。

（6）做好患者的围手术期护理交接工作，麻醉护士需了解患者的相关麻醉记录；对术前重要病史、合并症及其处理、困难气道、留置导管、术中输血与输液量、特殊用药等情况的特别提醒；对特殊外科情况观察如引流量等，并做好围手术期护理记录单的记录；患者出复苏室时，应护送至病房或术后重症监护室，并严格交接，认真填写电子转运交接记录单；

（7）严格消毒隔离制度，做好医院感染的预防和控制工作；做好仪器设备清洁消毒盒药品的管理；保持恢复室内整洁、安静。

五、手术全麻常见并发症及护理

（一）气管内插管并发症及护理

气管内插管并发症的发生多系操作不当所致。常见的并发症有损伤、出血、喉头水肿、神经反射性意外和声带麻痹等。

1. 损伤　常因使用喉镜不当和插管方式粗暴所致，可导致上前牙松动脱落、下唇切压伤和血肿、梨状窝损伤，甚至发生颈部皮下气肿，造成患者呼吸困难。注意事项如下：①进行规范化操作，避免在咀嚼肌未松弛时勉强用喉镜暴露声门，或以上前牙为支点用力向后扳压喉镜；②安放喉镜时注意保护下唇；③避免喉镜放入过猛过深以及在盲探插管时用力粗暴；④若造成患者颈部皮下气肿，配合医生用粗针头在患者颈部皮下穿刺吸出血肿。

2. 出血　多因损伤所致，特别是鼻腔插管，如遇阻力仍勉强插管，可造成严重的鼻腔出血。鼻腔出血时应放低头位，在鼻腔内滴入 1% 麻黄碱溶液，并立即更换较细的气管导管进行导管内吸引和给氧。如在插管未成功前，患者鼻腔大量出血造成窒息，应立即协助医生做气管切开术，吸出气管内分泌物，同时给氧并密切注意患者的生命体征。

3. 自主神经反射性意外　口腔外科全麻的诱导期常历时较长，有时因患者张口受限，或在麻醉前已有部分上呼吸道梗阻现象，患者往往有不同程度缺氧和二氧化碳蓄积。在浅麻醉下进行此类患者气管内插管或拔管术，可能导致迷走神经系统兴奋而发生喉痉挛、心律失常甚至心脏停搏。在麻醉诱导期，积极配合医生给患者供氧，避免患者的缺氧和二氧化碳蓄积，保持诱导麻醉平稳，时间尽量缩短，应避免在浅麻醉下勉强插管等不良操作。一旦发生心搏骤停,立即进行心肺复苏。

4. **喉头和声门下水肿**　小儿特别容易发生,一般在术后短时间内就可出现喉鸣、声音嘶哑、呼吸困难等症状,严重者在吸气时伴三凹征,严重发绀,大汗淋漓,心率加快。应立即给氧,遵医嘱给予静脉镇静药物,雾化吸入。当上呼吸道梗阻症状加重时,配合医生行气管切开术。

5. **声带麻痹**　多见于颈部手术、气管手术或气管插管操作粗暴。喉返神经受累引起声带麻痹可能是一过性的,喉返神经切断可能是永久性的损伤。单侧声带麻痹可引起误吸;双侧声带麻痹是严重并发症,可导致上呼吸道完全梗阻,常见于喉癌或气管肿瘤根治术。可通过患者能否有效咳嗽及发声判断喉返神经受损情况。必要时协助医生行气管内插管,如为永久性,须行气管切开并做好气道护理。

(二) 上呼吸道梗阻

口腔外科手术后发生上呼吸道梗阻是常见的并发症,原因多为舌后坠,喉痉挛,手术区水肿、血肿或手术方式(如腭裂患者行腭咽成形术使原有的咽腔缩小),或加压绷带包扎过紧所致。

1. **舌后坠**　由于患者全麻后恢复不完全,肌力恢复较差,舌体向后阻塞部分咽腔,并阻碍了气道所致。取侧卧位或仰卧位托起下颌,如梗阻不能解除则需经鼻或口放置通气道,必要时行配合插入气管导管或喉罩。

2. **喉痉挛**　是喉头肌肉痉挛使声门关闭而引起上呼吸道的功能性梗阻,多发生于术前有上呼吸道感染未痊愈的患者,特别是小儿患者。因患者气道应激性增加,咽喉部充血,口腔内术后口内分泌物较多,若吸引不及时或过度刺激,都可能诱发喉痉挛。护理要点如下:①及时清除患者口腔或气管导管内分泌物和刺激物,采取提下颌或托起下颌以开放气道,应用简易呼吸器或麻醉机 100% 纯氧加压给氧;②加深麻醉(如加大吸入麻醉药浓度,静脉注射麻醉药);③遵医嘱使用解痉药(如氨茶碱、沙丁胺醇)、糖皮质激素(如地塞米松、氢化可的松等)。

3. **气道水肿**　以小儿多见,术前有上呼吸道感染病史者,过敏反应及头颈、口腔内手术者应特别注意;其次为肥胖、颈短、会厌宽短、声门显露困难、反复行气管插管者。护理措施:雾化吸入 0.25% 肾上腺素 0.5～1.0 ml,必要时每 20 min 重复使用;静脉注射地塞米松($0.15\,mg/kg$),每 6 h 1 次。已拔管患者采用面罩吸入纯氧,头部抬高,若经处理不能有效缓解,尽早准备行配合紧急气管切开术。

4. **手术切口血肿**　如在甲状腺手术、颈淋巴清扫术、颈动脉内膜剥脱术后。颈部血肿压迫可引起静脉和淋巴回流受阻、严重水肿;颈部血肿必须立即处理。用面罩给予纯氧并行气管内插管,同时立即通知手术医生并准备好手术室探查。如果不能迅速完成气管插管,切口必须立即打开,暂时缓解组织受压充血和改善气道通畅。

5. **误吸**　是一种严重的气道急症,异物(如牙齿、食物)、血液、胃内容物是 3 种临床常见的误吸物。麻醉诱导前给予患者抗胆碱药物,术后置胃管以吸引胃内容物,待患者气道反射完全恢复后才考虑拔管。由误吸引起低氧、气道阻力增加、肺不张或肺水肿,须给予氧疗、内源性呼气末正压(intrinsic positive endexpiratory pressure,PEEP)、持续气道正压通气(continuous positive airway pressure,CPAP)、机械通气等支持治疗及护理。

(三)支气管痉挛

支气管痉挛是因支气管平滑肌痉挛性收缩,气道阻力骤然升高,呼气性呼吸困难,引起严重缺氧和二氧化碳蓄积。若不及时纠正,可引起患者血流动力学改变,甚至发生心律失常和心搏骤停。

对既往有呼吸道疾病的患者,应仔细了解其病史,术前进行呼吸功能检查,指导术前禁烟2周以上,若近期有急性炎症发作,应延缓择期手术2～3周。发生支气管痉挛后,首先应明确诱因,消除刺激因素。因麻醉过浅,应加深麻醉,正压给氧;及时清除气道分泌物、渗血;遵医嘱合理用药,注意观察用药后反应直至病情缓解。

(四)低氧血症

低氧血症是指血液中含氧不足,动脉血氧分压低于60 mmHg,主要表现为血氧分压与血氧饱和度下降。由于手术和麻醉的影响,口腔外科手术后患者可能存在通气和换气功能不足,通气和血流比例下降,常见原因有通气不足、上呼吸梗阻、支气管痉挛、气胸、肺水肿等。具体护理措施如下:

(1)为防止低氧血症发生,口腔科患者术后进入麻醉苏醒室应常规进行吸氧及血氧饱和度监测。

(2)保持呼吸道通畅,及时清除呼吸道分泌物。

(3)加强对气管插管患者全麻期间的管理,注意排除麻醉机回路的机械故障,交接时注意确认气管导管的位置和深度。

(4)拔除气管导管后,用面罩给予患者低氧流量氧气(2～4 L/min)吸入,以防麻醉镇静镇痛药引起的中枢性呼吸抑制。

(5)必要时遵医嘱动脉采血,做血气分析。

(6)进行术后镇痛,防止患者因伤口疼痛而拒绝深呼吸。

(7)指导和协助患者正确呼吸、咳嗽和咳痰。

(五)低血压

低血压是术后常见并发症,多因术中出血较多,未及时补充血容量导致血容量绝对不足,或麻醉药物导致外周血管扩张引起血容量相对不足,或心功能减弱导致心排血量减少。收缩压和(或)舒张压低于静息血压的20%～30%,即为术后低血压。具体护理措施如下:

(1)发现患者低血压时及时通知麻醉医师,遵医嘱用药。

(2)失血失液过多者,加快输液速度,必要时另行开放静脉增加输液量。

(3)伴有缺氧者,增加氧气浓度,辨别是否通气不足,及时处理。

(4)体温过低者调节空调温度,使用温毯,加盖棉被,输液加温等措施。

（5）观察伤口引流量及尿量，怀疑术后继续出血时立即通知手术医师。

（6）进行床旁心电图监测，对于无大出血现象，但患者主诉胸闷、胸痛呼吸困难者，须请心内科医师会诊。

（六）高血压

高血压多发生于手术结束后 30 min 内，尤其是术前合并有高血压的患者。常见原因有术后伤口疼痛，气管导管或导尿引起不适，低氧和高碳酸血症，膀胱、胃肠道的扩张性刺激等。收缩压和（或）舒张压高于静息血压的 $20\%\sim30\%$，即为术后高血压。若不及时治疗和护理可造成心力衰竭、心肌缺血、心律失常、脑血管意外等不良后果。具体护理措施如下：

（1）床旁心电图及血压监测。

（2）遵医嘱使用镇静、镇痛药物，减轻术后疼痛。

（3）纠正呼吸问题，改善通气。

（4）拔管前遵医嘱留置胃管，保证有效的胃肠减压。

（5）留置导尿患者做好解释工作，缓解焦虑、不适情绪。

（6）遵医嘱使用降压药，维持血压到正常范围或术前水平。

（七）心律失常

围手术期心律失常原因很多，术前合并心律失常、麻醉药物的作用、二氧化碳蓄积、电解质紊乱、低温及疼痛均可导致心律失常。临床常见的心律失常包括窦性心动过速、窦性心动过缓、阵发性室上性心动过速、房扑或房颤、室行早搏或室行心动过速等。具体护理措施如下：

（1）进行心电监测，评估患者心律失常类型，给予对症护理治疗。

（2）保持呼吸道通畅，吸氧，防止低氧血症发生。

（3）对症处理患者主诉伤口疼痛、恶心呕吐、尿胀等。

（4）遵医嘱使用抗心律失常药物，纠正水电解质紊乱，维持循环稳定。

（5）必要时配合使用除颤仪。

（八）脑血管意外

脑血管意外包括缺血性卒中（约占 80%）及出血性卒中（约占 20%）。术中多难以及时发现，只有在术后发生苏醒延迟、意识障碍或反应发生脑血管意外相关部位的特殊体征（如昏迷、偏瘫、失语和病理性反射等）时才能发现。

全麻患者术后拔管前及与病房交接时评估患者清醒程度、指令完成度及四肢肌力。若怀疑发生脑血管意外，应保持呼吸道通畅，进行呼吸支持，请神经外科医师会诊，并陪同患者进行 CT、MRI 等影像学检查。

（九）低温和高热

1. 低温 室温过低、术中输入大量未加温的液体、手术野散热、手术创面用大量液体冲洗，以及全麻药物抑制体温调节中枢等因素均可导致体温过低（体温＜36℃）。体温过低可使麻醉苏醒延迟,出血时间延长,如发生寒战,会增加组织耗氧量。

患者在围手术期给予预防性低温措施,环境温度至少保持在 20～24 ℃,减少体表暴露,使用加温过的液体或血制品,如有条件可提供温毯、温液仪等设备。注意患者在苏醒期间的症状及主诉,有无颤抖、四肢冰冷,并加强保暖。口腔外科肿瘤或正颌等手术时程＞3 h 时应进行术中、术后体温监测;若发生低温现象,及时采取复温措施,使用加热设备,同时须注意患者尿量。患者体温未达 35 ℃,不得转出麻醉恢复室。

2. **高热**　手术中体表覆盖过厚的无菌单、麻醉前给予阿托品抑制出汗、输血输液反应、感染、恶性高热均可导致患者体温过高。体温过高可致基础代谢、耗氧量增加,高热还可致代谢性酸中毒、高血钾、高血糖。体温超过 40 ℃ 可出现惊厥。

围手术期应常规监测体温。如发现体温过高,一般先采用冰袋降温、酒精擦浴等物理降温方式,同时遵医嘱对体温过高导致的并发症进行对症处理,如进行动脉血气采集及分析。患者体温未降至 39 ℃,一般情况不得转出麻醉恢复室。

恶性高热是罕见的围麻醉期并发症,一旦处理不及时,患者可因循环或呼吸衰竭而死亡。麻醉护士应严密监测患者的体温、心律、皮肤、血压以及呼吸末二氧化碳的变化,特别是呼吸末二氧化碳监测对于早期诊断恶性高热具有重要价值。麻醉护士应根据医嘱:①给予镇静、解痉、利尿药物,迅速降低体温,纠正水电解质失衡;②尽早建立有创动脉压及中心静脉压监测;③使用变温水床、放置冰袋并大量输注较冷的平衡液等措施以控制患者体温;④充分给氧保持通气。

(十) 苏醒延迟

一般认为手术结束 2 h 后患者意志未恢复,对呼唤无反应,不能睁眼或抬手,对痛觉刺激无明显反应即可视为苏醒延迟。发生苏醒延迟原因可有镇静药物剂量过大、肌松药作用、患者呼吸功能不全、心血管功能障碍、体温调节功能障碍、代谢导致水电解质紊乱、血糖异常等均可致苏醒延迟。

苏醒期间应严密监测,常规监测心电、血压、血氧饱和度和体温,评价患者意识状态及肢体活动度,早期发现潜在的神经损伤,如血肿、手术敷料包扎过紧。对于苏醒延迟的患者,给予进一步监测和护理,如监测呼气末二氧化碳分压,做血气分析,观察患者的瞳孔大小、对光反射情况,记录尿量和各种引流液。遵医嘱进行病因治疗,保持患者呼吸道通畅或进行呼吸支持;及时纠正糖代谢及水电解质紊乱等;合理使用拮抗药物,观察患者用药后的反应;低温者予以复温。

(十一) 术后谵妄和躁动

谵妄和躁动是指患者的清醒状态受到极度的干扰,其注意力、定向力、感知能力及智力均受到影响,并伴有恐惧和焦虑。临床表现为患者麻醉未苏醒突然开始出现烦躁、尖叫等躁动表现,四肢和躯体肌张力增高,颤抖和扭动,发作后恢复平静,可能再次发作,谵妄状态持续时间长短不一。谵妄和躁动都是神经系统功能改变的结果,区别在于程度不同。

麻醉苏醒室护士应密切关注患者生命体征及意识状态,加强安全护理,在苏醒期间合理使用约束带,观察患者四肢血运,静脉注射部位,妥善固定各路引流管路。若患者发生躁动时给予约束与镇静,做好气管导管护理,防止患者因躁动导致气管导管脱出。对于导尿管不耐受患者,耐心向患者解释术后留置导尿的重要性,检查尿管是否通畅。对于其他原因如缺氧、低温、体位不适、心理紧张等不适引起躁动的患者,护理原则是解除诱因及对症护理,不应盲目使用强制性约束,应给予适当保护防止外伤及意外。

(十二)疼痛

手术过程中因麻醉药物作用,患者不会感觉疼痛。手术结束随着麻醉药效的减退,患者会逐渐感到疼痛,疼痛严重时会干扰患者正常的生理功能,例如影响通气功能,限制呼吸道分泌物的排出,血压升高、心率增快、恶心呕吐、尿潴留等。对于使用术后静脉自控镇痛的患者,应正确指导患者使用该镇痛装置,并做好使用效果回访记录,如因止痛药引起恶心、呕吐严重者,遵医嘱停用镇痛泵,保持口腔清洁,防止呕吐物引起误吸。

(十三)恶心、呕吐

口腔外科手术由于患者口内伤口填塞纱布,口内血液、唾液无法吞咽或吞咽过度,其术后恶心、呕吐发生率较高,造成患者的痛苦和不安。

具体护理措施:①避免患者恶心、呕吐,遵医嘱给予止吐药物治疗;②评估患者恶心呕吐的风险及原因,及时清除患者口腔内分泌物,吸引胃管内容物;③若发生恶心呕吐,指导患者头偏向一侧,及时吸引,防止患者误吸,给予吸氧及心理护理。

第三节 手术室护理安全管理

一、术前准备

(一)患者安全核查

为了杜绝患者在手术部位、手术种类、手术方式以及手术程序等方面的错误,各类手术都必须进行手术安全核查。手术安全核查包括病房术前核查、手术部位标示和三方核查程序。

1. 病房术前核查

(1)各类手术,都必须进行病房术前核查。

(2)病房术前核查一般在手术前一天,术前讨论完成并开出手术通知单后进行。

(3)病房术前核查由手术主刀医生进行。医务人员应当核查患者的身份信息、诊断和拟进行的手术,并确认已经获得该患者的病历信息、相关检查资料、知情同意书等有关资料。

（4）病房术前核查完成后，医务人员应当在病程录中记录核查情况，并签名、注明时间。

2. 手术部位标示

（1）对于涉及一侧的身体和器官、四肢、脊柱的各类手术（如左右侧脑、眼、耳、鼻腔、胸壁、肺、肾和手指、足趾、关节、附件等），术前必须进行手术部位标记；黏膜、婴幼儿或肛肠科等不能或不宜（患者拒绝）做标记的可以书面形式（手术标示图）说明部位，并签字确认。

（2）手术标记由手术主刀医生或其指定的参加手术的医生执行。

（3）择期手术的手术标记应在手术前一天进行，急诊手术应在手术当天进手术室前进行。医生使用不易褪色的黑色专用皮肤记号笔对手术部位进行标记。手术标记符号一般为空心圆，涉及左右肢体的可在患侧以"R"或"L"标示。禁止使用其他符号来标记手术部位或不可触及部位。

（4）手术标记时应让患者或家属参与，使其了解将进行的手术名称和手术部位，并再次确认患者身份、手术及手术部位标记正确。

3. 三方核查程序

1）核查人员和核查内容　所有手术必须进行三方核查，参加人员为手术医师、麻醉医师和手术室护士，核查主要内容为患者身份信息、手术部位、手术方式等。

2）三方核查　主要体现在以下三个环节。

（1）手术医师主导三方在患者入室后、麻醉诱导之前开始的安全核查：手术医生应读出手术患者姓名、住院号、病区床号、手术名称、手术部位、患者在手术台上的体位、拟使用的特殊器械、植入物或假体。麻醉医生、手术室护士等参加手术人员，确认手术医生所读信息正确的，应当口头表示"对"。任何人如对任何一点信息有任何疑问，应立即当场提出疑问。此时所有人员应重新对所有信息进行核实。口头核查时不能用"点头"、"摇头"或者"打手势"等方式代替。

（2）麻醉医师主导三方在患者皮肤切开之前的安全核查：麻醉医师主导核对手术部位、手术类型与切口清洁程度、麻醉分级和手术时间，以及术前、术中特殊用药情况等内容。

（3）手术护士主导三方在患者出手术室之前的安全核查：三方共同核查患者身份、实际手术方式，术中用药、输血的核查，清点手术用物，确认手术标本，检查皮肤完整性、动静脉通路、引流管，确认患者去向等内容。

以上每个环节三方核查完成后，均应在"手术安全核查表"上签名确认，"手术安全核查表"应纳入病历归档。

3）未进行术前三方核查者　不得进行手术，所有参加手术人员有权拒绝进行手术。

（二）体位安全

手术体位安放原则：在减少对患者生理功能影响的前提下，充分显露手术野，保护患者隐私。口腔颌面头颈肿瘤手术者选取头颈后仰卧位，以充分暴露术野。注意事项如下：

（1）保持人体正常的生理弯曲及生理轴线，维持各肢体、关节的生理功能体位，防止过度牵拉、扭曲及血管神经损伤。颈仰卧位需防止颈部过伸而引起甲状腺手术体位综合征。甲状腺手术体位综合征指在颈部极度后仰的情况下，使椎间孔周围韧带变形内凸压迫颈神经根及椎动脉，而引起的一系列临床症状，如术中不适、烦躁不安，甚至呼吸困难，术后头痛、头晕、恶心、呕吐等。

（2）保持患者呼吸通畅、循环稳定。

（3）注意分散压力，防止局部长时间受压，保护患者皮肤完整性。

（4）正确约束患者，松紧度适宜（以能容纳一指为宜），维持体位稳定，防止术中移位、坠床。

（5）注意保护患者眼睛，避免消毒液流入刺激甚至损伤球结膜、眼角膜。

（6）有颈椎病的患者，应在其承受限度内摆放体位。

（三）电外科安全

电外科（electrosurgery）是应用于外科手术室的一种高频电流手术系统。电外科集高频电刀、大血管闭合系统、超声刀、氩气刀、LEEP刀、内镜电切刀等众多外科高频电流手术设备于一体，并且通过计算机来控制手术过程中的切割深度和凝血速度，达到止血和凝血效果。规范此类电外科设备的操作规程，指导手术室护士正确评估、使用、维护电外科设备，减少操作过程中的安全隐患，最大限度地确保术中患者及医护人员安全。

1. 单极电刀

1）使用前评估

（1）环境：由于口咽部为潜在的负氧环境，须时刻注意麻醉的插管深度以及是否漏气；同时避免可燃、易燃消毒液在手术野集聚或浸湿布类敷料，保持床单位干燥。

（2）患者：评估患者的体重、皮肤完整性，是否佩戴金属饰品或体内植入物，如心脏起搏器、植入式耳蜗、骨科金属内固定器材等。

（3）设备：评估设备的功能状态及调节的模式、参数是否符合手术需求、连接线的完整性等。

2）操作注意事项

（1）选择患者合适的部位粘贴，如便于观察、肌肉血管丰富、皮肤清洁、干燥的部位，尽量避开文身区域。靠近手术切口部位，距离手术切口＞15 cm；距心电图电极＞15 cm，避免电流环路中近距离通过心电图电极和心脏。

（2）电刀功率选择的原则为达到效果的情况下，尽量降低输出功率。

（3）发现电刀头切割或凝血功能不佳，应及时清除电刀笔上的焦痂。

（4）术毕，缓慢地将负极板整片水平自患者身体上揭除，揭除后观察并清洁局部皮肤。

2. 双极电凝

1）使用前评估　根据手术需求设定双极电凝参数，根据医生需求选择合适的输出功率,确保功能状态良好。

2）操作注意事项

（1）使用双极电凝时,应使用生理盐水间断冲洗或滴注,保持组织湿润、无张力及术野清洁,避免高温影响电凝周围的重要组织和结构,减少组织焦痂与双极镊的黏附。

（2）建议使用间断电凝,每次电凝时间约0.5 s,可重复多次,直至达到电凝效果,避免电凝过度。

（3）及时用湿纱布擦除双极电凝镊上的焦痂,不可用锐器或电刀清洁片擦除,以免损伤镊尖的合金材质。

3. 超声刀

1）使用前评估　检查设备的功能状态,根据组织类型、血管的粗细选择合适的输出功率。

2）操作注意事项　开机自检,调节默认功率。术中清洗超声刀的刀头时,将刀头张开完全浸没于无菌蒸馏水中,利用手控或脚控开关启动超声刀,清洁刀头,避免与容器接触。焦痂严重时,用湿纱布擦拭超声刀刀头。

（四）术前用物准备

1. 器械及药品

1）器械包　肿瘤合并非肿瘤手术同期进行时,应铺设两个无菌器械台,准备两套器械包,一套用于切除肿瘤,另一套用于切取修复组织瓣及更换手术敷料后的创面修复。

2）敷料　同期手术时,敷料应准备两套,切除肿瘤后敷料应立即撤除,重新消毒并加铺无菌巾。

3）止血药品　口腔颌面头颈肿瘤的患者术中不使用肾上腺素作为表面止血剂,以防止肿瘤经血液扩散。移除肿瘤后,使用温蒸馏水和生物多糖冲洗胶液进行冲洗。血管吻合时,将20 ml利多卡因与2 ml肝素钠稀释在200 ml生理盐水中,间断冲洗血管吻合口,保持术野无凝结血块。

4）高值耗材　手术中如需使用,由手术医生术前谈话告知患者及家属,并在知情同意书中注明厂家、规格、数量、费用等,并于术前一天通知手术室按要求准备。如钛钉、钛板等植入物需要洗消灭菌时,应提前一天备齐并送至消供中心处置。

5）外来器械　如需使用,应通知厂家,要求其按规定时间于术前一天送至消供中心洗消灭菌。

2. 仪器设备　如电刀、超声刀、温毯等。术中特殊使用的仪器、设备,于术前一天由手术医生告知,术前三方核查时再次确认设备安全,正常使用。如要截断上下颌骨,须准备动力系统;采用游离血管化组织瓣修复创面的,须准备显微镜;切取前臂皮瓣或游离腓骨肌瓣时,须准备电动止血带,以创造无血、清晰的术野,一般标准设定值:上肢200～250 mmHg、时间<60 min;下肢300～350 mmHg、时间<90 min。如根据患者血压设定,上肢压力为收缩压加50～75 mmHg,下肢压力为收缩压加100～150 mmHg。

二、术中护理及配合

(一) 手术物品清点

手术清点物品包括手术敷料、手术器械、手术杂项物品。手术敷料指用于吸收液体、保护组织,压迫止血或牵引组织的纺织物品,包括纱布、纱垫、纱条、消毒垫、脑棉片、棉签等。手术器械指用于执行切割、剥离、抓取、牵拉、缝合等特定功能的手术工具或器械,如血管钳、组织剪、牵开器、持针器等。杂项物品指无菌区域内所需要清点的各种物品,包括一切有可能遗留在手术切口内的物品。

手术物品遗留:指手术结束后手术物品意外地遗留在患者体内。为防止物品遗留,保障手术患者的安全,手术物品清点制度为手术医务人员提供相应的操作规范。

1. 物品清点要求和原则

1) 手术物品清点时机 第一次清点,即手术开始前;第二次清点,即关闭体腔前;第三次清点,即关闭体腔后;第四次清点,即缝合皮肤后。

2) 增加清点次数时机 如术中须交接班、手术切口涉及 2 个及以上部位或腔隙,关闭每个部位时均应清点。

3) 不同类型手术须清点的物品 口腔颌面头颈肿瘤手术属于深部组织手术,应清点包括手术台上所有物品,如手术器械、缝针、手术敷料及杂项物品等,并检查器械及物品的完整性。

2. 手术物品清点原则

1) 双人逐项清点原则 清点物品时洗手护士与巡回护士应遵循一定的规律,共同按顺序逐项清点。没有洗手护士时由巡回护士与手术医生负责清点。

2) 同步清点原则 洗手护士与巡回护士应同时清晰说出清点物品的名称、数目及完整性。

3) 逐项即刻记录原则 每清点一项物品,巡回护士应即刻将物品的名称和数目准确记录于物品清点记录单上。

4) 原位清点原则 第一次清点及术中追加需清点的无菌物品时,洗手护士应与巡回护士即刻清点,无误后方可使用。

3. 手术物品清点注意事项

1) 制订规章制度和应急预案 医疗机构应有物品清点制度和相关的应急预案,明确规定清点的责任人、要求、方法及注意事项等,所有相关医务人员应遵照执行。

2) 器械台管理 手术室应规范器械台上物品摆放的位置,保持器械台的整洁有序。

3) 术前准备

(1) 巡回护士需检查手术间环境,不得遗留上一台手术患者的任何物品。

(2) 洗手护士应提前 15～30 min 洗手,保证有充足的时间进行物品的检查和清点。在手术的全过程中,应始终知晓各项物品的数目、位置及使用情况。

(3) 清点时,洗手护士与巡回护士须双人查对手术物品的数目及完整性。巡回护士进行记录并复述,洗手护士确认。

4)手术中物品清点注意事项

(1)应减少交接环节,手术进行期间若患者病情不稳定、抢救或手术处于紧急时刻物品交接不清时,不得交接班。

(2)严禁用器械或敷料等物品作他用。

(3)未经巡回护士允许,任何人不应将手术物品拿进或拿出手术间。

(4)医生不应自行拿取台上用物,暂时不用的物品应及时交还洗手护士,不得乱丢或堆在术区。

(5)洗手护士应及时收回暂时不用的器械;监督术者及时将钢丝、克氏针等残端、剪出的引流管碎片、电刀保护套残端等物品归还,丢弃时应与巡回护士确认。

(6)手术台上人员发现物品从手术区域掉落或被污染,应立刻告知巡回护士妥善处理。

(7)关闭切口前,手术医生应配合洗手护士进行清点,确认清点无误后方可关闭体腔。

(8)每台手术结束后应将清点物品清理出手术间,更换垃圾袋。

(9)术前怀疑或术中发现患者体内有手术遗留异物,取出的物品应由主刀医生、洗手护士和巡回护士共同清点,详细记录,按医院规定上报。

4. 手术敷料使用原则

(1)手术切口内应使用带显影标记的敷料。

(2)清点纱布、纱条、纱垫时应展开,并检查完整性及显影标记。

(3)手术中所使用的敷料应保留其原始规格,不得切割或做其他任何改型。特殊情况必须剪开时,应及时准确地记录。

(4)手术中使用有带子的敷料时,带子应暴露在切口外面。

(5)当切口内需要填充治疗性敷料并带离手术室时,主刀医生、洗手护士、巡回护士应共同确认置入敷料的名称和数目,并记录在病历中。

5. 手术物品清点意外情况的处理

(1)物品数目及完整性清点有误时,立即告知手术医生共同寻找缺失的部分或物品,必要时根据物品的性质采取相应辅助手段查找,确保不遗留于患者体内。

(2)若找到缺失的部分和物品时,洗手护士与巡回护士应确认其完整性,并放于指定位置,妥善保存,以备清点时核查。

(3)如采取各种手段仍未找到,应立即报告主刀医生及护士长;X线检查辅助确认物品不在患者体内,须主刀医生、巡回护士和洗手护士签字、存档,按清点意外处理流程报告,填写清点意外报告表,并向上级领导汇报。

(二)术中低体温预防

1. 导致低体温的原因

(1)麻醉药抑制血管收缩,抑制了机体对温度改变的节反应,患者只能通过自主防御反应调节温度的变化,核心体温变动范围在 4 ℃以内。

（2）长时间手术,使患者体腔与冷环境接触时间延长,机体辐射散热增加。

（3）手术间的低温环境。

（4）静脉输注未加温的液体、血制品。

（5）手术中使用未加温的冲洗液。

2. 低体温对机体的影响

（1）降低机体免疫功能,引起外周血管收缩致血流量减少,从而增加外科手术部位感染的风险,导致住院时间延长。

（2）易引起心血管系统并发症,如室性心律失常、房室传导阻滞、血压下降,严重时可引起室颤、心搏骤停等。

（3）使患者机体循环血流减慢,血小板数量和功能减弱,凝血物质的活性降低,抑制凝血功能,增加手术出血量。

（4）导致患者寒战、耗氧量增加。

（5）降低中枢神经系统的氧耗和氧需,减少脑血流量,降低颅内压,核心温度在 33 ℃以上不影响脑功能,28 ℃以下意识丧失。

（6）抑制胰岛素分泌,使甲状腺素和促甲状腺素分泌增加,肾上腺素、多巴胺等儿茶酚胺水平随低温而增加,麻醉中易发生高血糖。

（7）低温可使肾血流量下降、pH 值升高以及呼吸减慢等。

3. 预防措施

（1）手术间内的温度应维持在 21～25 ℃。

（2）注意覆盖,尽可能减少皮肤暴露。

（3）使用加温设备,可采用温毯等加温设备。

（4）使用温液仪将静脉输注液加温至 37 ℃,体腔冲洗液术晨放置于 37 ℃的温箱中,以便随时取用。

（5）术中体温监测,注意保暖的同时也要避免患者高体温。

（三）术中无菌技术

1. 铺置无菌器械台目的　使用无菌单建立无菌区域和无菌屏障,防止无菌手术器械及敷料再污染,最大限度地减少微生物由非无菌区域转移至无菌区域;同时可以加强手术器械管理。正确的手术器械传递方法,可以准确、迅速地配合手术医生,缩短手术时间,降低手术部位感染,预防职业暴露。

2. 铺置无菌器械台注意事项

（1）手术器械台准备一般由洗手护士完成。将无菌包放在器械台上,打开外面的双层包布,再打开手术器械包,将器械放置在器械台上,按使用方便分门别类排列整齐。

（2）洗手护士穿无菌手术衣、戴无菌手套后,方可进行器械台整理。未穿无菌手术衣及未戴无菌手套者,手不得跨越无菌区及接触无菌台内的一切物品。

（3）铺置好的无菌器械台原则上不应进行覆盖。

（4）无菌器械台的台面为无菌区，无菌单应下垂台缘下 30 cm 以上，手术器械、物品不可超出台缘。器械台面和手术台面以下为有菌区，凡器械脱落至台面以下，即使未曾着地亦不可再用，缝线自台面垂下部分，亦作已污染处理。

（5）严格分清无菌与有菌的界限。凡无菌物品，一经接触有菌物品后即为污染，不得再作为无菌物品使用。

（6）保持无菌器械台及手术区整洁、干燥。铺无菌巾单时，器械台与手术切口周围应存 4 层以上以保持适当厚度。无菌巾如果浸湿，应及时更换或重新加盖无菌单。

（7）移动无菌器械台时，洗手护士不能接触台缘平面以下区域。巡回护士不可触及下垂的手术布单。

（8）洁净手术室建议使用一次性无菌敷料，防止污染洁净系统。

（9）无菌包的规格、尺寸应遵循《医院消毒供应中心第 2 部分清洗消毒及灭菌技术操作规范》（WS310.2 - 2016）中（5.7.7～5.7.9）相关规定。

（10）将无菌器械台面按器械物品使用顺序、频率、分类进行摆放，方便拿取物品。将最常用的器械放在紧靠手术台的升降器械托盘上，以便随取随用。对用过的器械必须及时收回、揩净，安放在一定的位置，排列整齐；暂时不用的物品放置于器械台的一角，不要混杂。

（四）手术隔离技术

手术隔离技术指在无菌操作原则的基础上，外科手术过程中采取的一系列隔离措施，将肿瘤细胞、种植细胞、污染源、感染源等与正常组织隔离，以防止或减少肿瘤细胞、种植细胞污染源、感染源的脱落、种植和播散的技术。手术隔离技术是中华护理学会手术室专业委员会结合国际相关内容、学科特点首次提出的专业术语。在口腔颌面部肿瘤治疗中，功能性与根治性外科得到了有机结合，即刻修复重建缺损组织也进行了广泛开展。

1. 建立隔离区域　明确有瘤、污染与种植的概念；在无菌区域建立明确隔离区域；隔离器械、敷料放置在隔离区域分清使用、不得混淆。

1）建立肿瘤隔离区域　以便分清有瘤区和无瘤区，分别放置被污染与未污染的器械和敷料。

2）准备专用隔离盘　须有明显标志，用于放置肿瘤标本和直接接触肿瘤的手术器械。

2. 隔离操作

1）隔离开始　明确进行肿瘤组织切开时即为隔离开始。

2）隔离操作要求

（1）接触过肿瘤的器械和敷料放在隔离区域使用，不可重复使用。不得放置到非隔离区域，禁止再使用于正常组织，使用后的敷料等采用单独器械夹取。

（2）术中吸引应保持通畅，随时吸除外流内容物，吸引器头不可污染其他部位，根据需要及时更换吸引器头。

（3）"互不侵犯"原则：血管化组织瓣修复手术，需要多组人员同时操作时，区分有瘤器械与无瘤器械、有瘤操作与无瘤操作人员，各组人员和器械不能相互混淆。

（4）标本取出后应立即放入专用容器，置于有瘤区，不可用手直接接触。

3. 隔离后操作

1）即撤　立即撤下隔离区内物品，包括器械、敷料以及擦拭器械的湿纱布。

2）冲洗　用未被污染的容器盛装冲洗液彻底清洗手术野。

3）更换　被污染的无菌手套、器械、敷料等。

4）重置无菌区　切口周围加盖无菌单。

（五）手术标本管理

1. 管理原则

1）即刻核对原则　手术标本产生后，洗手护士应立即与主刀医生核对标本来源。

2）即刻记录原则　标本取出并核对无误后，巡回护士应立即记录标本的名称及数量。

3）及时处理原则　标本产生后应尽快送检或尽快固定。①冰冻标本产生后应即刻送检，不应用固定液固定。②送检前，洗手护士、巡回护士应与主刀医生按核对内容要求核对无误后方可送检。③术中冰冻标本病理诊断报告必须采用书面形式。

4）三查八对原则　手术标本管理相关责任人应根据手术情况，在标本产生时、标本处理时、标本交接时三个关键环节，对八项关键信息进行核对：患者姓名、住院号、标本申请单号、标本类型、标本名称、标本数量、标本标示、标本处理方式。

5）双人核对原则　在标本产生时、标本交接时，均应双人共同核对。

2. 洗手护士的工作职责

（1）应遵循即刻核对、三查八对、双人核对原则，在标本产生时应立即与主刀医生按核对内容完成核对。

（2）手术台上暂存标本时，应妥善保管。根据标本的类型、体积、数量，选择合适的容器盛装，放置在隔离区域的安全位置，防止污染无菌台，并避免挤压或损坏，保持标本湿润，及时做好标识，以防止标本丢失、混淆。

3. 巡回护士的标本处理职责

（1）手术前，应了解手术过程及手术标本相关信息。

（2）应遵循即刻记录、三查八对原则，按核对内容与洗手护士做好核对和记录。

（3）提前准备好处理标本所需的固定液、盛装容器和防护装备等。

（4）按三查八对原则处理标本，并确保标本申请单上的各项内容与患者病历一致。

（5）接收到手术标本后，应遵循及时处理原则按标本处理方式处理。

4. 注意事项

（1）手术标本应有单独存放区域，不得与清点物品混放。

（2）任何人不得随意取走手术标本。如有特殊情况必须取走时，须经主刀医生和洗手护士同意，做好记录后由主刀医生签字确认。

（3）处理标本时,除按核对内容核对外,处理者还应注意容器中是否有标本,容器内是否添加了足量固定液,标本标识及标本申请单内容是否一致、准确、清晰、完整,是否有特殊标记等。

（六）手术室感染防控

1. 手术人员着装

1）着装原则

（1）工作人员由专用通道进入手术室,在指定区域内更换消毒的手术服装及拖鞋,帽子应当完全遮盖头发,口罩遮盖口鼻面部。

（2）保持刷手服清洁干燥,一旦污染及时更换。

（3）刷手服上衣应系入裤子内。

（4）内穿衣物不能外露于刷手服或参观衣外,如:衣领、衣袖、裤腿等。

（5）不应佩戴不能被刷手服遮盖的首饰(戒指、手表、手镯、耳环、珠状项链),不应化妆、美甲。

（6）进入手术室洁净区的非手术人员(检查人员、家属、医学工程师)可穿着隔离衣,完全遮盖个人着装,更换手术室拖鞋并规范佩戴口罩、帽子。

（7）手术过程如果可能产生血液、体液或其他感染物飞溅、雾化、喷出等情况,应正确佩戴防护用品,如防护眼镜、防护面罩等。

（8）工作人员出手术室时(送患者回病房等),应穿着外出衣和鞋。

2）手术服装基本要求

（1）刷手服所使用的面料应具备紧密编织、落絮少、耐磨性强等特点。刷手服也可使用抗菌面料来制作。

（2）面料应符合舒适、透气、防水、薄厚适中、纤维不易脱落、不起静电等要求。

（3）手术室内应穿防护拖鞋,防止足部被患者体液血液污染,或被锐器损伤。拖鞋应具备低跟、防滑、易清洗消毒等特点。

（4）刷手服在每天使用后或污染时,应统一回收并送至医院认证洗涤机构进行洗涤。

（5）洗涤后的刷手服应使用定期清洁、消毒的密闭车或容器进行存放、转运。

（6）无菌手术衣应完好无破损且系带完整,术中穿着应将后背完全遮盖并系好系带。

3）注意事项

（1）刷手服及外科口罩一旦被污染物污染或可疑污染时,须立即更换。

（2）外科口罩摘下后应及时丢弃,摘除口罩后应洗手。如需再次使用时,应将口罩内面对折后放在相对清洁的刷手服口袋内。

（3）工作人员穿着保暖夹克为患者进行操作时,应避免保暖夹克污染操作部位。

（4）如工作人员身体被血液、体液大范围污染时,应淋浴或洗澡后更换清洁刷手服。

（5）使用后的刷手服及保暖夹克应每天更换，并统一回收进行清洗、消毒，不应存放在个人物品柜中继续使用。

（6）手术帽应每天更换，污染时应立即更换。

（7）防护拖鞋应"一人一用一消毒"。

（8）外出衣应保持清洁，定期更换、清洗、消毒。

2．手术间的日常清洁与消毒

（1）每日启用前宜用清水进行物表清洁。

（2）术中发生血液、体液污染手术台周边物体表面、地面及设备或疑似污染时应立即对实施污点清洁与消毒。

（3）术后：接台手术之间应对手术台及周边至少1～1.5米范围的高频接触物表进行清洁与消毒。全天手术结束后应对所有物体表面进行终末清洁/消毒（除外2米以上的墙面、天花板）。

（4）每周应对手术间所有物面（包括高空处表面）、回风口、送风口进行清洁/消毒。

三、术后护理

（一）患者安全转送

离开手术室前，应至少同时使用两种方法确认患者身份信息，确保患者正确；护士应确认管路通畅、妥善固定及携带物品，准确填写《手术患者交接单》；根据患者去向准备转运用物；通知接收科室及患者家属。

（1）确保手术患者安全：①根据手术患者病情，确定转运人员、适宜时间、目的地、医疗设备、药物及物品等；②防止意外伤害的发生，如坠床、非计划性拔管、肢体挤压等；③转运前确保输注液体的剩余量可维持至目的地。

（2）交接双方应共同确认患者信息、病情和携带用物，无误后签字，完成交接。

（3）转运设备应保持清洁、定期维护保养，转运被单应一人一换。

（4）特殊感染手术患者转运应遵循《医疗机构消毒技术规范》WS/T367－2012做好各项防护。

（5）做好突发应急预案的相应措施。如突遇设备意外故障、电梯故障，备好相应的急救用品和紧急呼叫措施。

（二）术后用物处理

1．器械处理

1）清洗 是指去除医疗器械、器具和物品上污物的全过程。流程包括冲洗、洗涤、漂洗和终末漂洗，主要清洗布类物品、敷料和清洗手术器械上的血液、脓液、脂肪、组织碎块等。

2）消毒、灭菌 灭菌是指杀灭一切活的微生物，而消毒则是指杀灭病原微生物和其他有害微生物，但并不要求清除或杀灭所有微生物（如芽孢等）。

（1）高压蒸汽灭菌法：在压力 102.8～229.3 kPa、温度 121～134℃条件下，利用饱和水蒸气的高穿透性，达到灭菌的效果。该方法灭菌效果好，不受海拔高度的影响。适用于耐高温的物品，如金属器械、玻璃、搪瓷、布单、敷料、橡胶制品；锐利器械如缝合针、刀片不适用，易变钝。

（2）低温灭菌方法：常用方法包括环氧乙烷灭菌、过氧化氢低温（包含或不含）等离子体灭菌、低温甲醛蒸气灭菌。低温灭菌适用于不耐热、不耐湿的器械、器具和物品的灭菌。灭菌程序包括预热、预湿、抽真空、通入气体达到预定浓度、维护灭菌时间、清除灭菌柜内环氧乙烷气体、解析灭菌物品内环氧烷的残留等。适用于精密器械、塑料制品等。

2. 一次性物品的处理　手术室的一次性物品分为医疗废物（医疗垃圾）和生活垃圾。医疗垃圾（表 8-1）应分别放置于黄色垃圾袋或利器盒中，生活垃圾放置于黑色垃圾袋中。生活垃圾包括以下几类：①有害垃圾，如废电池、废荧光灯管、废胶片等；②湿垃圾，如餐饮、瓜果、花卉垃圾等；③可回收物，如各种外包装材料及输液瓶（袋）等。

表 8-1　医疗废物分类

类　别	特　征	废物名称
感染性废物	被患者血液、体液、排泄物污染的废物	各种敷料、一次性卫生用品、医疗用品、一次性器械；废弃的血液、血清；术中切除不需要送检的组织等
病理性废物	手术及其他诊疗中产生的人体废弃物和医学实验动物尸体等	废弃的组织、器官；医学实验动物组织、尸体；病理切片后废弃的组织等
损伤性废物	能够刺伤或割伤人体的废弃医用锐器	医用刀片、缝合针、玻璃安瓿、克氏针、钢丝残端、钻头等
化学性废物	具有毒性、腐蚀性、易燃易爆性的废弃化学物品	废弃的化学试剂、被污染的培养皿、废弃的化学消毒剂等

第四节　手术室常用仪器及器械

一、手术器械配置

（一）颌骨包

颌骨包器械如表 8-2 所示，用于口腔癌联合根治、全舌全喉切除、颅颌面联合根治、口腔颌面部肿瘤原发灶切除及上、下颌骨切除等手术。

表 8-2　颌骨包器械

器械	数量	器械	数量	器械	数量
巾钳	6	小拉钩	2	牙挺	2
海绵钳	1	中拉钩	2	持骨钳	1
持针器	3	钢尺	1	骨锉	1
蚊式	18	张口器	1	刮匙	1
小弯	18	压舌板	1	榔头	1
皮钳	4	细长镊	1	大骨凿	1
开来	4	有齿短镊	1	小骨凿	1
米氏直角	1	无齿短镊	1	钝口骨膜分离器	1
11 号刀柄	1	拔牙钳	2	腭中剥离子	1
22 号刀柄	1	两头剥离子	1	弯盘	1
细长剪刀	1	三关节咬骨钳	1	面盆大、小	2
组织剪刀	1	鹅颈咬骨钳	1	药杯	2
线剪	1	咬骨钳	1	针盒	1

(二) 皮瓣包

皮瓣包器械如表 8-3 所示,用于组织瓣制备移植、涎腺及其他中小型软组织等手术。

表 8-3　皮瓣包器械

器械	数量	器械	数量	器械	数量
巾钳	4	细长剪刀	1	细长镊	1
海绵钳	1	组织剪刀	1	有齿短镊	1
持针器	3	线剪	1	无齿短镊	1
蚊式	12	小拉钩	2	药杯	2
小弯	12	中拉钩	2	弯盘	1
皮钳	4	钢尺	1	面盆大、小	2
开来	4	张口器	1	针盒	1
11 号刀柄	1	压舌板	1		
22 号刀柄	1	腭中剥离子	1		

(三) 扩创包

扩创包器械如表8-4所示，用于颌骨囊肿、上下颌骨次全切等手术。

表8-4 扩创包器械

器械	数量	器械	数量	器械	数量
巾钳	4	小拉钩	2	骨锉	1
海绵钳	1	中拉钩	2	刮匙	2
持针器	3	钢尺	1	榔头	1
蚊式	6	张口器	1	大骨凿	1
小弯	8	压舌板	1	小骨凿	1
皮钳	4	细长镊	1	骨膜分离器	2
开来	4	有齿短镊	1	腭中剥离子	1
米氏直角	1	无齿短镊	1	拔牙钳	1
11号刀柄	1	三关节咬骨钳	1	盆大、小	1
22号刀柄	1	鹅颈咬骨钳	1	药杯	2
细长剪刀	1	咬骨钳	1	弯盘	1
组织剪刀	1	牙挺	1	针盒	1
线剪	1	持骨钳	1		

(四) 颈清包

颈清包器械如表8-5所示，用于颈清术、中小型口腔软组织手术。

表8-5 颈清包器械

器械	数量	器械	数量	器械	数量
巾钳	4	22号刀柄	1	细长镊	1
海绵钳	1	细长剪刀	1	有齿短镊	1
持针器	3	组织剪刀	1	无齿短镊	1
蚊式	18	线剪	1	药杯	2
小弯	18	小拉钩	2	弯盘	1
皮钳	4	中拉钩	2	面盆大、小	2
开来	4	钢尺	1	针盒	1
米氏直角	1	张口器	1		
11号刀柄	1	压舌板	1		

(五) 取髂骨包

取髂骨包器械如表8-6所示,用于髂骨肌瓣术、取髂骨术。

表8-6 取髂骨包器械

器械	数量	器械	数量	器械	数量
巾钳	4	解剖剪刀	1	骨凿	1
海绵钳	1	线剪	1	骨膜剥离器	1
持针器	1	小拉钩	2	药杯	2
小弯	6	榔头	1	针盒	1
皮钳	2	刮匙	1	面盆	1
11号刀柄	1	骨锉	1		

(六) 气切包

气切包器械如表8-7所示,用于气管切开术。

表8-7 气切包器械

器械	数量	器械	数量	器械	数量
巾钳	4	11号刀柄	1	口吸头	1
海绵钳	1	解剖剪刀	1	气管撑开器	2
持针器	1	剪线剪刀	1	药杯	1
蚊式	6	小拉钩	2	面盆	1
小弯	4	无齿短镊	1	针盒	1
皮钳	2	有齿短镊	1		

(七) 特殊器械

特殊器械包包括显微器械包(表8-8;图8-1)、线锯和线锯柄(图8-2)、张口器(图8-3)、压舌板(图8-4)、拔牙钳(图8-5)、牙挺(图8-6)、两头剥离子(图8-7)、腭中剥离子(图8-8)。

表8-8 显微器械包

器械	数量	器械	数量
显微组织镊	4	显微剪(弯)	1
显微持针器(弯)	1	显微剪(直)	1
显微持针器(直)	1	显微血管钳	2

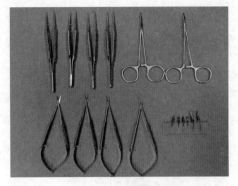

图 8-1　显微器械包

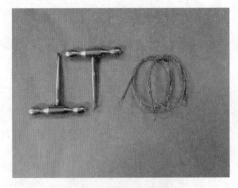

图 8-2　线锯和线锯柄

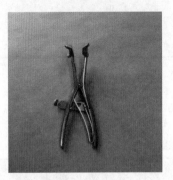

图 8-3　张口器

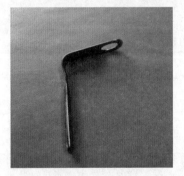

图 8-4　压舌板

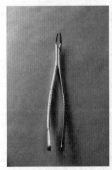

图 8-5　拔牙钳(上、下)

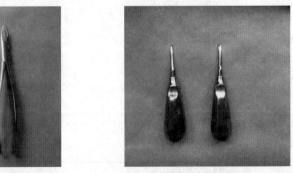

图 8-6　牙挺

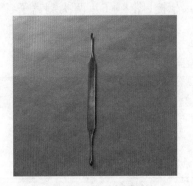

图 8-7　两头剥离子

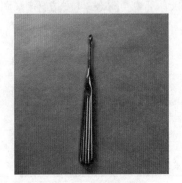

图 8-8　腭中剥离子

二、手术室仪器设备

(一) 单极电刀及双极电凝操作

1. **单极电刀的组成** 一般由主机(图 8-9)、电刀笔、脚踏控制开关和负极板(线)组成。

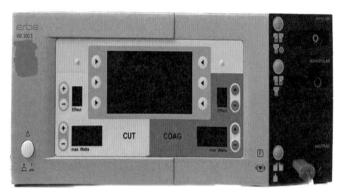

图 8-9 单极电刀及双极电凝主机

2. **工作原理** 利用 $300\sim500\,Hz$ 高频电流,释放的热能和放电对组织进行切割、止血。电流在电刀的刀尖形成高温、热能和放电,使接触的组织快速脱水、分解、蒸发、血液凝固,实现分解组织和凝血作用,达到切割、止血的目的。

3. **电刀操作要点及注意事项**

(1) 安装心脏起搏器或有金属植入物的患者禁用或慎用高频电刀(可在厂家或心内科医生指导下使用),或改用双极电凝。

(2) 如需用单极电刀,应采用最低有效功率、最短的时间。

(3) 回路负极板粘贴位置应靠近手术部位。

(4) 选择回路负极板粘贴位置时,让电流主回路避开金属植入物。

(5) 每次使用单极电刀时,原则上应避免长时间连续操作,因回路负极板不能及时分散电流,易致皮肤灼伤。

(6) 输出功率大小应根据切割或凝固组织类型进行选择,以满足手术效果为宜,应从小到大逐渐调试。

(7) 使用含酒精的消毒液消毒皮肤时,应避免消毒液积聚于手术床,消毒后应待酒精挥发后再启用单极电刀,以免因电火花遇易燃液体而致患者皮肤烧伤,气道内手术使用电刀或电凝时应防止气道烧伤,肠道手术禁忌使用甘露醇灌肠,肠梗阻的患者慎用电刀。

(8) 电刀笔连线不能缠绕金属物体,会导致漏电的发生,引发意外。

(9) 应将工作提示音调到工作人员清晰听到的音量。

(10) 负极板尽量靠近手术切口部位(距离≥15 cm),避免越过身体的交叉线路,以便使电流通过的路径最短。

（11）负极板适合的部位：包括易于观察的部位、平坦肌肉区、剃除毛发的皮肤、清洁干燥的皮肤。应首先考虑理想的粘贴部位，如小腿、大腿内外侧、臀部、腰部、背部、腹部等。

（12）负极板须一次性使用，禁止重复使用，揭除负极板时应从边缘沿皮纹方向缓慢揭除，避免速度过快、用力过猛，造成机械性损伤。

（13）腹腔手术使用带电凝功能的器械前，应检查绝缘层的完整性，防止漏电损伤邻近脏器。

4. 双极电凝结构和配件　双极电刀一般由主机、双极镊和脚踏开关组成，不需要负极板。

5. 工作原理　双极电刀是一种电子式射频电流发生器，双极镊与组织接触良好，电流在双极镊两极之间经过，其深部凝结呈放射状传播，相关组织变成浅棕色小焦痂，不会形成明显的电弧。由于电极的两极之间形成回路，所以不需要负极板。双极电刀基本无切割功能，主要是凝血功能，凝血速度较慢，但止血效果可靠，对周围组织影响极小。

6. 双极电凝操作要点及注意事项

（1）根据手术部位和组织性质选用适合的电凝器械和输出功率，根据手术和组织性质选择 $0.3 \sim 1.0 \, mm$ 的镊尖。

（2）双极电凝使用时应用生理盐水间断冲洗或滴注，保持组织湿润、无张力及术野清洁，避免高温影响电凝周围的重要组织和结构，减少组织焦痂与双极镊或钳的黏附。

（3）推荐使用间断电凝，每次电凝时间约 $0.5 \, s$，可重复多次直至达到电凝效果，避免电凝过度。

（4）双极电凝器械或镊尖的保护：电凝时，用湿纱布或专业无损伤布及时擦除双极电凝器械或镊的焦痂，不可用锐器刮除以免损伤头端或镊尖的合金材质。双极电凝器械操作时应动作轻柔，套上保护套，勿与其他重物放在一起；在固定双极镊尖时两尖端保持一定距离，避免互相接触而形成电流短路或外力导致镊尖对合不良，影响电凝效果。

（5）脚踏控制板在使用前应套上防水塑料套，防止术中的血液及冲洗液弄湿脚踏控制板而难以清洁，或导致电路故障或短路。

（二）能量平台

1. 评估　使用前检查设备功能状态，根据手术类型选择合适的闭合钳和输出功率。

2. 操作要点　①连接电源和脚踏。②将闭合器手柄线与主机插口相连。③开机自检，并调节有效功率。④医生应参照厂家说明书规范操作。⑤使用时，保持钳口部分清洁，出现焦痂凝集应及时进行擦拭。⑥关闭电源开关，拔出手柄线接口，拔出电源。⑦整理设备并做好使用登记。

3. 观察要点　能量平台使用是否规范,闭合器钳口是否完整,避免缺失松动。

4. 注意事项　①按照生产厂家说明规范安装,正确使用。②用于术中组织切割、凝血时,血管、淋巴管及组织束的闭合直径≤7 mm。③从穿刺器中取出器械时应闭合钳口,停止激发。④不应过度用力将组织挤入钳口底端。⑤确定钳口完全闭合后再激发,激发时避免牵拉组织。⑥不宜在同一部位重复闭合;若需再次闭合,需重叠于前次闭合的 1/3 处。⑦如有报警时应及时排除故障或停止使用。

5. 维护和保养　①闭合器刀头应轻拿轻放,避免重压、碰撞硬物或落地。②清洁刀头时,先用酶浸泡钳口端,再用软毛刷刷洗干净;不可用力过大以免损坏闭合面的咬合,出现咬合面破裂缺失,禁止使用。③包装时手柄线应保持 15～20 cm 直径线圈盘绕。④清洗、消毒、包装、灭菌应按照 WS310 - 2016。⑤定期由专业人员完成设备检测。

(三) 超声刀

超声刀主机及其配件如图 8 - 10 所示。

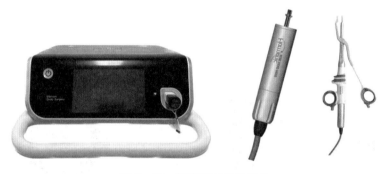

图 8 - 10　超声刀主机及配件

1. 安装与运行监测　①使手柄垂直,对准卡槽连接刀头与手柄,使用扭力扳手加固。②将组装好的手柄和器械连接到主机上,打开主机电源。③按照屏幕提示开始启动过程,启动完成后出现激活提示。④按下任一个激发键激发器械,2 s 内进行检测出现正在检测页面。⑤检测过程结束后可松开激发键。

2. 术中热管理和清洁　①用无菌盐水或纯水湿化的纱布或海绵及时降温并清洁刀头。②将工作头端浸没在水或盐水中进行降温,并可在水中激发刀头以清洁钳口根部组织。③在需要保护的组织上铺盖湿纱垫。

3. 使用注意事项　①避免空激发(钳口内无组织,关闭钳口并激发)。②组织离断后,请迅速打开钳口并停止激发,以避免刀头温度过高。③组织离断后,请勿用工作端立即接触周边组织。④不建议夹持过多的组织,以确保刀头良好的工作效果及使用时间。⑤刀头工作时请避免与金属器械相接触,以防止刀头损伤。⑥超声刀刀头为一次性使用高值耗材,手柄则可重复消毒使用。

4. 超声刀常见故障及处理 如表8-9所示。

表8-9 超声刀常见故障及处理

故障名称	故障原因	处理方法
机器报警 无法使用	1. 手柄连接不紧密 2. 手柄损坏 3. 手柄连线损坏 4. 手柄连线未插紧机器内	1. 重新安装手柄,并重新进行测试 2. 更换手柄 3. 更换手柄连线 4. 重新插紧手柄连线至机器内
主机面板 无显示	1. 机器损坏 2. 未接电源	1. 更换机器 2. 检查电源,重新连接电源
超声刀脚踏 无法使用	1. 脚踏连线未插紧 2. 脚踏损坏	1. 检查脚踏连线,重新插紧连线 2. 更换脚踏或者使用超声刀手控模式
主机过热	1. 使用时间过长 2. 主机背面散热处有阻碍物	1. 停止使用机器30分钟后,再次开机,如还不能使用联系设备科 2. 移除阻碍物

(四) 截骨动力

截骨动力系统主要包括动力主机、动力脚踏、动力软轴、动力手柄(图8-11)。

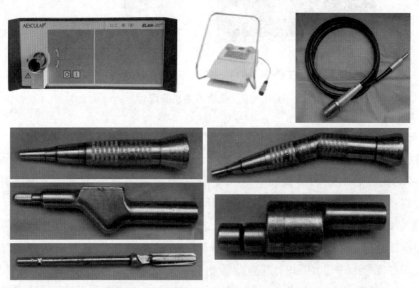

图8-11 截骨动力系统(动力主机-动力脚踏-动力软轴-动力手柄)

下颌骨切除、上颌骨切除、腓骨重建、截骨时常规会用到锯片,一般最大切割厚度0.35 mm,特点是薄、切割快、可在一定范围内弯曲,方便塑形,特别适合用于腓骨重建。长锯片适合于下颌角、颧弓等需要深部操作的手术。锯片的具体需要根据手术要求。弯磨钻手柄大多用在口内切口手术,能充分暴露视野。直身磨钻手柄可用于深部操作,主要根据医生的手术习惯。磨头的直径一般挑选 1.8～5 mm，在需要大范围磨削的时候用大磨头，精细打磨时用小磨头。

1. 连接、拆卸步骤 ①将电源线连接到主机；②将脚踏连线连接到主机；③连接软轴至主机；④打开主机电源；⑤轻踩脚踏检查软轴是否转动正常；⑥选择所需手柄，连接锯片/磨头到手柄上；⑦将手柄连接到软轴，踩脚踏检查手柄是否正常工作；⑧完全踩下脚踏开始工作；⑨手术完毕后关闭主机电源，依次从软轴上取下手柄，再从手柄上取下磨头头等附件，再从主机上取下软轴。

2. 使用注意事项

（1）软轴在使用中需注意接手柄端不能过度弯曲，至少保证 120°左右的弧度，以防软轴弧度太小造成过度发热、异响及永久性弯曲变形，并造成内钢丝磨损和断裂；主机建议放置在至少齐腰的位置，让软轴自然下垂。

（2）手术中打磨和割锯时一定要做持续降温处理，术中闲置时用湿纱布及时擦去附件及手柄头端的血迹和骨屑，便于术后正常清洗。

（3）脚踏工作时应由慢到快，不宜一下踩到底，软轴在工作 2 min 左右停数秒再使用。

（4）磨头、锯片等附件可在流水下用软毛刷进行清洗，但不可用金属刷之类带损伤性的硬性刷清洗。检查磨头锯片等的锋利程度，如果刃口钝化须及时更换。

（5）器械护士在手术前后应检查刀片及磨头的完整性。

（6）术后软轴呈圆形盘曲，直径＞15 cm，避免折叠成角。

（7）每次使用后用动力专用油喷入马达和手柄尾部 2 s 左右。

（五）显微镜

显微镜外形如图 8-12 所示。

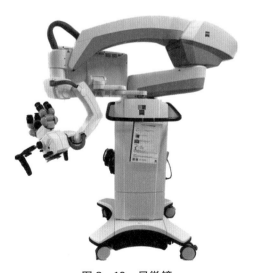

图 8-12 显微镜

1. **显微镜操作正确流程** 如表8-10所示。

表8-10 显微镜操作流程

显微镜开关机、定位及调平衡的正确操作步骤	
操作步骤	注意要点
1 移动/固定显微镜	脚踏定位的功能
2 开机/检查基本设置	系统启动等待,关闭照明光源 检查机身各接口功能 连接导航、外接摄像、激光及脚踏
3 调节机身平衡	调节平衡时步骤及注意事项
4 调节白平衡	注意白色物体放置距离 光亮度不能过高
显微镜基本功能设置及操控	
1 使用者/患者资料设置	患者资料信息添加、更改、保存 使用者焦距/倍数/光亮度调整
2 基本工作参数设置	拍照/录像/全屏观看根据使用者需要调整
目镜调节	
1 主镜调节	根据使用者进行瞳距/屈光/眼杯位置调节 视野清晰度调整;调节镜下与监视屏焦距一致
2 助手镜调节	视野/角度调整,保持与主镜尽量一致

2. **显微镜操作要点及注意事项** ①将手术显微镜推到手术位置,踩下脚踏板锁定轮子;②按下位于支架上的电源开关开机;③根据手术要求进行自动平衡调节;④为显微镜套上消毒罩;⑤根据术者及手术要求调节目镜,设置手柄。

(杨悦来,应元婕,胡鎣清,沈龙)

第九章 口腔颌面头颈肿瘤手术缺损修复重建护理

第一节 手术缺损皮瓣修复技术

口腔颌面头颈部既有着呼吸、消化、发音等重要器官，又是人类的外露部分，对人的生理及社会功能极为重要。切除口腔颌面头颈肿瘤所造成的组织缺损会对患者的功能和外形造成破坏，严重影响患者的生存及生活质量，须尽量修复以达到外形重塑和功能恢复的目的。口腔颌面头颈部缺损的修复不仅是简单的局部覆盖，更重要的是局部功能、外形的修复，利用修复手段关闭手术缺损造成的死腔与创面，保护血管、神经等重要组织，促进伤口及时愈合，减少手术并发症。口腔颌面头颈部可以用于局部修复的组织量很小，给修复带来了较大困难。因此，口腔颌面头颈部缺损的修复是人体修复中最为复杂和艰难的部位之一，须根据缺损的部位、范围、功能以及患者全身和局部状态进行修复方式的选择。

一、皮瓣定义

广义皮瓣（skin flap）是指自身带有血供，包含皮肤与皮下组织或更深层次组织（如肌肉、骨骼）在内的复合组织块。将这样的组织块由身体的一个部位转移至另一部位的过程称为皮瓣移植，其本质是一种自体组织移植的过程。

皮瓣形成的区域临床上称为供区（donor site），接受移植的区域称为受区（recipient site）。皮瓣自身携带血供的方式有两种：一种是受区与供区不完全分离，以皮肤、皮下组织、肌肉、筋膜等相连，这一连接部位即为皮瓣的"蒂"。随着解剖及外科技术的发展，蒂既可是皮瓣的全层组织，亦可仅包含其中一部分，甚至仅以血管/血管神经束为蒂；另一种是皮瓣与供区完全分离，将皮瓣内知名血管与受区血管进行吻合，使皮瓣直接从受区血管获得血供。以这种方式携带血供的皮瓣称为游离皮瓣。

二、适应证

在临床上游离皮片移植与皮瓣移植是两种最常用的修复皮肤、软组织缺损的方法。由于皮瓣自身有血供,含有皮肤及皮下组织,因此在很多方面具有更大的使用价值。具体包括如下几个方面:①覆盖于裸露的骨、关节、肌腱、大血管、神经干等重要组织,且无法利用周围皮肤直接缝合封闭的创面;②鼻、唇、眼睑、眉、阴茎、指等器官再造;③面颊洞穿伤伴组织缺损等洞穿性组织缺损的修复;④修复伴有慢性溃疡或营养贫乏的难愈伤口;⑤为获得良好的外形或功能修复效果进行畸形矫正。

三、皮瓣分类

皮瓣的分类方法较多,至今尚无统一意见。常用的皮瓣分类方法有如下几种。

(一) 按供区-受区的远近和转移方式分类

按供区-受区的远近和转移方式分类,皮瓣可分为局部皮瓣(如推进皮瓣、枢轴皮瓣)和远位皮瓣(包括直接远位皮瓣、间接远位皮瓣、游离皮瓣)。

(二) 按血供类型分类

按血供类型分类,皮瓣可分为任意皮瓣(由肌皮动脉穿支供血)和轴型皮瓣(由直接皮动脉、肌间隙/肌间隔动脉供血,包括半岛状轴型皮瓣、岛状皮瓣、游离皮瓣)。

(三) 按组织成分分类

按供区组织所包含的组织成分分类,皮瓣可分为单纯皮瓣、筋膜皮瓣、肌皮瓣、骨肌皮瓣、感觉皮瓣等。

四、临床常用的修复技术

皮瓣种类繁多,各类皮瓣因自身特性,在制备难易程度、手术时间、术后并发症发生率等方面差异巨大。因此,在进行临床决策时应充分考虑到患者自身条件、术后并发症发生率、术后美学及功能恢复情况等各方面因素,选择最适合的皮瓣。本节介绍几种口腔颌面头颈外科常用的皮瓣修复技术。

(一) 局部皮瓣

局部皮瓣(local skin flap)是利用受区邻近部分的组织进行修复重建的皮瓣。其最大的优势是"就地取材",故具有供区-受区皮肤色泽、质地等非常接近,操作较为简单,大多一次手术可完成修复重建等优点。局部皮瓣大量用于颜面部较小缺损的修复。

1. 推进皮瓣　类型较多,主要包括单蒂推进皮瓣、双蒂推进皮瓣、楔形皮瓣、皮下组织蒂推进皮瓣("风筝"皮瓣)、A-T皮瓣等。这类皮瓣的共同特点是利用周围较疏松的皮肤和/或皮下组织,在一个轴线上通过供区组织的移位修复受区创面(图9-1)。

2. 枢轴皮瓣　是常用局部皮瓣的另一大类。与推移皮瓣不同,枢轴皮瓣的核心思

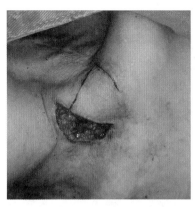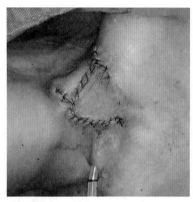

图 9-1　推进皮瓣

想是围绕某一轴心点,通过不同程度的旋转,将供区组织转移至受区。枢轴皮瓣主要包括旋转皮瓣、易位皮瓣、插入皮瓣等(图 9-2)。

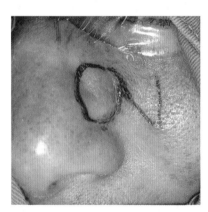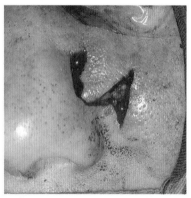

图 9-2　易位皮瓣(菱形皮瓣)

(二) 远位皮瓣

远位皮瓣(distant skin flap)是在距离受区较远部位形成的皮瓣。传统的远位皮瓣包括移植至手背的腹部带蒂皮瓣、交腿皮瓣和邻指皮瓣等。应用于口腔颌面头颈肿瘤的远位皮瓣多为轴型皮瓣,由直接皮动脉、肌间隙或肌间隔动脉供血。根据转移方式,轴型皮瓣又可进一步分为半岛状轴型皮瓣、岛状皮瓣和游离皮瓣。临床常用的远位轴型皮瓣种类繁多,下面列举几种常用皮瓣。

1. 胸大肌皮瓣　是修复各种头颈部缺损的最常用皮瓣之一。因其应用范围广泛,制备简单、皮瓣存活率高,甚至常被称为头颈部"万能皮瓣"。胸大肌皮瓣以胸肩峰动脉为主要血供来源。它自锁骨中点向外走行 3～4 cm 后,与肩峰及剑突连线相交,随后向剑突方向走行。胸肩峰动脉多由同名静脉伴行,胸大肌由胸外侧神经支配。制备的胸大肌可修复颞部、下颌部、颈部、咽部、气管、食管的缺损。但需注意的是,胸大肌皮瓣因整体较厚,不适合于下咽、气管、食管的环周缺损修复(图9-3)。

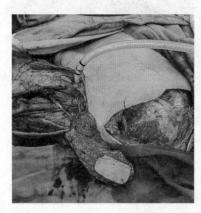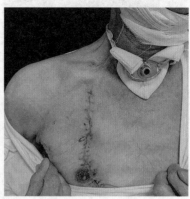

图9-3 胸大肌皮瓣

2. 颏下皮瓣 位于颏下的皮肤疏松,血供引自面动脉的前、下分支,静脉回流引自前方的颈静脉,利用此区域的皮肤可制备成半岛状或岛状带蒂皮瓣,用于修复颊部、舌、下咽及喉-气管缺损(图9-4)。

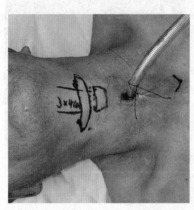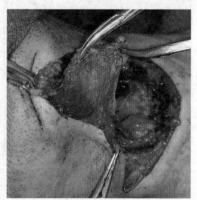

图9-4 颏下皮瓣

3. 胸三角皮瓣及胸廓内动脉穿支皮瓣

1) 胸三角皮瓣 位于前胸壁上份,内至胸骨旁,外至同侧上臂三角肌区域。该皮瓣完整的血供为胸廓内动脉肋间穿支分布在前胸壁的区域以及胸肩峰动脉分布在三角肌的区域,皮瓣远端尚有肩胛下动脉和旋肱动脉的短小皮支灌注。从理论上讲,胸三角皮瓣可用于同侧眉弓以下头颈部任一部位,必要时可用于对侧面中线以下,且可根据需要制备成不同大小(图9-5)。

2) 胸廓内动脉穿支皮瓣 又称内乳动脉穿支皮瓣,实际上是由胸三角皮瓣改良而来,即仅采用胸廓内动脉穿支作为皮瓣的血供来源,将皮瓣的蒂缩小,在旋转及供区外观上有更好的效果(图9-6)。

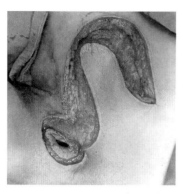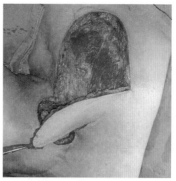

图 9 - 5　胸三角皮瓣

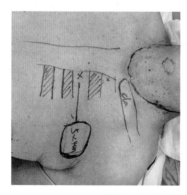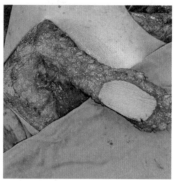

图 9 - 6　胸廓内动脉穿支皮瓣

(三) 游离皮瓣

从严格意义上讲,游离皮瓣(free skin flap)亦属于远位皮瓣的一种。吻合血管的游离皮瓣移植是随着显微外科的兴起而出现的一项重大技术革新,是皮瓣移植发展史上的一次飞跃。它突破了传统带蒂皮瓣远位移植需多次手术的限制,使远位皮瓣移植只需一次手术即可完成,不仅大大缩短了疗程,提高了疗效,而且也为许多用传统方法难以或无法治愈的病例提供了新的治疗方法。下面对头颈部常用的游离皮瓣做部分列举。

1. 游离前臂皮瓣　前臂桡侧游离皮瓣最早于 1978 年我国学者杨果凡在进行大量解剖学研究的基础上提出。1981—1982 年期间,杨果凡及宋儒耀等在欧洲的学术会议上将这种皮瓣进行推广,引起广泛关注。因此,前臂皮瓣又被称为"中国皮瓣"。前臂皮瓣分为桡侧和尺侧两种,一般前者应用较多,广泛用于口腔、咽、气管、食管等部位缺损的重建(图 9 - 7)。

2. 股前外侧皮瓣　股前外侧皮瓣最早的描述是一个取自大腿前外侧,由肌间隔皮肤穿支供血的游离皮瓣。最早由我国学者宋业光等于 1984 年在《英国整形外科杂志》(*British Journal of Plastic Surgery*)上报道。其特点包括:①供区皮肤面积大;②可根据需要包含多种组织成分(皮肤、脂肪筋膜、肌肉以及神经);③可以根据各自的肌皮穿支或肌间隔穿支制备成单蒂或多蒂的皮岛,血管蒂长且管径较粗,供区隐蔽(易被遮盖）。鉴于上述优点，股前外侧皮瓣已成为在头颈外科、整形外科、骨科等领域应用最广泛的皮瓣之一（图9-8）。

此外，常用的游离皮瓣尚有游离上臂皮瓣、胫后动脉穿支皮瓣、腹直肌皮瓣、腹壁下动脉穿支皮瓣、部分腓骨微血管游离移植等。

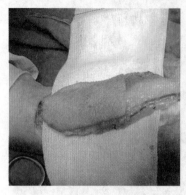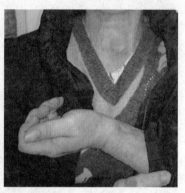

图9-7　游离前臂皮瓣

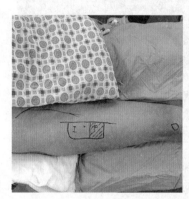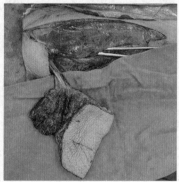

图9-8　游离股前外侧皮瓣

第二节　手术缺损修复重建护理措施

一、护理评估

（一）术前评估

1. 健康史

1）一般情况　年龄、性别、文化程度、肥胖、营养状况及饮食习惯等。

2）现病史　询问患者此次就诊的主要原因和治疗目的；出现症状的时间、部位、生长速度等；入院前的治疗方式及效果，目前的治疗情况。

3）既往史　评估患者有无吸烟史、静脉血栓史、有无其他部位的手术及治疗史；有无其他伴随疾病，如糖尿病、高血压、冠心病等。

4）家族史　了解家庭中有无口腔颌面头颈肿瘤相关疾病患者。

2. 身体状况

1）症状与体征　评估口腔颌面部局部表现及组织破溃、缺损情况；有无相关功能障碍，如咀嚼及吞咽困难、声音嘶哑、呼吸困难、语言障碍等；组织缺损处以及供区血管质量，如血管直径、血流速度、血管内斑块；患者有无疼痛等。

2）辅助检查　口腔颌面头颈肿瘤须通过 X 线、CT、MRI、血管造影、头颈部超声、纤维鼻咽喉镜和活体组织检查确定肿瘤的性质、范围及与周边组织的关系。评估检查是否完善，阳性体征及异常发现。此外，还需了解患者的心肺功能、营养状态、血红蛋白含量等，以便评估全麻及手术耐受情况。

3. 心理-社会状况　了解患者对疾病的认知程度，对手术有何顾虑和思想负担；口腔颌面缺损患者对于术后缺损外形的接受程度；了解家属，尤其是配偶对患者的关心、支持程度；了解家庭对手术的经济承受能力。

（二）术后评估

1. 术中情况　了解患者手术时间及方式，麻醉方式及效果，术中病变组织切除情况，术中出血、输血、补液情况，皮瓣种类，术中皮瓣血流灌注情况，有无血管危象发生及处理方法，皮瓣面积，吻合的动静脉位置及条数，以及供区采取的干预措施。

2. 身体情况　观察患者神志是否清楚、合作程度，生命体征是否平稳，有无呼吸困难，切口有无加压包扎，敷料是否清洁、干燥；皮瓣引流是否通畅，引流管数量，固定是否稳妥；引流液的颜色、性状、量；皮瓣是否外露，外露皮窗面积；手术部位有无感染、瘘管、出血、血肿等并发症。

3. 心理-社会状况　了解患者的心理状况，如有无紧张、恐惧情绪，家庭支持系统是否得力；能否配合术后早期功能康复训练；对手术方式的特殊性、术后注意事项、疾病相关知识的认知程度；对出院后的继续治疗相关知识是否清楚。

二、体位安置

（一）受皮区体位

皮瓣移植术后正确的体位安置是保证皮瓣有效血供和静脉回流的重要措施。同时，体位舒适可使患者更好地休息。因此，在防止皮瓣受压或牵拉的情况下，尽量让患者采取舒适的体位。

口腔颌面头颈肿瘤手术缺损修复术后应当保持头高位，床头抬高 15°～30°为宜，促进静脉回流，减轻皮瓣充血水肿，还可以改善呼吸道通气状况，纠正由于通气/血流比例失调造成的氧合能力低下。

术后患者头部宜适当制动 72 h，防止头颈部移动使皮瓣血管蒂发生扭转、牵拉等情况,保障血供。为避免发生微血管栓塞,视情况给予抗凝药物。

当皮瓣受压、蒂部扭曲等应及时调整体位,缓解血液循环障碍。经常巡视患者,解释特殊体位的重要性,及时纠正不正确姿势,特别是夜间熟睡后要加强巡视,保证体位维持在正确状态,避免压迫及撞击术区。

(二) 供皮区体位

应根据不同部位采取相应的体位及护理措施。

1. 前臂桡侧皮瓣、肩胛系统组织瓣手术者 因不影响患者的下肢运动,可鼓励患者早期下床活动。活动时注意保护伤口和皮瓣,防止受压和碰撞。

2. 股前外侧皮瓣、小腿外侧皮瓣手术者 未涉及下肢骨骼,但因伤口疼痛,局部放置引流装置,患者活动不便,且下床可能会导致引流量增多甚至下肢伤口出血。因此,术后鼓励患者在床上行踝泵运动,同时健侧下肢给予间歇性充气加压装置按摩,预防静脉血栓形成。在不影响引流效果的情况下,可尽早下床适当活动,根据患者耐受情况逐渐增加运动量。

3. 腓骨肌皮瓣手术者 因制取了患者的部分腓骨,导致患侧下肢稳定性下降,一般引流量较多,且疼痛明显。因此,术后鼓励患者在床上行踝泵运动,同时健侧下肢给予间歇性充气加压装置按摩,在不影响引流效果的情况下,可尽早下床适当活动,根据患者耐受情况逐渐增加运动量。

4. 髂骨肌皮瓣手术者 由于制取了患者的部分髂骨,一般引流量多,术后疼痛严重,且有腹疝可能,故需要腹部加压并卧床休息约 2 周。因此,术后鼓励患者在床上行踝泵运动,同时健侧下肢给予间歇性充气加压装置按摩,注意保暖,做好静脉血栓栓塞预防。

5. 血肿或血管危象等引起的皮瓣二次或多次探查手术者 因探查术后患者的血管条件变差,术后要尽量减少体位的变化,且静脉血栓栓塞好发于术后 4.5～5.5 天。因此,术后鼓励患者床上行踝泵运动的同时,健侧下肢给予间歇性充气加压装置按摩,在不影响引流效果的情况下,尽早适当下床活动,以后逐渐增加运动量。

三、保温措施

(1) 术后注意保暖,改善皮瓣微循环。

(2) 室内环境温度以 24～26 ℃ 为宜。室温保持主要依赖于有效、安全的照灯、空调及取暖器的常规准备,以防外环境因素导致血管危象发生。

(3) 腔外的移植皮瓣可使用多层纱布或棉垫覆盖保暖,避免外界温度影响及冷热刺激;不宜热敷和冷敷;不建议使用接触皮肤类的加热装置,如热水袋、暖手器、热灸贴等;必要时使用红外线治疗仪或烤灯照射,治疗仪距离皮瓣 40～60 cm,在防止烫伤的同时避免过冷致皮瓣血管痉挛和过热致皮瓣耗氧量增加。

四、皮瓣观察要点

(一) 保持静脉回流通畅

敷料包扎松紧适宜,防止绷带缠绕过紧导致静脉回流受阻,从而影响皮瓣的成活。

(二)皮瓣血循环观察

皮瓣移植术后,血液循环障碍主要发生在术后 3~5 天。因此,术后要密切观察皮瓣的温度、颜色、毛细血管充盈反应和表面张力等,及时发现问题、早期处理,避免发生严重后果。术后第一天,每 1~2 h 观察 1 次;若皮瓣血循环良好,可适当延长观察间隔时间。观察皮瓣血液循环时应特别注意皮瓣的远端血液循环,带蒂皮瓣的远端是距离蒂部最远的边缘,而双蒂皮瓣的远端则是皮瓣的中段。主要从以下几个方面进行观察:

1. 皮瓣温度　已被证明是最敏感、最有效的方法。一般移植皮瓣的温度略低于正常皮温的 0.5~2℃;若相差 2℃ 以上,提示可能有血循环障碍,动脉供血不足和静脉回流不畅都会有皮温低的现象,应结合其他指标综合分析。若皮温增高超过正常,且局部有刺痛或疼痛持续加重,伴局部红、肿及白细胞计数升高,提示可能发生感染。

2. 皮瓣颜色　正常情况下,移植术后皮瓣应呈红润或潮红。若皮肤颜色变浅或苍白,提示有动脉供血不足或栓塞;若皮瓣颜色呈暗红或紫红色时,提示有静脉回流不畅。观察时应注意:因人体各部位皮肤颜色不同,观察皮瓣颜色时既要与受区周围皮肤比较,又要与供区皮肤颜色作对照;要在自然光线下观察皮瓣颜色,若有烤灯应关闭或将其移开;皮瓣表面避免涂擦有色消毒剂,以免影响观察结果。随着伤口不断愈合,皮瓣颜色最后与受区趋于相近。

3. 毛细血管充盈反应　毛细血管充盈度是指皮瓣受压变苍白,压迫解除后颜色恢复红润的时间。若时间过长,提示动脉供血不足;时间缩短,提示静脉回流障碍。用玻璃棒或棉签棒压迫皮瓣表面,使皮肤颜色变白后迅速移开,皮肤颜色一般在 2~3 s 内转为红色;如果毛细血管充盈缓慢或消失,则可能是皮瓣动脉供血障碍,相反则是皮瓣静脉回流障碍所致。一般认为,静脉回流障碍时小于 2 s,动脉供血不足时大于 3 s。

4. 皮瓣张力　皮瓣移植术后均有不同程度的水肿过程,3~4 天后静脉回流逐渐畅通,皮瓣水肿逐渐改善,皮瓣质地逐渐柔软。肿胀程度可根据皮纹存在、皮纹消失、水泡等表现作为参考。动脉血不足可见皮瓣塌陷、皮纹增多;静脉回流受阻可见皮纹消失、张力增大、表面光亮、皮瓣肿胀紧绷、有水泡或皮纹出血。当发现皮瓣出现异常时,应及时通知医生进行处理。

5. 针刺出血试验　是判断皮瓣血运的一种常见方法。对颜色发生改变的组织瓣,无法马上判断是否有血管危象时可用无菌针头刺入组织瓣 5 mm 后拔出,正常皮瓣有鲜红色血液流出。静脉回流障碍时,出血速度快而颜色深红或暗紫;动脉供血不足时,出血速度慢或不出血。

6. 客观监测　皮瓣血循环除主观观察判断外,还可以采用客观监测进行评估,如数字成像、温度探测仪皮温测定、植入式多普勒、彩色多普勒超声、近红外光谱仪、微量渗析、激光多普勒血流仪等。

由于口腔颌面头颈部皮瓣重建位置大多较表浅,可于床旁应用便携式超声多普勒探头对吻合血管进行直接探测。该方法准确、直观,但对设备及操作者有一定要求。

(三) 口咽腔深部皮瓣观察

对于口咽腔深部的皮瓣,需要通过内镜进行观察,如软式喉镜、胃镜等;护理时可通过测量皮瓣相应位置的颈部皮肤温度大致评估有无局部温度升高,以推测皮瓣温度变化及感染征象。

(四) 口腔气味及分泌物观察

可通过对口腔气味及分泌物的观察来评估口咽腔深部的皮瓣状态。术后口腔气味出现腐臭、粪臭、腥臭、恶臭味,应警惕有特殊感染或皮瓣坏死。正常情况下,口腔分泌物的颜色为清澈黄色,出现浑浊灰白色警惕有感染,红色或呈血性预示有出血,黄褐色预示有坏死组织溶解。当出现异常气味和分泌物时,应及时告知医生并积极观察处理,避免病情加重。

五、血管危象预防

皮瓣修复口腔颌面头颈肿瘤手术缺损是最佳的方法之一,而皮瓣手术不可避免会遇到血管危象。导致皮瓣血管危象的原因多种多样,与主供血血管受压、牵拉或扭转、皮瓣制取时损伤血运、显微血管吻合操作不当有关,如不及时消除影响因素会导致皮瓣坏死。血管危象的发生是影响手术效果的最主要原因,及时发现血管危象,重建移植瓣的血液循环,是游离组织皮瓣移植术后最重要的护理内容。

(一) 临床表现

血管危象(vascular crisis)主要表现为皮瓣局部的变化。

1. 皮瓣的动脉、静脉血管危象　因表现不同,观察时需要仔细判断。①皮瓣动脉危象:常见的症状为皮瓣颜色苍白,皮温低,毛细血管充盈试验反应时间>5 s;②皮瓣静脉危象:最常见的症状为皮瓣颜色发紫且不断加深,皮瓣整体肿胀且边缘渗出明显增多。

2. 疼痛与创面渗血　是血管危象的伴随体征。除皮肤毛细血管反应偏快、颜色常出现花斑、温度低、皮肤组织张力高外,患者会感觉胀痛明显,常规处理疼痛无法缓解。

3. 易发生血管危象的时间　多为术后 24～72 h,以夜间为甚。这与夜间迷走神经张力高、血管内膜损伤致血流动力学改变、神经对血管的支配作用及激素分泌等有关。应重视夜间巡视,特别是凌晨,同时关注液体输注速度、患者体位等。

(二) 预防措施

在全身评估及监测的基础上,重点观察皮瓣颜色、温度、弹性、肿胀程度、毛细血管反应、局部渗血及疼痛等情况。

(1) 术后加强巡视,24 h 内每 15～30 min 观察记录 1 次,24～72 h 每小时观察并记录 1 次,72 h 后根据个体情况确定。对异常皮瓣每 15 min 观察记录 1 次,至血管危象解除后再按常规时间观察。

(2) 当皮瓣颜色与供区、健侧皮肤相比,明显偏苍白或偏深、毛细血管反应偏快、皮温偏低,要予以特别重视,及时评估并通知医生进行探查,消除影响因素。皮瓣颜色观察须在自然光线下进行,夜间需在日光灯充分照明下仔细观察,短时间内观察变化不明显的同一移植皮瓣,不容易发现细微的变化,可使用数码相机摄像等技术记录,有助于比较和判断。

(3)注意保暖、止痛。保持室温在 24～26 ℃ 或局部使用红外线治疗仪照射,观察时尽量避免皮瓣受到冷刺激,及时保温、保暖。发现皮瓣肿胀或张力增高时,须及时进行疼痛评估,重视患者主诉,常规处理疼痛无法缓解时可使用止痛药。

(4)局部制动,避免局部及皮瓣受压、碰撞或过度牵拉,调整体位,保证颈部舒展。需要时暴露皮瓣,避免敷料、绷带的压迫,特别是吻合血管处须完全减压。

(5)按医嘱尽早使用血管扩张药,有血栓形成高危因素者应尽快对因治疗。尽量避免在皮瓣侧上肢行静脉穿刺、测血压及患侧卧位。

(6)保持引流管通畅,观察引流液颜色、性状及引流量,避免非计划拔管。

(7)纠正营养不良和低蛋白血症。给予高蛋白、高热量、高纤维素饮食,可采取管饲或胃肠外营养支持。补充血容量,改善微循环,记录出入量,维持水和电解质平衡。

(8)出现血管危象后,医护人员频繁地观察与处理会给患者及家属带来很大压力,不良情绪会加重血管危象,影响患者恢复。因此,应加强护患沟通,做好相关知识介绍,鼓励患者控制情绪,协助治疗。

六、并发症观察及护理

口腔颌面头颈肿瘤手术缺损修复术常见的并发症包括出血、气道梗阻和感染等。

(一) 出血

1. 发生原因 接受口腔颌面头颈肿瘤游离皮瓣修复术的患者是术后大出血的高危人群,主要原因是患者术后多需要使用血管活性药物,同时为避免移植的血管受压,术后一般不进行术区加压包扎。因此,提高对术后出血的辨识并及时处理,才能避免严重不良事件的发生。

2. 观察及护理

1)引流液观察 游离皮瓣修复术后通常放置了负压引流,对引流液性状的判断是帮助确定是否存在出血的重要内容。正常的渗出液,红细胞沉于下方,引流管中出现分层现象,引流器中的分泌物不会出现血凝块。术后出血是血液直接从动脉或静脉的破口流出,引流液包含所有的血液成分,可以形成血凝块;在出血的情况下,引流管中液体流速较快,通常不会出现分层的情况,引流器中可能会发现血凝块。

2)局部伤口观察 手术创口内的持续性出血未能正常引流出来,可形成血肿压迫呼吸道,甚至危及生命的情况。因此,对患者手术部位的观察也十分重要。出血的局部表现有:①手术区域被切除组织的部位原有的凹陷消失,扪之有波动感;②移植皮瓣隆起或饱满,质地变硬;③手术切口周围出现渗血、皮下出现瘀斑,咽腔、喉腔、气管被挤压移位或塌陷,患者可出现呼吸困难,严重者出现窒息。

（二）术后感染

1. **发生原因**　手术消毒不彻底，术中死腔关闭不彻底，术后抗生素效果不佳，术后引流不畅等是引发术后感染的重要因素。负压引流管的漏气、手术切口的清洁也与术后感染有一定的关系。

2. **观察及护理**

（1）保持引流管通畅，准确记录引流量，发现引流管漏气要及时判断漏气的部位及原因，并报告医生处理。

（2）检查患者组织缺损的凹陷部位是否凹陷，重要骨性结构是否可扪及，手术区域是否存在凹陷性水肿。

（3）保持口咽腔内手术切口的清洁。术前对患者进行牙周清洁治疗，术后做好口腔护理、口腔冲洗，发现口腔异味、异常分泌物应及时处理，有效维持口腔手术切口清洁，最大限度预防感染。

（4）密切观察患者的生命体征及疼痛变化，特别是体温变化、患者主诉，发现异常需立即报告医生。

（5）严格无菌技术操作，做好手卫生，避免交叉感染。

（6）遵医嘱准确使用抗生素，观察用药反应及效果。

（7）行气管切开的患者应加强气道管理和肺部护理，预防继发肺部感染。

（三）气道梗阻

对于口腔颌面头颈肿瘤手术缺损修复手术，术后气道管理十分重要。气道管理的失败可能会直接引发严重的手术并发症甚至患者死亡。

1. **发生原因**　游离皮瓣修复术导致气道梗阻的主要原因有：气道塌陷，术后皮瓣、舌体、咽壁肿胀，皮瓣、舌体后坠导致气道阻塞，术后出血压迫气道等。

2. **护理观察**

（1）了解术中情况，皮瓣大小及对气道的影响，做好应急预案。

（2）密切观察患者的呼吸情况，保持呼吸道通畅，监测血氧饱和度，及时发现呼吸困难、喉阻塞症状，必要时吸氧。

（3）观察伤口及周围组织肿胀情况，引流液的颜色及量；未建立人工气道的患者，如有出血倾向应做好紧急气管切开准备。

（4）鼓励患者深呼吸和咳嗽，适时翻身拍背，合理吸痰，及时排出呼吸道分泌物。

（5）建立人工气道或已行气管切开的患者应加强气道护理，维持人工气道的正确位置及有效性，避免脱管及堵管。

（6）舌体用缝线牵拉固定以防舌后坠的患者应注意保持缝线固定稳妥，避免脱落或移位。

（余蓉，王海洋）

第十章 口腔颌面头颈肿瘤放化疗及靶向治疗护理

第一节 化疗护理

化学治疗（chemotherapy）简称化疗。广义的化疗是指对病原微生物、寄生虫所引起的感染性疾病以及肿瘤采用化学药物治疗的方法。理想的化疗药物应对病原体、寄生虫和肿瘤有高度选择性，而对机体的毒性很小。狭义的化疗是指应用细胞毒性药物对肿瘤进行治疗。根据治疗的目的，化疗可分为根治性化疗、辅助化疗、新辅助化疗、姑息性化疗等。

晚期口腔颌面部恶性肿瘤患者先用化学药物治疗，使肿瘤缩小，降低临床分期，提高手术切除率，从而提高患者预后的生活质量，此称为术前化疗，又称新辅助化疗或诱导化疗，是目前口腔颌面部恶性肿瘤综合治疗方案中最常用且效果肯定的重要措施。术前用药可单一用药，亦可联合用药；给药途径可采用静脉注射全身用药，亦可经颈外动脉分支行动脉灌注给药。

一、化疗适应证

口腔颌面头颈肿瘤化疗适应证患者包括：①新辅助化疗：原发无转移的中晚期患者（Ⅲ～Ⅳ期），瘤体较大、直径＞3 cm，目的是缩小肿瘤负荷并降低分期，争取手术切除机会。②术后辅助化疗：高危患者，包括手术切缘阳性或肿瘤周围切除不足；2 个或 2 个以上区域淋巴结转移；包膜外浸润。③姑息性化疗：转移或（和）复发、不可切除的晚期肿瘤患者。

二、化疗禁忌证

口腔颌面头颈肿瘤化疗禁忌证患者包括：明显的心、肝、肾、肺等重要脏器功能衰竭者；严重骨髓抑制、严重凝血功能障碍且无法纠正者；未获得良好控制的高血压、糖尿病、神经精神疾病或免疫系统疾病者；妊娠或哺乳期妇女；ECOG 体力状态评分≥3 分或 KPS 行为状态评分<70 分者；预计生存时间<3 个月者；其他不适合化疗者。

三、化疗方法

(一)联合化疗

联合化疗是肿瘤内科治疗最常用方法之一。

(二)多周期化疗

定期给予多周期用药,使肿瘤细胞数目逐渐减少,提高疗效。

(三)合适的用药剂量

在患者能耐受的前提下,给予足够的治疗剂量。

(四)合适的用药时间

化疗给药的时间间隔、持续时间会影响药物的疗效和不良反应。

(五)合适的给药顺序

先用细胞周期非特异性药物,再用细胞周期特异性药物。

(六)合适的给药途径

根据药物不良反应和疾病种类选择合适的给药途径。①静脉给药:常用给药途径,吸收快。②口服给药:服用方便。③肌内注射:采用深部肌内注射,利于药物吸收。④腔内给药:局部浓度高、全身毒性小,包括胸腔内、腹腔内、心包腔内给药。⑤鞘内注射给药:可通过腰椎穿刺给药。⑥动脉给药:包括直接动脉注射(如肝动脉直接注入抗癌药物)和通过导管动脉注射(如肝癌介入疗法)。⑦肿瘤内注射:如宫颈癌的局部注射。⑧局部涂抹:如氟尿嘧啶软膏可以用于皮肤癌和乳腺癌的胸壁转移等,目前临床使用较少。

四、护理措施

(一)化疗前评估

化疗前须评估患者的年龄、生命体征、营养状况、脏器功能、机体功能状态、有无化疗禁忌证和肿瘤合并症、既往的治疗史及不良反应状况、血管状况等因素。

(二)心理护理

多数患者化疗后心理会受到刺激,护理人员应加强对患者的健康教育,将药物可能会带来的不良反应提前告诉患者,让患者有充分的心理准备,并对患者表示鼓励,与患者共情,以消除患者在治疗期间的负性情绪,提高患者治疗的积极性。

(三)不良反应的观察和护理

1. 肾毒性　化疗药物剂量过大会对肾脏造成一定损伤,进而出现腰痛、肾区不适等不良反应,少部分患者可能发生高尿酸血症或肾衰竭。护理人员应鼓励患者大量饮水,确保患者每天饮水量＞4 000 ml,尿量＞3 000 ml;并对患者出入量进行准确记录,对患者排尿情况、膀胱是否有刺激症状等进行观察。一旦出现异常,应马上告知医生,及时处理。

2. **胃肠道护理**　化疗药物对胃肠道的刺激尤为严重,容易出现恶心、顽固性呕吐等不良反应,加重患者在化疗期间的痛苦。因此,护理人员应在化疗前半小时为患者提供镇吐剂进行预防性治疗,以降低化疗后的不良反应。

3. **其他**　其他常见化疗药物不良反应如表 10-1 所示。

表 10-1　常见化疗药物不良反应分级(CTCAE 5.0 不良事件评价标准)

不良反应	分级				
	1 级	2 级	3 级	4 级	5 级
贫血	血红蛋白＜正常值下限	血红蛋白＜80 g/L	血红蛋白＜80 g/L;须输血治疗	危及生命,须紧急治疗	死亡
白细胞计数降低	＜正常值下限	＜2.0×10⁹/L	＜1.0×10⁹/L	＜1.0×10⁹/L	—
心悸	轻度:无须治疗	须治疗	—	—	—
窦性心动过速	无症状,无须治疗	有症状;非紧急医学干预	须紧急治疗	—	—
腹胀	无症状;仅为临床或诊断所见;无须治疗	有症状;借助工具的日常生活活动受限	轻度不适;自理性日常生活活动受限	—	—
腹痛	轻度疼痛	中度疼痛;借助工具的日常生活活动受限	重度疼痛;自理性日常生活活动受限	—	—
便秘	偶尔或间断性出现;偶尔使用粪便软化剂、轻泻药,饮食习惯调整或灌肠	持续症状,须有规律地使用轻泻药或灌肠;借助工具的日常生活活动受限	须手工疏通的顽固性便秘;自理性日常生活活动受限	危及生命,须紧急治疗	死亡
腹泻	与基线相比,大便次数增加,每天＜4次;造瘘口排出物轻度增加	与基线相比,大便次数增加,每天4～6次,造瘘口排出物中度增加;借助于工具的日常生活活动受限	与基线相比,大便次数增加,每天≥7次;住院治疗;造瘘口排出物重度增加;自理性日常生活活动受限	危及生命,须紧急治疗	死亡
肠梗阻	无症状;只需要放射性观察	有症状;胃肠道功能改变;禁食	胃肠道功能明显改变;须全胃肠外营养;须有创干预治疗	危及生命,须紧急手术治疗	死亡

（续表）

不良反应	分级				
	1级	2级	3级	4级	5级
口腔黏膜炎	无症状或轻症：无须治疗	中度疼痛或者溃疡：不影响经口进食；需要调整饮食	重度疼痛；影响经口进食	危及生命，须紧急治疗	死亡
恶心	食欲降低，不伴进食习惯改变	经口摄食减少，不伴明显的体重下降、脱水或营养不足	经口摄入能量和水分不足；须鼻饲，全肠外营养或者住院	—	—
呕吐	无须干预	门诊静脉补液；须医学干预	须鼻饲，全胃肠外营养或住院治疗	危及生命	死亡
输液部位渗漏	无痛性水肿	皮肤红斑，伴相关症状（水肿、疼痛、硬结、静脉炎）	溃疡形成或坏死；严重的组织损伤；须手术治疗	危及生命，须紧急治疗	死亡
过敏反应	—	—	有症状的支气管痉挛伴或不伴有荨麻疹；须肠外治疗；变态反应相关的血管性水肿/水肿；低血压	危及生命，须紧急治疗	死亡
神经系统疾病	无症状；仅为临床或诊断所见；无须治疗	中度：需要较少、局部的或者非侵入性干预；影响适合年龄的工具性日常生活活动	严重症状或医学上明显，但不会立即危及生命；影响自理性日常生活活动	危及生命，须紧急治疗	死亡
肾脏和泌尿系统疾病	无症状；仅为临床或诊断所见；无须治疗	中度症状；轻度，需要局部或非侵入性治疗；年龄对应的借助于工具的日常生活活动受限	重度症状或重要医学意义，但不会立即危及生命；须住院治疗或延长住院时间；日常自理生活活动受限	危及生命，须紧急治疗	死亡
脱发	个体脱发量<50%，远距离观察无明显区别，但近距离观察可见，须改变发型掩饰头发丢失，但无须戴假发或假发簇掩饰	个人脱发量≥50%，症状明显；如果患者想要完全掩饰头发丢失，须戴假发或假发簇；伴心理影响	—	—	—

（四）饮食护理

化疗患者饮食应以高热量高维生素、低脂肪的清淡饮食为主。对于胃肠不适的患者，应增加食物的酸甜度以增加患者的食欲，降低化疗后胃肠道不良反应。

（五）癌痛护理

癌痛大多是因为肿瘤本身或抗肿瘤治疗引起的疼痛。对有疼痛症状的口腔癌患者，应当将疼痛评估列入护理常规监测和记录的内容。癌痛应当根据疼痛的分级、发作状况以及患者的病情和身体情况，采用恰当的止痛治疗手段，尽早、持续、有效地消除疼痛，防止和控制药物不良反应，减少疼痛和有关治疗带来的心理负担，提高患者的生活质量。

（六）静脉管路护理

根据治疗方案、治疗时间、留置时间、血管的完整性、药物性质、患者的意愿及输液装置的现有资源等因素选择合适的静脉输液工具，常用的有静脉留置针、经外周静脉穿刺的中心静脉导管（PICC）、输液港（implantable venous access port，PORT）等，刺激性及发疱性化疗药物建议使用 PICC 给药。

1. 静脉留置针

1）血管选择　首选前臂或手背静脉，粗直、弹性好的血管，避开关节及静脉瓣。

2）观察要点　穿刺点以透明敷料覆盖，保持敷料清洁干燥，如有污染、潮湿、松动需及时更换；严密观察穿刺部位，如出现红、肿、热、痛或沿静脉走向出现条索状发红，应拔除留置针，进行相应处理；如出现输液速度减慢，推注有阻力，应拔除导管重新穿刺，忌暴力推注。

3）健康宣教　化疗使用的留置针当天使用当天拔除，一般不留置，每天更换穿刺部位；抗肿瘤治疗期间全程严防药物外渗；告知患者和家属静脉留置针使用利弊，化疗尽量使用中心静脉导管，取得理解和配合。

2. PICC

1）血管选择　首选贵要静脉，次选肘正中静脉和头静脉。

2）X 线定位　导管尖端位于上腔静脉和右心房交界处。

3）维护要点　①严格执行无菌操作原则。②首次更换敷料的时间应在导管置入后 24 h 内，以后至少每 5～7 天更换 1 次无菌透明敷料。③穿刺点局部以碘伏、酒精或洗必泰消毒，消毒范围≥15 cm，同时观察皮肤有无感染征象。④妥善固定导管，防止扭曲、打折、滑脱等。⑤保持管路通畅，每次治疗完毕正确冲封管，治疗间歇期至少每 7 天冲封管 1 次。⑥在输入化疗药物、氨基酸、脂肪乳等高渗、高刺激性药物及输血后，均应及时冲管，以免造成导管损害或因部分药物沉淀在导管内壁上引起导管阻塞。⑦如果遇到阻力或者抽吸无回血，应进一步确定导管的通畅性，不应强行冲洗导管；如确定导管已脱出血管外则应拔除导管，严禁重新插入。⑧消毒后，缓慢匀速拔除 PICC 导管，并确认导管的完整性。

4）健康宣教　①出院后每周定期到医院维护，不适随诊。②手臂不可剧烈运动，如提 5 kg 以上的重物、用力搓衣服、干农活等需要反复伸曲手臂的活动。③衣物不要过紧，穿脱时避免带出导管。④淋浴前可用保鲜膜缠绕穿刺点，再用橡皮筋扎上上下两端；淋浴毕观察穿刺点是否潮湿。⑤睡眠时避免压迫置管手臂。⑥带管侧手部每日可使用握力球做松握拳动作，防止血栓形成。

3. PORT

1）穿刺要点　①非主力手的拇指、示指和中指固定注射座，做成三角形，将 PORT 拱起，另一只手将无损伤针的两翼合并持稳，以三指的中点为穿刺点垂直进针，直达储液槽底部。②抽回血确认针头位置无误后脉冲式冲洗导管，连接输液接头。

2）维护要点　①严格遵守无菌操作原则。②冲、封管和静脉注射给药时必须使用 10 ml 及以上的注射器。③每次给药前必须抽回血证实注射针位于 PORT 内方可给药；给药后必须以脉冲方式冲洗导管，有效地冲刷注射座储液槽的残余药液及血液，并正压封管，以免导管阻塞及相关感染发生。④密切观察穿刺部位是否有肿胀、烧灼感、疼痛等症状。⑤非耐高压导管禁止用高压注射泵推注造影剂。⑥治疗期间每 7 天更换穿刺针；非治疗期间或较长时间不用时，每 4 周冲封管 1 次。

3）健康宣教　①穿刺伤口愈合后，可生活自理，日常家务劳动工作等不受影响，但避免剧烈运动。②保护港体底盘部位不受外力撞击、挤压。③PORT 部位出现红、肿、痛、体温升高或穿刺侧肢体肿胀等症状，及时就诊。

五、健康指导

（1）向患者讲解化疗基本知识，减少其对化疗的焦虑、恐惧。

（2）完善化疗前相关检查，保证化疗安全性。

（3）嘱患者进食清淡、易消化、营养丰富的食物，避免辛辣刺激。

（4）指导患者选择正确的进食方法及时机，避免加重胃肠道反应。

（5）指导患者化疗期间进行适当休息与活动，避免长时间卧床或过度劳累。

（6）嘱患者尽量不去人员聚集的地方，必要时佩戴口罩，防止感染。

（7）教会患者观察及应对化疗药物不良反应，如脱发、恶心、呕吐、骨髓抑制、便秘、腹泻等。

（8）指导患者遵医嘱定期复查，出现不适症状时及时就诊。

（黄梅梅）

第二节　放疗护理

放射治疗（radiotherapy）简称放疗。放疗与手术、化疗并列，是恶性肿瘤的三大治疗手段之一。通过放射源产生 γ 射线或通过医用加速器产生 X 线、电子线、质子或重离子等放射线，在尽可能保护正常组织的情况下治疗恶性肿瘤。60%～70% 的肿瘤患者在治疗过程中需要接受放疗。肿瘤治愈的重要条件在于对原发肿瘤进行局部控制，而放疗作为局部治疗手段是某些肿瘤的主要治疗方式,可达到治愈的目的,特别是头颈部肿瘤。

一、放疗适应证

1. 根据肿瘤 TNM 分期放疗　①肿瘤分期为 T1-2N0M0、T1-2N1-3M0、T1-4N0-3M0 不能手术的患者给予根治性放疗后再手术;②肿瘤分期为 T1-2N0M0、T1-2N1-3M0、T1-4N0-3M0 的患者手术后,给予放疗可提高疗效。③肿瘤分期为 T4b 或 M1 期不可手术的患者,综合评估后进行放化疗。

2. 术后情况　手术后局部复发再手术后,没有再次手术的机会。

3. 术后病理报告　有下列一项或多项指标者:①切缘阳性;②肿瘤近切缘(<5 mm);③骨或软骨侵犯;④神经侵犯;⑤大血管及周围侵犯;⑥淋巴结一个以上转移;⑦淋巴包膜外肿瘤侵犯或淋巴管内见癌栓;⑧病理恶性程度高(如高度恶性黏液表皮样癌);⑨病理为腺样囊性癌(术后复发率高、易延神经侵犯)。

二、放疗禁忌证

(1) 全身情况差:Karnofsky 评分<50 分,无法耐受放疗者。

(2) 已有心、脑、肝、肾功能严重损害。

(3) 局部已有高剂量放疗史,再次放疗可能发生严重并发症对患者造成明显损害者。

(4) 全身广泛转移、预计生存期不超过 3 个月者。

(5) 伤口明显不愈者,特别是在颈总动脉区;有大出血危险者。

三、护理措施

(一) 放疗前

1. 心理指导　介绍有关放疗的知识,包括治疗的程序、放疗可能出现的不良反应及预防方法,消除焦虑、恐惧情绪,积极配合治疗。

2. 评估全身情况　纠正贫血,控制感染,有伤口应妥善处理,一般待伤口愈合后开始放疗。

3. 口腔护理　认真检查患者的口腔卫生情况及有无龋齿、残根及牙周炎,对于治疗范围内的患齿,进行龋齿充填,拔除短期内难以治愈的患牙和残根,避免引起放疗并发症。

(二) 放疗期间

1. 放射野皮肤保护　①保持皮肤清洁、干燥。②避免各种刺激:穿宽松、柔软的衣服;禁用胶布和涂抹刺激性药物;禁止使用肥皂等碱性清洁剂搓洗;避免阳光照射和冷热刺激。③保持照射野标记清晰完整。④出现结痂、脱皮时,禁用手撕裂,防止感染。

2. 皮肤反应观察和护理 ①皮肤出现干性反应时,皮肤发红、色素沉着、干性脱皮等一般不处理。②若出现湿性反应,表现为湿疹、水疱、浅溃疡、有渗出液,局部外用莫匹罗星(百多邦)软膏等,可减轻局部炎性反应。③出现溃烂、感染、结痂时,给予局部清创,可外用溃疡粉促进愈合。

3. 口腔黏膜反应观察和护理

1) 轻度 黏膜稍有红、肿唾液分泌减少、口干、进食略少。保持口腔清洁,每次进食后漱口,用含杀菌成分的漱口液漱口或使用口腔消毒喷雾剂。

2) 中度 黏膜明显水肿,斑点状白膜、溃疡形成,有明显疼痛,进食困难。根据患者口腔 pH 值选择漱口液,可用西瓜霜喷雾剂、溃疡膜等保护口咽黏膜、消炎镇痛,促进溃疡愈合;利多卡因稀释液餐前含漱,可改善进食引起的疼痛。

3) 重度 黏膜极度充血、糜烂、出血、白膜融合成片状,溃疡加重并有脓性分泌物,剧痛、不能进食并可伴发热。此期应暂停放疗、禁食,予静脉营养或鼻饲饮食;口腔自洁困难者给予口腔护理,抗感染;注意观察溃疡变化情况,遵医嘱用药。

(三) 放疗后

(1) 定期复查、增加营养,注意预防感冒。

(2) 患者出现口干、咽部干痛,可多饮水湿润口腔。

(3) 鼻咽部易干燥、充血,应增加室内湿度以及鼻咽冲洗器冲洗鼻咽。

四、健康指导

(一) 休息与运动

放疗期间应注意休息,根据个体情况可进行适当的运动和功能锻炼,注意坚持张口训练,防止出现张口受限。

(二) 饮食营养指导

(1) 饮食搭配合理,保证高蛋白质、高热量、高维生素、低脂肪饮食;禁烟酒,忌过冷、过硬、过热食物,忌油腻、辛辣食品;饮食以清淡、细软易消化为主。

(2) 鼓励患者多饮水以增加尿量,促进体内毒素排出,减轻全身放疗反应。

(3) 出现口干、咽痛、味觉改变时,应以无刺激、易咀嚼的半流食或软食为主,多食生津止渴、养阴清热食品,如萝卜汤、冬瓜汤、西瓜、雪梨等,可用胖大海、菊花等泡水饮用。

(4) 餐前饮少量温开水润滑食管,细嚼慢咽,以免块状食物卡在食管狭窄处对食管黏膜造成损伤,避免吃糯米团等黏性食物,以免黏滞在食管表面形成梗阻。

(5) 口咽、食管黏膜反应较重者,可采用鼻饲或胃造口帮助患者进食。

(三) 康复指导

(1) 保持口腔清洁,预防龋齿,放疗后 2～3 年不能拔牙。

(2) 预防感冒以免诱发放射性肺炎,积极治疗头面部感染,防止诱发头颈蜂窝织炎。

（四）复诊须知

按时复查血常规，病情变化时及时联系主管医生进行就诊。

（姚华）

第三节 靶向治疗护理

一、治疗原则

随着对口腔颌面头颈肿瘤发病过程中基因改变的不断识别和发现，分子靶向治疗（molecular targeted therapy）已经成为口腔颌面头颈肿瘤综合治疗策略中重要的组成部分。分子靶向治疗可以延缓疾病进展、控制肿瘤生长以及逆转基因改变导致的治疗耐受或抵抗。

目前常用的靶向药物主要包括利妥昔单抗和表皮生长因子受体（epidermal growth factor receptor，EGFR）靶向药。表皮生长因子通过与肿瘤细胞表面的 EGFR 结合，干扰细胞周期的进程，抑制肿瘤细胞增殖，促进肿瘤细胞凋亡，达到治疗肿瘤的目的。这类靶向药物通常都与化疗或放疗联合应用，可明显提高临床控制率、治疗有效率。EGFR 靶向药包括西妥昔单抗（cetuximab）、尼妥珠单抗（nimotuzumab）。西妥昔单抗2004 年被美国 FDA 批准用于治疗晚期头颈部鳞癌，一线治疗复发转移性头颈癌方案为西妥昔单抗联合铂类和氟尿嘧啶，晚期口腔癌的辅助性治疗采用西妥昔单抗联合放疗，疗效显著，全身不良反应轻。尼妥珠单抗已获批在全球 18 个国家用于治疗头颈部肿瘤。尼妥珠单抗联合放化疗可显著改善头颈部局晚期鳞癌患者的抗肿瘤效果，延长患者的生存期。阿法替尼可二线用于铂类治疗后出现进展的口腔颌面头颈肿瘤。其他治疗口腔颌面头颈肿瘤的分子靶向药物，如抗血管生成药物、mTOR 抑制剂等还都处于探索阶段。

二、护理评估

（一）健康史

1. 一般情况 评估患者的现病史、既往史、家族史及用药史等情况，判断患者化疗耐受力，评估患者生活自理能力、压力性损伤、跌倒、留置导管、静脉血栓栓塞等风险情况。

1）皮肤与黏膜情况 主要包括：完整性，有无破损、皮疹、溃疡及其类型、形状及范围等；有无色素沉着、色素减退、颜色异常，以及异常的形状和范围等；有无疼痛、瘙痒、水肿、炎症或其他异常情况；皮肤的弹性和营养状况。

2）营养状态与排泄功能　①营养风险评估：包括进食偏好，有无食欲下降、咀嚼或吞咽困难、体重下降等，有无反酸、嗳气、恶心、呕吐、腹痛等；②排泄功能评估：包括便秘、腹泻、尿频、尿痛、便中带血或其他异常情况。

3）呼吸与循环功能　主要包括：呼吸形态，包括呼吸运动类型、频率、节律、幅度、呼吸音强度和对称度等；静息和活动时的血氧饱和度；血压、脉搏和心率；咳嗽、咳痰情况；口唇和甲床颜色；其他症状，如胸痛、心悸、乏力等。

4）神经、肌肉与关节功能　主要包括：关节有无肿胀、疼痛和功能限制；日常活动水平是否受神经、肌肉与关节的功能限制，如肌无力、麻木等。

2. 药物过敏史　包括既往使用分子靶向药物时有无出现输液反应或者过敏反应。

3. 静脉通路情况　为了避免药物外渗，尽量使用中心静脉导管输注靶向药物。

(二) 症状和体征

1. 症状　对于已使用过靶向药物的患者，评估其有无相关不良反应。

2. 体征　评估患者的意识形态、生命体征。

(三) 辅助检查

评估患者的检验、检查结果是否正常，包括血常规、生化常规、心电图、尿常规、大便常规等。

(四) 心理-社会状态

评估患者及家属对靶向治疗的了解及药物不良反应的知晓程度，对治疗结果的期望值，评估患者的家庭经济情况、社会的支持力，采用 9 项患者健康问卷（patient health questionnaire - 9，PHQ - 9）、心理痛苦温度计、广泛焦虑量表（generalized anxiety disorder，GAD - 7）等评估患者的心理状况。

三、护理问题

1. 焦虑/恐惧　与对疾病的治疗效果及担心预后有关。

2. 知识缺乏　与缺乏疾病相关知识有关。

3. 舒适的改变　与恶心、呕吐及管道刺激等有关。

4. 营养失调(低于机体需要量)　与靶向治疗后食欲减退、胃肠道反应进食减少及肿瘤导致的消耗增加有关。

5. 有感染的危险　与靶向治疗后导致骨髓抑制免疫力下降有关。

6. 潜在毒性反应　如过敏反应和呼吸困难等。

四、护理目标与措施

(一) 护理目标

(1) 患者焦虑/恐惧程度降至最低程度，配合治疗及护理。

(2) 患者了解靶向治疗的目的、意义、注意事项及不良反应。

（3）使患者不适消失或降至最低程度。

（4）患者及时补充营养，营养状况得到改善或维持。

（5）患者未发生感染症状或发生后能及时治疗。

（6）患者未发生相关并发症或并发症发生后能及时治疗。

（二）护理措施

1. **心理护理**　患者治疗前易出现紧张、焦虑、恐惧等情况，加之多数患者对疾病专业知识的缺乏，更会加重负性情绪。治疗前医护协作，针对不同患者可采取多元化、个体化的健康教育方式。充分告知治疗前相关信息，确保患者治疗前做好充分准备，并获得患者及其家属的理解配合。教会患者进行放松训练，包括呼吸训练、渐进性肌肉放松、冥想训练，对严重心理问题患者由心理治疗师实施个体化的、一对一的心理干预。

2. **用药期间护理**

（1）按时和按医嘱规范、准确给药，注意给药时间、速度、顺序。

（2）护士必须熟悉治疗方案的不良反应及其观察要点，治疗期间密切测量生命体征，必要时给予心电监护。全程动态观察患者情况，重视患者主诉，及时处理不良反应。

（3）备好抢救药品、设备。

（4）用药前 30 min 遵医嘱予解热镇痛药（如塞来昔布口服）、抗组胺药（如苯海拉明肌注）、糖皮质激素（如地塞米松静推或静滴），核对所使用的药物剂量和患者体表面积是否相符。

（5）严格遵照药品使用方法，严格执行无菌操作，准确配制药物，勿剧烈震荡。

（6）药物现配现用。

（7）使用单独的输液管，滴注前后必须使用生理盐水冲洗输液管。

（8）首次使用时严格控制药物输注速度（可使用输液泵），可根据患者反应逐步调节，用药后 15 min 内严密观察患者病情，倾听患者主诉；如无异常，可 30 min 调节输液速度。

（9）用药期间加强巡视，直至药物使用结束后 2 h。观察生命体征是否平稳，心律、血压有无异常，有无发热、寒战、皮肤瘙痒、皮疹、喉部疼挛、呼吸困难等症状。

（10）在治疗过程中发现异常应立刻减慢输液滴速或暂停用药，及时汇报医生，积极配合处理，及时记录患者的病情、观察数据、处理措施及效果。

3. **营养治疗及健康教育**　EGFR 抑制剂联合化疗患者出现恶心、呕吐等症状，根据 PG-SGA 积分对患者进行营养筛查/评估，给予营养教育或人工营养治疗（肠内营养和肠外营养），改善患者营养状况，及时补充微量元素，预防水和电解质紊乱。

4. **药物不良反应护理**　常见不良反应包括过敏反应、皮肤毒性、胃肠道毒性、血压下降等。

1）过敏反应的观察及护理　靶向治疗的特征性不良反应为超敏反应，表现为急性呼吸道梗阻，如支气管痉挛、喉头水肿、抽搐、声音嘶哑等，严重者出现过敏性休克。治疗前使用抗组织胺药预防过敏反应的发生。如地塞米松 5 mg 静脉滴注联合苯海拉明

12.5 mg肌内注射或异丙嗪25 mg肌内注射。如首次用药出现过敏反应的患者，每次用药都要密切观察，严重的过敏反应应立即停药。文献报道，过敏反应的发生率和严重程度在前几次给药中最高，随着给药次数增多而减少。

2）皮肤毒性的观察及护理　靶向治疗最常见的不良反应是皮肤毒性。主要表现为痤疮样皮疹、皮炎，其次为带状疱疹、红斑性皮疹、面色改变、瘙痒等。在日常生活中避免日晒，外出时常规使用防晒措施；采取温和的皮肤护理措施，包括保持皮肤清洁，避免使用肥皂，使用无香味和无染料的非皂类清洁剂替代产品；保持皮肤湿润，日常使用含尿素或甘油的保湿霜或润肤剂保持身体皮肤湿润，并在毛发生长区域沿毛发生长方向涂抹保湿霜和润肤剂以降低毛囊炎的发生率；修剪短指/趾甲，避免局部皮肤摩擦和皮肤破损。

3）胃肠道不良反应　患者出现腹痛、腹泻、恶心、呕吐等症状。有恶心、呕吐症状的患者应加强生活护理，及时清除呕吐物，防止呕吐物误入气管。及时评估靶向治疗导致腹泻的情况，观察大便次数，嘱患者卧床休息，宜进清淡流质或半流质的食物（如米汤等）。轻或中度腹泻者服用黏膜保护药物，重度腹泻导致脱水者可短期停药。鼓励患者进食高蛋白、高维生素、低脂肪饮食，避免油腻及辛辣食物。

4）血压下降　尼妥珠单抗常见的不良反应是血压下降，在用药期间密切监测血压变化。如患者出现头晕、乏力、血压下降，指导其卧床休息，缓慢改变体位，加强护理防跌倒防坠床的发生。

五、健康教育与出院指导

（一）心理调适
首先鼓励患者加入社会活动组织，以获得更多情感和信息的支持。帮助患者自己接受现状，以增加患者自我控制感和自尊，避免对家庭成员的过度依赖降低患者的自尊和价值感。对于有能力工作的患者，鼓励患者继续参加工作及重返社会，增加社会归属感和自我价值感。

（二）定期随访
随访中若发现异常应及时就诊。

（三）饮食指导
建议患者均衡、适量摄入营养物质，合理进食谷类食物、肉、蛋、奶、蔬菜、水果等多种多样的食物，避免进食油腻、辛辣、高盐、油炸食物；避免进食生冷食物；保持健康体重等。

（四）运动锻炼
进行适量有氧运动，如散步、打太极拳、做气功等，运动时注意循序渐进，持之以恒。

（王娟）

第十一章　口腔颌面头颈肿瘤常见并发症处理

第一节　出　血

口腔颌面头颈肿瘤是临床上常见的肿瘤,具有发病率高、复发率高、治疗过程复杂及风险较高的特点,肿瘤主要好发于口腔、咽、喉、鼻腔、鼻旁窦、甲状腺及涎腺等多个部位,由于颌面及头颈部血管、神经丰富,手术难度较大且易造成外形异常及功能障碍。在手术过程中及术后经常伴有多种并发症,其中出血(hemorrhage)为严重并发症之一,可造成手术失败甚至危及生命。

一、病因和治疗原则

(一)病因

1. **知名动静脉破裂**　由于肿瘤大小及所在解剖部位的原因,在进行颈淋巴清扫术或原发灶切除过程中可能造成颈部动、静脉及其分支出血,形成暂时性血凝块堵塞出血部位,患者在麻醉苏醒后血压升高引发术后出血。

2. **肿瘤术后感染**　由于颌面及头颈部肿瘤手术范围较大,手术时间较长,加之可能出现术区无效腔及引流管逆行,术后出现感染风险较高。如感染区域累及头颈部大血管及分支,极易造成术后出血。

3. **术后放疗**　头颈部肿瘤术后一般需要结合放疗等辅助治疗手段。在放疗过程中,射线会造成局部组织缺血性改变或硬化性瘢痕。如放疗区域存在血管,可能出现因血管壁放射性坏死而引发的出血。

4. **组织瓣坏死**　头颈部手术经常伴有大面积组织缺损,术后引起外形改变或功能障碍,故经常采用游离皮瓣或带蒂皮瓣进行术中修复。若发生皮瓣血运障碍或感染等情况,皮瓣存在坏死可能,可引起区域附近血管出血。

5. **凝血功能异常**　由于全身系统性疾病或术后应用低分子肝素等原因,机体可能出现凝血功能异常,从而引发出血倾向,严重时会引发出血。

6. 术式原因 皮瓣转移术后为避免移植血管受压一般不进行术区加压包扎,否则易导致出血风险增加。

(二) 治疗原则及方法

出血的基本治疗原则是以止血为前提,如出血量较大,需采用输液或输血等方式补充血容量,避免患者发生低血容量休克、离子紊乱或多器官功能衰竭;如暂时不会危及生命,可以通过手术进行止血。

具体治疗方法如下:

1. 压迫止血

1)指压止血法 即用手指压迫出血部位或血管近心端,仅作为暂时性止血手段,多用于出血较多的紧急情况下,一般需再改用其他确定性方法做进一步止血处置。

2)包扎止血法 一般用于毛细血管、小静脉及小动脉的出血,或创面渗血。需要先清理创面,将软组织复位后使用纱布或明胶海绵等敷料覆盖,最后使用绷带等加压包扎。

3)填塞止血法 一般用于开放性和洞穿性创口,也可用于窦腔止血,主要是将碘仿纱条或油纱条填塞于创口内,也可结合绷带等加压。

2. 结扎止血 是临床上最常用、最可靠的止血方法,主要是将创口内活跃出血的血管断端以钳夹后结扎或缝合结扎的一种止血方式,适用范围较广;既可作为应急临时止血,也可用于手术中稳定止血。

3. 药物止血

1)全身用药止血 主要用于凝血功能障碍的患者或大量输血时作为辅助性药物,以增强全身凝血功能。

2)局部用药止血 主要用于创口或术区渗血等出血范围较局限的情况,使用时可以应用明胶海绵、淀粉海绵或止血粉等药物敷贴于出血创面上。

4. 输血治疗 是指针对出血量较大导致严重贫血(血红蛋白$<70 \text{ g/L}$或红细胞压积<0.22)甚至多器官功能衰竭的患者,静脉输注全血或成分血用以补充血容量,纠正患者的全身失血状态。

二、护理评估

(一) 健康史

1. 一般情况 包括家族史,既往有无凝血功能障碍、相关血液疾病史。
2. 用药情况 如抗凝药、抗生素、扩血管药等的使用情况及不良反应。
3. 其他情况 如是否处于妊娠期、生理期、肿瘤有无出血等。

(二) 身体状况

1. 局部情况 评估敷料、引流液、凸起皮肤的交界痣的情况。

2. 全身情况 评估患者意识状态、血压及心率、脉搏、呼吸频率、节律及幅度，以及体温、皮肤、口唇黏膜和尿量。

(三) 辅助检查

1. 实验室检查

1) 常规检查 ①血常规：血细胞计数、血红蛋白降低提示失血；②尿常规：尿比重增高提示血液浓缩或血容量不足；③大便常规：大便隐血试验阳性。

2) 凝血功能 当血小板计数 $<80\times10^9/L$、血浆纤维蛋白原 $<1.5\,g/L$ 或呈进行性下降、凝血酶原时间较正常延长 3 s 以上、3 P(血浆鱼精蛋白副凝固)试验阳性、血涂片中破碎红细胞超过 2% 时，提示弥散性血管内凝血(DIC)。

3) 血流动力学监测 中心静脉压(central venous pressure，CVP)代表右心房或胸段腔静脉内的压力，可反映全身血容量及右心功能，临床常通过连续动态监测 CVP 准确反映右心前负荷。CVP 正常值为 $5\sim12\,cmH_2O$，$CVP<5\,cmH_2O$ 提示血容量不足。

2. 影像学检查 包括 X 线、B 超、放射性核素、CT 检查。

(四) 心理-社会状况

了解患者及其家属的心理状况，护士与患者充分沟通，使患者保持良好的情绪，给予患者安全感和信任感，从而减少患者不必要的紧张情绪，能够积极与医护人员合作。

三、护理措施

(1) 护士立即用无菌纱布压迫止血并通知医生。如压迫出血部位止血效果不明显时，可压迫患者患侧颈总动脉。迅速准备抢救物品，协助医生寻找出血点，根据患者出血性质不同选取止血方法。

(2) 体位：抢救过程中患者取仰卧位，头偏向一侧，防止吸入窒息。出血停止后应为患者采取头和躯干抬高 $20°\sim30°$，下肢抬高 $15°\sim20°$，以利于呼吸和下肢静脉回流，同时保证脑灌注压力。

(3) 保持呼吸道通畅，可用鼻导管法或面罩法吸氧；必要时建立人工气道，呼吸机辅助通气。

(4) 迅速建立两条静脉通路，遵医嘱予以补液、补充血容量，根据病情给予抗炎、止血、强心等药物进行治疗。

(5) 遵医嘱采集血标本，急查血细胞分型及交叉配血，做好输血准备。输血过程中严密观察输血反应。

(6) 观察患者的血压、心率变化，以及神志、表情、口唇颜面部及甲床颜色，及早发现低氧血症、休克早期症状并及时汇报医生，同时做好记录。出血持续不止的患者，立即做好术前准备。

(7) 患者使用抗凝药物时遵医嘱停用抗凝药物，密切关注其各项生理指标，定期进行各项化验，并及时查看结果。

（8）伤口包扎时仔细观察敷料及创口有无渗血或出血。如敷料上有渗血时，须用笔在浸湿的敷料边缘做记号，以勾画出当时的范围，并记录日期、时间、量、颜色、性质等，以利观察评估。避免压迫、撞击术区，结痂处不要用手撕抠防止伤口再出血。

（9）对于放置引流管的患者，观察引流管内是否有活动性引流液。如引流袋内血量持续增加，则提示创面有活动性出血，通知医生进行处理。

（10）出血量较大者应暂禁食水。出血停止后 24 h，如临床表现为血压稳定、心律平稳，血常规检查显示血红蛋白无明显变化者，可给予少量温凉流食，以米汤为主，少量多餐，避免咀嚼牵动伤口，对于不能进食者给予鼻饲饮食。

（11）发生急性出血时，患者会出现焦虑情绪，表现为紧张恐惧、烦躁不安等情绪，护理人员应采用适当的语言安慰患者。在抢救过程中应动作轻柔，做好心理护理，使患者和家属积极配合治疗。

出血护理操作流程见图 11-1，术后并发大出血急救配合评分标准见表 11-1。

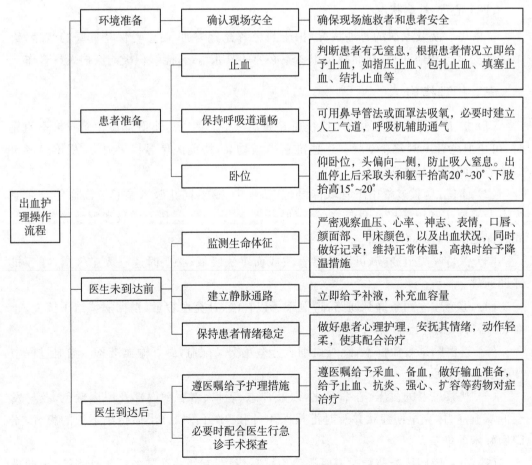

图 11-1　口腔颌面外科患者出血护理操作流程图

表 11-1 口腔颌面头颈肿瘤患者术后并发大出血急救配合评分标准

科室：_____ 姓名：_____ 得分：_____ 监考人员签名：_____ 时间：___年___月___日

项　目		操作程序	标准分	扣分内容及标准	扣分
评估10分	自身准备	1. 着装规范：衣、帽、鞋、袜、胸牌、挂表、指甲 2. 洗手，戴口罩	4	● 一项不符合要求 ● 未洗手、戴口罩	−2 −2
	环境准备	安静、整洁、舒适、光线明亮	1	● 未评估环境	−1
	患者准备	1. 自我介绍，核对患者信息，解释取得合作 2. 评估患者生命体征，选择合适的测量工具	5	● 未自我介绍 ● 一项不符合要求	−2 −3
计划10分	用物准备	1. 抢救车，按需备各种无菌急救包 2. 手消、垃圾桶	10	● 物品过期 ● 物品放置无序 ● 少一件	−5 −2 −3
实施70分	操作步骤	1. 立即到达现场，确保安全，立即通知值班医生	4	● 未核对患者 ● 一项不符合要求	−2 −2
		2. 判断患者呼吸，根据患者情况给予止血，如指压止血、包扎止血、填塞止血、结扎止血等	8	● 未判断患者窒息情况 ● 未选择正确止血方式	−3 −5
		3. 保持呼吸道通畅，可用鼻导管法或面罩法吸氧，必要时建立人工气道，呼吸机辅助通气	8	● 未保持呼吸道通畅 ● 一项不符合要求	−3 −5
		4. 给予患者仰卧位，头偏向一侧，防止误吸，出血停止后将头和躯干抬高 20°~30°，下肢抬高 15°~20°	8	● 未给予患者正确卧位 ● 一项不符合要求	−4 −4
		5. 观察面色、意识、出血状况，同时做好记录；高热时给予降温措施	8	● 出血量记录不准确 ● 一项不符合要求	−3 −5
		6. 立即建立静脉通路，遵医嘱为其补液、输血、保暖、抗感染、止血等治疗	8	● 首次穿刺失败 ● 一项不符合要求	−4 −4
		7. 保持患者安静，安抚其情绪，动作轻柔，使其配合治疗	8	● 未做心理护理 ● 一项不符合要求	−4 −4
		8. 遵医嘱给予采血、备血，做好输血准备，给予止血、抗炎、强心、扩容等药物对症治疗	8	● 采血、输血流程混乱 ● 未告知家属药物作用	−5 −3
		9. 协助患者取半卧位，整理床单位，告知注意事项	5	● 未告知注意事项 ● 卧位不正确	−3 −2
		10. 整理用物，分类处理，记录	5	● 根据情况酌情扣分	
评价10分	质量	1. 人文关怀 2. 伴随语言 3. 技术品质 4. 操作流程 5. 医护配合	2 2 2 2 2	● 根据情况酌情扣分	

四、康复指导

1. 卧位　给予患者半卧位，以减轻水肿及局部切口处缝合张力，避免再次出血。

术后出血 24 h 内,以卧床休息为主,待患者生命体征稳定后,并根据患者身体情况鼓励患者进行下床活动。

2. 用药指导　向患者讲解术后避免使用抗凝药物,如肝素、华法林、阿司匹林等;因病情需要口服抗凝药物应在医生指导下口服;高血压患者按时服药保持血压在正常范围内。

3. 防止感染　感染患者定时监测体温,保持术区敷料清洁干燥,洗脸时勿触及伤口,洗头时头稍向后倾,避免水污染伤口。口内保持口腔清洁,注意口腔卫生。

4. 管路指导　对于放置引流管的患者,嘱患者及家属不可自行拔除管路,翻身起床时避免引流管脱落、打折、扭曲、牵拉,如有脱出所置刻度等情况应及时告知护士。

5. 饮食指导　指导患者多摄入高蛋白、高热量、高维生素的饮食,禁辛辣、寒凉、刺激性的饮食,少量多餐,避免咀嚼牵动伤口。

6. 随访　术后第 1、3、6 个月复查,若有不适随时复诊。

(冯培)

第二节　呼　吸　困　难

呼吸困难(dyspnea)是一种严重的临床症状,表现为呼吸频率、节律、深浅度、呼吸型、呼气相和吸气相比例等有不同程度改变的异常状态。

一、病因和治疗原则

(一) 病因

呼吸困难常见的原因是呼吸道梗阻、心肺功能代偿不全、呼吸肌麻痹、呼吸中枢衰竭、代谢性酸中毒或碱中毒等。口腔颌面部肿瘤手术多数涉及口底、口咽部、舌、颌骨、颈部等呼吸道上段区域。因麻醉插管时对咽喉部损伤、气管内分泌物滞留、气管套管阻塞、手术创口渗血、伤口出血、组织移位、呕吐物反流等情况易导致上呼吸道阻塞,引起患者窒息,甚至危及生命。

1. 出血　主要是由于手术时止血不彻底、不完善,或因术后剧烈咳嗽、呕吐、过度活动或频繁讲话导致血管结扎滑脱所引起。口腔颌面部肿瘤患者的手术创面在口腔,术后口腔分泌物和积血较多,同时由于麻醉和创面的原因,患者的咳嗽反射受到一定程度的抑制,因此容易引起上呼吸道窒息。此外,伤口出血压迫呼吸道,也会引起呼吸困难。

2. 舌后坠　由于麻醉药物的作用或肿瘤手术而导致的下颌骨缺失,当患者处于仰卧位时在重力作用下,舌体向咽部后坠形成上呼吸道梗阻。

3. 喉头水肿　由手术创伤或气管插管引起,早期可产生咽喉部肿胀疼痛、声音嘶哑等症状。

（二）治疗原则

及时清除患者呼吸道分泌物，防止呕吐物或血液误吸入气管。密切观察患者的呼吸变化，如有烦躁不安、鼻翼扇动、呼吸加快、脉搏快而弱，舌后坠者出现鼾声等症状，应迅速插入口咽通气导管或气管内插管，必要时行气管切开术。

二、护理评估

（一）健康史

详细了解患者病史、肿瘤大小、手术及麻醉方式、术中情况、术后呼吸道管理、伤口局部及其周围情况、患者症状和体征等。

（二）呼吸功能评估

呼吸功能评估内容包括呼吸频率、节律及幅度；呼吸道是否通畅，有无通气道（如口咽通气导管、气管套管、舌牵引线等）；呼吸道有无分泌物，分泌物的性质、量；血氧饱和度。

（三）辅助检查

辅助检查包括血氧饱和度检测、血气分析以及气管镜检查。

（四）心理-社会状况

患者因呼吸困难、憋气感，易产生紧张、恐惧的情绪，护士要做好解释安慰工作。

三、护理措施

（一）呼吸道管理

1. 合理选择体位　意识未完全清醒的患者取平卧位，头偏向一侧；意识清醒的患者取半卧位，有利于分泌物的排出和伤口引流。

2. 监测生命体征　观察患者意识、瞳孔、生命体征、心电图及病情变化情况，观察四肢活动度，给予心电监护、吸氧等措施。

3. 及时清除呼吸道分泌物　防止呕吐物或血液误吸入气管。鼓励患者深呼吸和轻轻咳嗽，排出气道分泌物。

4. 防止窒息　如发现患者出现烦躁不安、出汗、口唇发绀、鼻翼扇动和呼吸困难等窒息前驱症状，严重者在呼吸时出现"三凹征"（锁骨上窝、胸骨上窝及肋间隙明显凹陷），此时有发生窒息的危险，应立即通知医生立即抢救，插入口咽通气导管使呼吸道通畅，必要时行气管切开术。

（二）气管切开护理

1. 生命体征观察　密切观察患者生命体征的变化、面色与呼吸并记录。注意伤口及套管有无出血，皮下气肿及血肿。注意脱管的早期征象，如面色红紫、烦躁不安、导管无呼气、喉管不能发音等。

2. 保持呼吸道通畅　术后取半卧位，昏迷者取平卧。如有痰鸣音，立即给予吸痰。

3. 气道管理

1）及时吸出气道内分泌物　观察分泌物的颜色、性质和量。每次吸痰时间不超过15 s，痰量多时切忌长时间吸引。口腔吸痰管和气管吸痰管应严格分开，每次必须更换吸痰管，不可交替或重复使用。一切操作均须在无菌条件下进行，防止感染。如患者长时间不咳嗽，护士应给予被动吸痰。

2）妥善固定气管套管　气管套管上的系带松紧度以容纳一个手指为宜，应根据局部肿胀情况随时调整。吸痰时动作轻柔，观察局部是否有出血、皮下气肿等情况发生。变换体位时注意套管位置，嘱患者颈部勿左右扭转，以免套管滑脱。

3）保持气管切开局部的清洁干燥　在气管导管的外套管下垫纱布垫，一般每天更换 1～2 次，密切观察切口周围皮肤有无红肿。如纱布垫污染应及时更换。

4）保持适当室温（20～24℃）及湿度（60%～70%）　气管套管口可盖湿纱布覆盖，或连接人工鼻，一方面可防止异物掉落入气管内，另一方面可增加吸入空气的湿度；保持室内适宜的温度和湿度。

5）湿化气道　可采用气管内给药、超声雾化、氧气雾化等方法湿化气道，以减轻呼吸道炎症和水肿，起到稀释和祛除痰液的作用。湿化气道后，应嘱患者做深呼吸和咳嗽，协助排痰，及时吸痰。

6）导管护理　对于使用金属套管的患者，为了防止痰液形成干痂发生阻塞，金属套管内管应取出清洗（每天 3～4 次），每次取出时间不宜超过 30 min。每次取管时注意观察套管的位置、系带的松紧度，发现松动及时处理，防止脱管的发生。目前主要采用高压蒸汽灭菌法消毒，可备多个同型号内套管消毒灭菌后交替使用。

7）拔管　待患者呼吸道梗阻完全解除后，可考虑拔管。堵管 24～48 h，若患者呼吸平稳、无缺氧症状、睡眠安稳、痰液能从口内吐出，可拔管。如堵管后有呼吸道梗阻现象，应立即去除堵塞物，畅通气道以后再堵管，或更换小一号套管过几日后再重新堵塞。拔管后吸除瘘管中的分泌物，消毒伤口，并拢皮肤用蝶形胶布固定伤口。一般 1 周左右创口可完全愈合。拔管当日严密观察患者的呼吸情况，如患者出现烦躁、呼吸异常、口唇青紫、痰液不易咳出、三凹症状，必须重新考虑气管切开，安放气管套管。

患者并发呼吸困难的抢救配合和护理流程见图 11-2，抢救配合操作评分标准见表11-2。

四、康复指导

（1）对长期使用气管套管的患者，应教会患者及家属正确更换套管的过程和方法，并注意颈部气管吻合口处的清洁和护理。

（2）指导患者建立良好的卫生生活习惯，忌烟酒，忌辛辣、油炸食品。

（3）定期随诊，如有呼吸困难及时就诊。

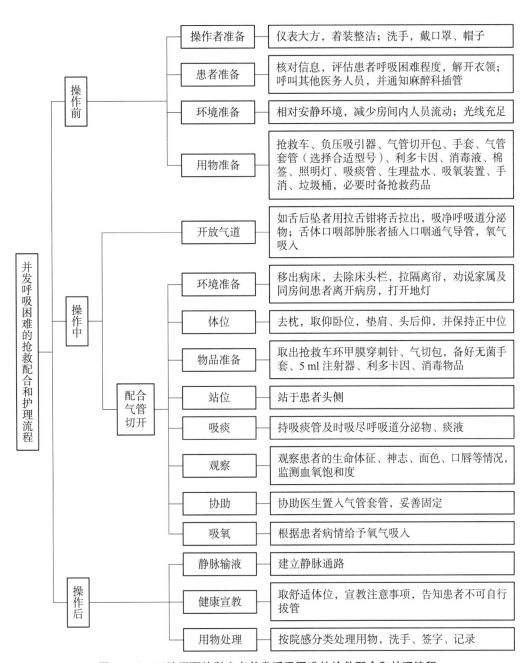

图 11-2　口腔颌面外科患者并发呼吸困难的抢救配合和护理流程

表 11－2 口腔颌面外科患者并发呼吸困难的抢救配合操作评分标准

科室：_____ 姓名：_____ 得分：_____ 监考老师签名：_____ 时间：___年___月___日

项 目			操作程序		标准分	扣分内容及标准	扣分
评估30分	操作者准备		1. 仪表大方，着装整洁 2. 洗手，戴口罩、帽子		4	• 一项不符合要求 • 未洗手、戴口罩帽子	－1 －2
	患者准备		1. 核对信息。 2. 评估患者呼吸困难程度 3. 解开衣领，暴露胸部 4. 呼叫其他医务人员 5. 通知麻醉科插管		10	• 未核对患者信息 • 一项不符合要求	－2 －2
	环境准备		1. 相对安静环境 2. 减少房间内人员流动 3. 光线充足		6	• 一项不符合要求	－2
	用物准备		抢救车、负压吸引器、吸氧装置、手消、垃圾桶，必要时备抢救药品		10	• 少一件 • 物品放置无序 • 物品过期	－1 －2 －2
实施60分	操作步骤	开放气道	1. 舌后坠用拉舌钳将舌拉出 2. 吸净呼吸道分泌物 3. 舌体口咽部肿胀者插入口咽通气导管 4. 氧气吸入		12	• 置入口咽通气导管不成功 • 未吸氧 • 一项不符合要求	－5 －3 －2
		配合气管切开	环境准备	1. 移出病床，去除床头栏，拉隔离帘 2. 劝说家属及同房间患者离开病房 3. 打开地灯	9	• 病床未摆放到位 • 未疏散非工作人员 • 未打开地灯	－3 －3 －3
			体位	去枕，取仰卧位，垫肩，头后仰，保持正中位	5	• 一项不符合要求	－1
			物品准备	取出抢救车环甲膜穿刺针、气切包，备好无菌手套、5 ml注射器、利多卡因、消毒物品	10	• 少一件 • 物品放置无序 • 物品过期	－1 －2 －2
			站位	站于患者头侧	2	• 站位错误	－2
			吸痰	持吸痰管及时吸尽呼吸道分泌物、痰液	4	• 未吸净痰液 • 吸痰手法不正确	－2 －2
			观察	观察生命体征、神志、面色、口唇等情况，监测血氧饱和度	5	• 一项不符合要求	－1
			协助	协助医生置入气管套管，妥善固定	2	• 一项不符合要求	－1
			吸氧	根据患者病情给予氧气吸入	2	• 不符合要求	－2
	操作后	静脉输液	建立静脉通路		2	• 不符合要求	－2
		健康宣教	取舒适体位，宣教注意事项，告知患者不可自行拔管		3	• 一项不符合要求	－1

（续表）

项　目	操作程序	标准分	扣分内容及标准	扣分
用物处理	按院感分类处理用物,洗手、签字、记录	4	一项不符合要求	-1
评价10分	动作迅速、准确、有效 操作熟练,沉着冷静	10	一项不符合要求	-2

（吕青）

第三节　误　　吸

误吸(aspiration)是指经口进食或管饲肠内营养时,食物、口腔内分泌物、胃食管反流物等进入声门以下的气道。误吸分为显性误吸和隐性误吸。显性误吸表现明显,误吸后患者立刻出现刺激性呛咳、气急、呼吸困难等症状。隐性误吸也称为无症状误吸,患者不会立即出现咳嗽等外部体征,常以隐匿性肺部感染为主要表现。

一、病因和治疗原则

（一）病因

口腔颌面部肿瘤术后患者因手术创口的渗血、口内分泌物的滞留易导致误吸的发生。具体原因如下:

1. 吞咽障碍

1) 肿瘤因素　口腔、舌、咽、喉和食管上段(颈段食管)各个部位的肿瘤影响吞咽的神经支配、肌肉协调及运动力量,手术切除及重建后的解剖结构破坏,吞咽过程中舌驱动力或咽部收缩力降低,难以将食物推送进入咽部,导致吞咽中或吞咽后发生误吸。当多个组织结构受累时,误吸的风险增加。

2) 放化疗因素　口腔、舌、咽、喉和食管上段(颈段食管)各个部位的肿瘤患者在接受局部放疗或全身化疗后,易出现食管上括约肌松弛,导致慢性吞咽困难和频繁误吸。

3) 高龄因素　高龄患者舌咽及喉部的肌肉量、肌力和组织弹性变差,导致神经末梢受体反射功能降低,出现肌少症等病理改变,进而增加误吸的风险。

2. 意识障碍　患者往往伴有咽部吞咽反应延迟和咽部收缩减弱,可导致食物残留和误吸。部分意识障碍患者由于舌控制能力减弱、吞咽反射丧失/延缓、喉咽部肌力减弱,易出现误吸。

3. 人工气道　建立人工气道会使患者的咽部肌肉活动受限,分泌物易误入气道而发生误吸。同时口腔内分泌物及胃食管反流物受气囊阻隔滞留于气囊上方,形成气囊上滞留物,易造成隐性误吸,其发生率高达60%~88%。

4. 胃动力功能紊乱　当患者胃动力功能紊乱,抑制胃部肌肉的收缩和蠕动,可出现不同程度的贲门括约肌松弛、胃肠道排空和消化功能受抑制,出现胃动力不足、胃残余量增加。胃残余量>150 ml是引起反流、误吸、呛咳的高危因素。

5. 药物影响　肌松剂可导致患者肌力降低、肌肉麻痹、喉部肌肉松弛、咳嗽反射减弱或消失,从而增加误吸的风险;大量镇静、麻醉药物的应用,易引起胃肠道蠕动减慢,致胃内残留量增多,引起误吸。

(二) 治疗原则

患者一旦发生误吸,立即采取侧卧位,头低脚高;扣拍背部,负压吸引快速将吸入物排除,保持呼吸道通畅;必要时行气管插管或切开。

二、护理评估

(一) 健康史

1. 个人史　评估患者的年龄、言语、咀嚼、吞咽功能是否受到影响,进食的时长及进食量。

2. 误吸史　了解患者呛咳、误吸史,症状发生的时间、伴随症状、如何缓解等。

3. 神经系统疾病　评估患者是否有严重的躯体和认知障碍,是否伴随吞咽功能受损。

4. 消化系统疾病　评估疾病的相关症状,询问患者是否出现过恶心、呕吐、腹痛、腹胀、厌食、消化不良、食欲不振、胃酸反流等,以及发生的时间、部位、程度、特征、缓解或解除的因素。

5. 用药史　询问患者是否长期服用精神类药物,如苯巴比妥、苯妥英钠、卡马西平等,用药后是否出现吞咽困难等不良反应。

(二) 身体状况

1. 意识状态　评估患者的言语反应、对答是否切题、对疼痛的刺激反应、肢体活动度、角膜反射等。

2. 恶心、呕吐症状　询问患者是否有恶心、呕吐的症状,是否服用止吐保胃的药物,了解恶心、呕吐发生的时间、频次及缓解措施等。

3. 气管因素　了解患者气管套管是否通畅、进食方式,是否能自行咳痰等;评估气管插管的时间、气囊压力的变化(监测时间、压力范围等)。

4. 肿瘤因素　评估患者肿瘤侵袭的组织部位是否影响咀嚼和吞咽功能,以及受影响的程度。

5. 管道评估　评估患者留置胃管的时间、胃管的固定是否妥当、位置是否正确,是否掌握胃管注入技巧,是否出现过误吸。

(三) 辅助检查

1. **影像学检查** ①胸部 X 线检查:识别下肺部炎症和损伤,是较为快捷、经济的检查方法。②胸部 CT 检查:较胸部 X 线检查更为敏感,可通过肺部影像清晰地判断肺部是否存在与误吸相关的肺和气道炎性反应。

2. **电视透视吞咽功能检查(VFSS)和(或)纤维内镜吞咽功能检查(FEES)** 可直观地判断是否存在喉部渗漏和误吸。同时,纤维支气管镜可直观地评估气道阻塞和误吸的程度,并可识别是否存在肺部炎症病变,是评估误吸相关解剖学病变最敏感的技术。

(四) 吞咽评估

吞咽功能障碍是引起误吸的重要原因,系统、全面、有效地针对口腔癌术后患者进行吞咽功能障碍评估是避免误吸的重要环节。临床上常用洼田饮水试验、标准吞咽功能评估量表等对患者的吞咽功能进行评估。

1. **洼田饮水试验** 主要适用于意识清醒能配合且可经口进食的患者。评估时,协助患者端坐,饮 30 ml 温开水,观察饮水所需的时间和呛咳情况,具体评估等级如表 2 - 7 所示。

2. **标准吞咽功能评定(standardized swallowing assessment,SSA)** 对怀疑有吞咽障碍的患者,术后首次经口进食前采用 SSA(表 11 - 3)进行评估,更加安全。

表 11 - 3　标准吞咽功能评定表

姓名:_____　临床诊断:_____　影像学诊断:_____

综合评估
1. 意识:清醒＝1,嗜睡,但能唤醒＝2,有反应,但无睁眼和言语＝3,对疼痛有反应＝4
2. 头部和躯干部控制:能正常维持坐位平衡＝1,能维持坐位平衡但不能持久＝2,不能维持坐位平衡但能部分控制头部平衡＝3,不能控制头部平衡＝4
3. 呼吸模式:正常＝1,异常＝2
4. 唇闭合:正常＝1,异常＝2
5. 软腭运动:对称＝1,不对称＝2,减弱或缺乏＝3
6. 喉功能:正常＝1,减弱＝2,缺乏＝3
7. 咽反射:存在＝1,缺乏＝2
8. 自主咳嗽:正常＝1,减弱＝2,缺乏＝3

第一阶段
9. 给予一汤匙水(5 ml)3 次,水流出:无或 1 次＝1,大于 1 次＝2
10. 有/无有效喉运动:有＝1,无＝2
11. 重复吞咽:无或 1 次＝1,1 次以上＝2
12. 吞咽时喘鸣:有＝1,无＝2
13. 吞咽后喉的功能:正常＝1,减弱或声音嘶哑＝2,发音不能＝3

（续表）

第二阶段
14. 如果第一阶段正常（重复 3 次，2 次以上正常），给予吞咽 60 ml 的水，观察能否完成？能＝1，否＝2
15. 饮完需要的时间＿＿＿＿s
16. 吞咽中或后咳嗽：有＝1，无＝2
17. 吞咽中或后的喘鸣：有＝1，无＝2
18. 吞咽后喉的功能：正常＝1，减弱或声音嘶哑＝2，发音不能＝3
19. 误咽是否存在：无＝1，可能＝2，有＝3

合计分数：＿＿＿＿

注　该量表的总分为 18～46 分，总得分越高，表示吞咽功能越差。

（五）心理-社会状况

评估患者和家属对误吸的认知，对吞咽功能恢复水平的预期，以及对相关治疗的配合和接受程度，让患者和家属全面了解误吸的相关知识和预防措施，防止误吸的发生，保障患者进食安全。

三、护理措施

1. 落实饮食安全管理

（1）对吞咽功能评估结果异常的患者，应及时启动吞咽功能训练，防止误吸的发生。

（2）对患者进行吞咽功能、饮食要求等相关知识宣教。由营养师根据医生的饮食医嘱为患者选择软硬度和黏稠度适宜的食物，降低吞咽过程中的误吸风险。

（3）对于存在误吸风险的患者，由责任护士指导和协助进食，降低误吸风险。

（4）进食结束后，立即清理患者口腔内残留的食物，避免进入呼吸道；同时，患者在进食后，保持坐位或卧位 30 min，避免食物反流。

2. 护理与观察

1）进食前准备　包括进食体位的准备、调节食物至适宜温度、准备口周清洁物品等。

2）进食中观察　包括患者的进食方式、速度、姿势、吞咽、咀嚼、吞咽量等情况。如患者出现气促、呛咳、呼吸困难等症状应立即停止进食，必要时通过叩背、改变体位减轻症状或通过负压吸引协助患者清除口内食物残渣。

3）进食后护理　进食结束后，嘱患者保持床头抬高 30 min，防止食物反流。

3. 用药护理　根据患者情况，遵医嘱给予药物治疗。①保护胃黏膜药、止吐药：饭前半小时服。②促胃动力药：饭前 15～30 min 服，预防患者呕吐。③抑酸药 H2 受体拮抗剂：早餐、晚餐时服，减少胃液分泌，防止误吸。④抗酸药：饭后 1 h 服，预防呕吐。⑤血管紧张素转化酶抑制剂：早晨空腹或者餐前服用，促进咳嗽和吞咽反射。

4. 吞咽功能锻炼　对患者病情进行评估,并指导患者开展吞咽功能锻炼,每天训练 3 次,每次训练 30 min。①下颌运动训练:鼓励患者尽量张口,松弛下颌并向两侧运动。②闭锁口唇练习:让患者口含筷子并闭紧口唇,理疗师用力拉出筷子。③舌运动练习:让患者向面颊两侧尽量伸舌,当患者伸舌受限时,用纱布裹住舌尖向下牵拉,并让患者用力缩唇,促进舌头运动。④冷刺激:护士采用冰冷的棉棒,轻轻刺激患者的上腭、舌部及咽后壁,嘱咐患者进行吞咽动作。

四、康复指导

1. 吞咽功能训练　指导患者掌握吞咽功能训练方法,制订出院后的功能锻炼计划,帮助患者改善吞咽功能障碍,有效避免误吸的发生。

2. 合理饮食　给予患者出院后的饮食指导,指导患者掌握正确的进食方法,做好出院前准备。

（李冰）

第四节　肺 部 感 染

肺部感染(pulmonary infection)是指由多种致病因素导致的终末气道、肺泡及肺间质在内的肺实质炎症,包括肺炎、肺脓肿等多个病种,是手术后常见呼吸系统并发症。临床表现包括发热、咳嗽、咳痰,或原有的呼吸道症状加重,并出现脓性痰或血性痰,伴或不伴胸痛。

一、病因和治疗原则

(一) 病因

口腔颌面头颈肿瘤患者术后呼吸运动受限、呼吸道分泌物积聚及排出不畅是引起术后肺部感染的主要原因,其他因素还包括以下几类。

1. 患者因素　年龄≥65 岁;吸烟;长期酗酒或营养不良;卧床;患有慢性肺部疾病或其他疾病,如恶性肿瘤、免疫功能低下、糖尿病、心力衰竭、慢性肾功能不全、慢性肝脏疾病、神经肌肉疾病等。

2. 误吸相关因素　全麻手术、吞咽功能障碍、胃食管反流、胃排空延迟、意识障碍、精神状态异常、牙周疾病或口腔卫生状况差等。

3. 医疗操作相关因素　侵入性操作,包括吸痰、留置胃管、纤维支气管镜检查、气管插管或切开等;呼吸支持设备使用不当,如气管插管气囊压力不足、呼吸机管路污染、呼吸机管路内的冷凝水流向患者气道;医务人员的手或呼吸治疗设备污染。

4. 其他医源性因素　包括长期住院,不合理应用抗生素、糖皮质激素、细胞毒性药物和免疫抑制剂、H2 受体阻滞剂和制酸剂、镇静剂和麻醉剂等。

5. 环境因素　包括通风不良、空气污浊、季节及气候变化等。

(二) 治疗原则

抗感染治疗是肺部感染治疗的关键环节,根据病原学的培养结果及药物敏感试验结果,选择体外试验敏感的抗菌药物。此外,还应根据患者的基本情况和疾病严重程度,选择合适的抗菌药物和给药途径。

二、护理评估

(一) 健康史

评估患者的年龄、吸烟史、基础疾病情况、营养状况、卧床时间等。

(二) 身体状况

(1) 患者是否存在气管插管或切开、留置胃管、吸痰等操作。

(2) 患者是否存在吞咽功能障碍、胃食管反流等误吸相关因素。

(3) 评估患者的生命体征,有无发热、呼吸困难、胸痛、意识状态等变化。

(4) 评估痰液的颜色、性质、量、气味和有无肉眼可见的异物等。

(三) 辅助检查

1. 血液检查　常规检查外周血细胞、红细胞沉降率、C 反应蛋白等非特异性炎症标志。若出现白细胞计数增高,伴中性粒细胞计数增高,常提示细菌感染。

2. 影像学检查　胸部 X 线检查常用来明确呼吸系统病变部位、性质及与临床问题的关系;胸部 CT 检查能发现胸部 X 线检查不能发现的病变,对于明确肺部病变的性质以及有关气管、支气管通畅程度有重要价值。

3. 痰液检查　漱口后深部咳嗽痰,痰涂片在每个低倍镜视野里上皮细胞计数<10个、白细胞计数>25 个、白细胞或上皮细胞计数>2.5 个为合格的痰标本。无痰者可给予高渗生理盐水雾化吸入诱导痰。

(四) 心理-社会状况

了解患者及家属对疾病的认知程度,是否存在焦虑、恐惧;患者的社会支持程度与经济状况等。

三、护理措施

(一) 术前护理

1. 保持良好的口腔环境　通过刷牙、使用含漱液等方式减少齿龈间隙等部位细菌附着;拆除不良修复体,进行全口洁治,减少口腔深部的致病菌,减少感染来源。

2. 呼吸道准备　评估患者的肺功能状况、有无呼吸系统感染,减少麻醉及手术风险。术前 2~4 周戒烟酒。指导患者进行有效呼吸功能锻炼:练习腹式深呼吸、有效咳嗽、咳痰方法,学习使用深呼吸训练器和吹气球,以提高肺功能,促进术后肺复张。

3. 营养支持 头颈部肿瘤患者术前可能存在张口受限、疼痛、吞咽进食困难;加上恶性肿瘤长期严重消耗,患者存在不同程度的营养不良。术前采用营养风险筛查工具评估营养不良风险,针对存在风险或营养不良的患者制定营养诊疗计划,使患者尽快达到适应肿瘤手术的营养状态。

(二) 术后护理

1. 环境与休息 为患者提供安静、舒适的病室环境。保持室内空气清新,注意通风,维持适宜室温(18~22 ℃)和湿度(50%~60%),充分发挥呼吸道的自然防御功能。

2. 病情观察 观察患者的生命体征及主要症状,尤其是体温、咳嗽、咳痰情况,评估痰液的颜色、性状、量、气味等。

3. 体位护理 全麻手术患者回病房完全清醒后可抬高床头 30°~45°。对于游离皮瓣移植修复重建术患者,术后 48 h 内在保持头部制动的基础上,根据患者手术部位及身体情况可逐渐抬高床头至半卧位。卧床期间定时翻身拍背,协助患者床上主动及被动运动。鼻饲时,床头抬高 30°~45°,并在结束后保持 30 min 为宜。在保证安全的前提下,提倡并协助患者早期下床活动。

4. 饮食护理 提供高蛋白、高热量、高维生素、易消化的流质或半流质食物。指导患者在咳痰后及进食前后用清水或漱口液漱口,保持口腔清洁,促进食欲。鼓励患者多饮水,以提供充足的水分,使痰液稀释,利于排痰。

5. 高热护理 可采用温水擦浴、冰袋等物理降温措施或遵医嘱给予药物降温。降温过程中注意观察体温和出汗情况。患者大量出汗时,及时协助更换衣服和被褥,保持皮肤清洁干燥,防止受凉;及时补充水和电解质,维持体液平衡。

6. 口腔护理 推荐使用含 0.12%氯己定的口腔护理液进行口腔护理(每日不少于 2 次)。如口腔分泌物黏稠、创面渗血时,可辅助口腔冲洗。操作时床头抬高 30°,患者头偏一侧,边冲洗边抽吸;冲洗前确保气管套管气囊内压力充足,防止冲洗液误吸入肺内。

7. 人工气道的护理

(1) 气管切开患者应用无菌纱布或泡沫敷料换药。纱布敷料至少每日更换 1 次,伤口处渗血、渗液或分泌物较多时,应及时更换。泡沫敷料每 3~4 天更换 1 次,完全膨胀时须及时更换。

(2) 保持适当的气囊压力。机械通气患者应每 4 h 监测 1 次气囊压力,在保障呼吸机正常通气的同时,使压力维持在 20~30 cmH$_2$O(1 cmH$_2$O=0.981 kPa),鼻饲前应监测气囊压力。

(3) 气管插管或气管切开套管要妥善固定,每班观察记录气管插管置入的深度。

(4) 术后卧床期间可采取持续气道湿化,能下床时可采取间歇气道湿化。气道湿化液可选用 0.45%或 0.9%氯化钠溶液;使用加温湿化系统时应选用灭菌注射用水。

(5) 排痰护理:①使用密闭式气管内吸痰装置,避免交叉感染和低氧血症的发生,并降低细菌定植率;②使用带声门下吸引功能的人工气道,及时清除声门下分泌物;

③采用雾化吸入、胸部叩击、振动排痰、吸痰等措施促进排痰;④指导患者咳嗽时用手按扶切口部位,减少对切口的张力性刺激,减轻疼痛。

8. 误吸的预防

(1) 识别误吸高风险人群,对此类患者进行肠内营养支持时,建议使用经鼻十二指肠管或经鼻空肠管。

(2) 留置胃管的患者,每次鼻饲前评估胃管位置。持续鼻饲患者应每 4 小时评估 1 次。吞咽功能障碍等误吸高风险患者应评估其胃残余量,并听诊肠鸣音,遵医嘱调整鼻饲的速度和量。

9. 用药护理

(1) 肺部感染首选的治疗方法是及时应用抗菌药物。尽早进行细菌敏感性培养,并遵医嘱给予针对性抗菌药物。同时密切观察患者的用药反应及体温变化。

(2) 雾化吸入治疗时,密切关注患者潜在药物不良反应。出现急剧频繁咳嗽及喘息加重,如是雾化吸入过快或过猛导致,应放缓雾化吸入的速度;出现震颤、肌肉痉挛等不适,及时停药并报告医生。

(3) 如果患者发生多重耐药菌感染,须增加醒目隔离标识,并采取严格的消毒隔离措施。尽量选择单间隔离,与患者直接接触的医疗器械、器具及物品,如听诊器、血压计、体温计、输液架等要专人专用,并及时消毒处理。同时,实施各种侵入性操作时,应当严格执行无菌技术操作原则和标准操作规程。

四、健康教育

1. 预防措施宣教　指导患者术前增强自身体质,戒烟酒、重视口腔清洁。避免受寒、疲劳导致的机体免疫力低下。

2. 指导呼吸功能锻炼方法　告知患者锻炼方法及注意事项,长期卧床者应注意经常改变体位、翻身、拍背,及时咳出气道内痰液。

3. 经口进食预防误吸方法　保持床头抬高、指导进行吞咽功能锻炼等。

(吴福丽)

第五节　静 脉 血 栓

静脉血栓栓塞(venous thromboembolism,VTE)是静脉内血栓形成所致静脉阻塞性回流障碍,以及由于回流障碍导致的一系列病理生理改变,包括深静脉血栓(deep venous thrombosis,DVT)和肺栓塞(pulmonary thromboembolism)。静脉血栓形成的三大主因是静脉内壁损伤、静脉血流缓慢和血液高凝状态。

一、病因和治疗原则

(一) 病因

静脉血栓的诱发因素包括原发性因素和继发性因素。原发性因素主要由遗传变异引起,包括 V 因子 Leiden 突变、蛋白 C 缺乏、抗凝血酶缺乏等。继发性因素包括医源性因果和患者自身因素,如创伤/骨折、脑卒中、心力衰竭、恶性肿瘤、妊娠/产后、中心静脉留置导管、高龄、肥胖、长时间乘坐交通工具、人工血管或血管腔内移植物等。

口腔颌面手术患者存在部分继发性危险因素,如恶性肿瘤、手术与制动、长期卧床、化疗等。

(二) 治疗原则

1. 治疗

1) 药物治疗

(1) 抗凝治疗　是 VTE 的首选治疗措施,从而抑制血栓蔓延、利于血栓自溶和管腔再通,降低肺栓塞的发生率和患者病死率。常用的抗凝药物包括:①口服药物,如维生素 K 拮抗剂(如华法林)是长期抗凝治疗药,同时还有多种新型抗凝剂,包括利伐沙班、艾多沙班、达比加群酯等;②注射药物,包括普通肝素和低分子肝素。

(2) 溶栓治疗　目前下肢深静脉血栓以导管溶栓为主。溶栓药物有尿激酶、链激酶、重组组织型纤溶酶原激活物等。适用于 VTE 急性期、无溶栓禁忌、严重下肢深静脉血栓和肺栓塞的患者。

2) 手术治疗　常用经皮机械血栓清除术、接触性导管溶栓术、滤器植入术来治疗血栓。

2. 预防　采用外科血栓风险评估量表(Caprini 模型)评估 VTE 的发生风险(表 11－4)。评分≤1 分的低危患者建议采用基础预防:包括加强健康教育,足踝主动或被动运动,被动挤压小腿肌群,深呼吸及咳嗽,避免损伤血管内膜,多饮水避免脱水,低脂饮食控制血糖及血脂,尽早下床活动。评分＞1 分的中高危患者,建议在排除抗凝禁忌证后进行预防性抗凝,如中高危患者存在出血风险,可先采用机械预防(包括穿戴弹力袜、使用间歇充气加压装置),待出血风险被控制后尽早开启药物预防。

表 11－4　外科血栓风险评估量表(Caprini 模型)

危险因素(1 分)	危险因素(2 分)	危险因素(3 分)	危险因素(5 分)
年龄 41~60 岁	年龄 61~74 岁	年龄≥75 岁	脑卒中(1 个月内)
计划小手术(<45 min)	恶性肿瘤	VTE 病史	择期关节置换术
下肢水肿	计划关节镜手术(>45 min)	VTE 家族史	髋关节、骨盆或下肢骨折

（续表）

危险因素（1分）	危险因素（2分）	危险因素（3分）	危险因素（5分）
严重肺部疾病（1个月内）	计划开放性手术（>45 min）	V因子 Leiden 突变	急性脊髓损伤（1个月内）
败血症（1个月内）	计划腹腔镜手术（>45 min）	凝血酶原 G20210A 突变	
肺功能异常	石膏固定	狼疮抗凝物阳性	—
静脉曲张	中心静脉置管	抗心磷脂抗体阳性	—
急性心肌梗死	限制活动（>72 h）	血清同型半胱氨酸升高	
充血性心力衰竭（1个月内）	—	肝素诱导的血小板减少症	—
炎症性肠病	—	其他先天性或获得性血栓形成倾向	
限制活动<72 h	—	—	—
妊娠期或产后1月	—	—	—
不能解释或二次自然流产病史	—	—	—
口服避孕药或激素替代治疗	—	—	

二、护理评估

（一）健康史

询问患者近期有无手术、严重外伤、骨折或肢体制动、长期卧床等情况；询问患者有无心肌梗死、脑梗死、房颤及相关血液疾病史。下文以下肢静脉血栓为例，询问患者有无下肢肿胀、疼痛、小腿后方或大腿内侧压痛等体征。

（二）身体状况

1. 急性期VTE　患肢突然肿胀、疼痛，体检患肢呈凹陷性水肿、软组织张力增高、皮肤温度增高，在小腿后侧和（或）大腿内侧、股三角区及患侧髂窝有压痛。发病1~2周后，患肢可出现浅静脉显露或扩张。血栓位于小腿肌肉静脉丛时，霍曼斯征（Homans sign）和尼霍夫征（Neuhof sign）呈阳性。前者指患肢伸直，足被动背屈时，引起小腿后侧肌群疼痛；后者指压迫小腿后侧肌群，引起局部疼痛。

严重的下肢静脉血栓，患者可出现股青肿，是下肢静脉血栓中最严重的情况，由于髂股静脉及其细支血栓栓塞，静脉回流严重受阻，组织张力极高，导致下肢动脉受压和痉挛,肢体缺血。临床表现为下肢极度肿胀、剧痛、皮肤发亮呈青紫色、皮温低伴有水疱,足背动脉搏动消失,全身反应强烈,体温升高;如不及时处理,可发生休克和静脉性坏疽。

2. 慢性期 VTE 可发展为血栓后综合征(post thrombotic syndrome,PTS),一般是指急性下肢 VTE 6 个月后出现慢性下肢静脉功能不全的临床表现,包括患肢的沉重、胀痛、静脉曲张、皮肤瘙痒、色素沉着、湿疹等,严重者出现下肢的高度肿胀、脂性硬皮病、经久不愈的溃疡。

(三) 辅助检查

①血液检查:包括血清 D-二聚体的测定。②多普勒超声:是 VTE 诊断的首选方法。③影像学检查:包括 CT 静脉成像(CT venogram,CTV)、磁共振静脉成像(magnetic resonance venogram,MRV)。④静脉造影:诊断下肢静脉血栓的"金标准"。

(四) 心理-社会状况

静脉血栓有时发病隐匿,不易察觉,一旦发生即有生命危险。护士应评估患者和家属对疾病的理解、治疗预期效果,患者的依从性,是否存在焦虑、恐惧;患者的社会支持程度与经济状况等。

三、护理措施

(一) 用药护理

向患者详细讲解抗凝治疗的重要性,根据患者服用的抗凝药物介绍相应的用法、用量和时间,告知患者服用抗凝药物后需要注意观察有无出血现象并指导应急处理(表11-5),同时督促患者及时监测服用抗凝药物期间需要监测的指标。

表 11-5 出血情况评估

少量出血	严重出血
刷牙时牙龈出血	小便呈红色或深褐色
流鼻血	大便呈红色或黑色柏油状
容易瘀伤	呕血或咳血
小伤口的出血增加	严重头痛或胃痛
女性生理期延长	不明瘀伤
	经常流鼻血、牙龈出血或异常出血
	流血不止或大出血
处理:立即监测 INR,若异常,遵医嘱调整用药剂量	处理:立即停药,专科就诊

注 INR:国际标准化比值(international normalized ratio)。

（二）手术护理

1. 术前护理

1）绝对卧床　应遵医嘱抬高并制动患肢，患者感到疼痛时活动幅度不要太大，不要按揉或热敷下肢，避免血栓脱落。若疼痛剧烈，可在医生指导下应用止痛药物。

2）病情观察　每日注意观察下肢的皮肤情况，若下肢出现红肿、剧痛、感觉丧失等症状，应立即告知医生。

3）用药护理　溶栓、抗凝药应遵医嘱服用，不要自行停药、换药，积极用药可保证治疗顺利进行。用药期间避免发生碰撞、外伤，观察有无出血倾向。

4）并发症护理　若出现呼吸困难、血压下降、胸痛等症状，应警惕肺栓塞发生的可能。若有牙龈出血、尿血、便血等，应警惕出血的发生，及时告知医生，立即处理并发症。

2. 术后护理

1）肢体锻炼　术后患者应抬高患肢 20°～30°，可自行做足背运动，然后逐渐增加活动量，促进肢体恢复和侧支循环再建。

2）观察伤口和药物不良反应　术后注意观察伤口敷料是否渗血，以及下肢颜色、感觉是否异常，若有异常需要及时告知医生，避免出现意外，术后用抗凝、溶栓药物时也要观察有无出血倾向。

3）生活护理　术后患者较为虚弱，应协助其吃饭、洗漱、穿衣，避免因动作过大而引起下肢疼痛。嘱患者不要吃辛辣、刺激性食物，进食膳食纤维丰富、低脂饮食，保持排便通畅，避免因便秘引起腹内压升高，而造成下肢静脉回流受阻。

四、康复指导

患者出院后应避免久坐、长时间走路，当肢体出现不适时应及时休息。日常积极锻炼身体，促进静脉血液回流，正确使用弹力袜，并注意定期复查，避免复发。若在院外再次出现下肢肿胀、疼痛，应及时就医。

　拓展阅读 11-1　间歇充气加压装置操作流程

（杨文玉）

第十二章 口腔颌面头颈肿瘤患者的康复护理

第一节 张口功能康复护理

情景案例

患者,男性,62岁,因"颊癌术后行放疗后张口困难进行性加重1个月余"入院。诊断:①吞咽困难,②颊癌综合治疗后。入院护理体检:消瘦貌,张口度一指,张口型及咬合关系正常,口腔黏膜无破损,转移皮瓣色泽红润,皮温正常,皮纹存在,无腹痛、腹泻。体温36.5℃,脉搏78次/分,呼吸18次/分,血压131/76 mmHg。

请思考:

1. 该患者是什么原因引起的消瘦貌? 为什么张口度只有一指?

2. 张口受限如何分度? 引起张口困难的原因有哪些? 该患者是什么原因引起的张口困难?

3. 放疗前护士应做好哪些健康指导?

4. 如何指导该患者进行张口功能训练?

张口受限(mouth-opening limitation)是指患者主动最大开口小于正常或完全不能开口。检查时,患者处于直立位,在最大张口时以上、下中切牙的切缘间距离为标准,正常人的张口度大小相当于自身的示指、中指、无名指合拢时3指末节的宽度。对于无牙颌患者,即测量最大张口状态下,上、下颌牙槽嵴顶之间的距离。单位以毫米(mm)表示。正常成人为37~45 mm。张口受限的评价标准为成人最大切牙间距≤35 mm,临床上常分为4度:①轻度张口受限:上下切牙牙缘间距仅可置入两横指,为20~25 mm。②中度张口受限:上下切牙牙缘间距仅可置入一横指,为10~20 mm。③重度张口受限：上下切牙牙缘间距不到一横指，在 10 mm 以内。④完全性张口受限：完全不能张口，也称为牙关紧闭。

一、病因

张口困难的病因较多，常涉及多种疾病，可分为两大类：①颞颌关节自身疾病或受其他全身性疾病累及；②颞颌关节以外疾病造成，关节自身结构未直接受累及。关节外疾病一般以肿瘤居多。头颈部肿瘤患者张口困难的病因可概括为以下几点：

1. 肿瘤因素　原发灶局部浸润、转移灶累及与咀嚼相关的组织结构均可引起张口困难。

2. 手术因素　手术造成的咀嚼肌损伤、术后组织粘连、移植皮片、手术造成的瘢痕都可能会因收缩和纤维化而致张口度减小。缺损修复的组织量不足、炎症、术后长期瘘管也会限制张口。另外，张口困难也可能是由于下颌骨重建失败致下颌骨骨折造成。

3. 放疗因素　颞下颌关节及关节周围的咀嚼肌群受到高剂量的辐射后，会产生反应性渗出、软组织粘连，进而出现纤维化改变、软组织挛缩，颞下颌关节活动受限，受累肌肉活动度降低，最终造成张口困难。其次，由于辐射造成的放射性口腔黏膜炎、溃疡、皮炎也会造成张口困难或使其加重。另外，由于放疗出现的磨牙区牙齿的牙周炎、颌面部蜂窝组织也会导致张口困难。

4. 咀嚼槟榔　可引起口腔黏膜纤维化，继而导致张口受限。

5. 心理因素　恶性肿瘤疼痛、术后伤口疼痛以及放射性溃疡、口腔黏膜炎等造成的局部疼痛均可影响患者张口。患者可因疼痛恐惧心理而缩小下颌骨运动范围，从而发生肌肉和关节退行性改变。

二、预防与治疗

目前治疗张口困难的具体方法尚不明确，针对不同的病因也有较多的研究和个性化措施。针对纤维性变可采用丹参联合曲安奈德局部注射治疗辅以有效的张口训练方法；可通过改进放疗方式或手术干预，降低张口受限的发生率，改善张口受限程度。对于治疗后及心理因素造成的张口受限，治疗措施强调以开口训练为主；对于单纯放疗后造成的张口受限还可辅以药物治疗。目前，张口受限的防治以控制张口受限的进展、恢复功能为主。

三、头颈部肿瘤患者口腔功能锻炼

　　云视频 12-1　张口训练

手术与放疗是头颈部恶性肿瘤的常用治疗方法，常可出现局部组织水肿、细胞破坏、纤维挛缩与瘢痕组织形成，导致张口困难。放疗所致的张口困难一旦发生，难以逆转。进行张口锻炼不仅可以促进肌肉的血液循环、减轻肌肉的纤维化，还可以保持肌肉的收缩、舒张功能以缓解咀嚼肌张力,并可通过颞下颌关节的转动与滑动功能防止关节僵硬,降低张口困难的发生率。坚持早期康复训练是减少张口困难发生简单而有效的方法。以下介绍具体功能锻炼方法:

第一节　鼓水运动

方法:每次进食后温盐水(35～40℃)漱口,鼓腮吸引结合。每次 1～3 min。

目的:清除齿缝间的食物残渣,爽口洁齿和锻炼牙龈肌肉。

第二节　扣齿运动

方法:上下排牙齿相互撞击,用力不宜过大,再以舌头舔内外牙龈 3～5 圈。每次 20～30 下,每日 200 次左右。

目的:有助于松解颞颌关节粘连和预防牙龈萎缩,坚固牙齿,锻炼咬肌。

第三节　咬肌运动

方法:口唇闭合,然后鼓气,使腮部扩展至最大,同时用手轻轻按摩两腮及颞颌关节,停 5 s 后排出气体,每次 20 下。

目的:改善血液循环,促进组织软化。

第四节　弹舌运动

方法:微微张口,使舌头在口腔内弹动,发出哒哒声,每次 20 下。

目的:预防舌头、口腔黏膜及咬肌发生退化。

第五节　张口与闭口运动

方法:使口腔大幅度张开,持续 5 s 后闭合。每次 2～3 min。

目的:有利于松解颞颌关节粘连。

第六节　下颌骨运动

方法:张大口,下颌骨左右活动。每次 2～3 min。

目的:有助于松解颞下颌关节粘连。

以上训练方法每日坚持完成 3 次以上。

四、护理

(一) 护理诊断

1. 张、闭口困难、语言不清　与咀嚼肌纤维挛缩有关。

2. 进食、吞咽困难　与舌体运动、腭咽闭合及下颌运动功能障碍有关。

3. 关节疼痛　与颞颌关节和咀嚼肌存在病损有关。

4. 焦虑　与张口受限引起的不适感或畏惧感有关。

(二) 护理目标

(1) 患者掌握张口训练的方法。

(2) 降低患者张口困难发生率。

(3) 患者能正常张口不影响进食,营养满足需求。

（4）患者能正常张口不影响语言交流。

（5）关节疼痛减轻或消失。

（6）了解张口训练的目的,消除焦虑,能坚持训练。

（三）护理措施

1. **心理护理**　护士应及时关注患者的心理状况。教会患者张口训练的正确方法,因训练时间较久,要告知其坚持训练的重要性,避免患者因疼痛而终止训练。

2. **饮食护理**　按照张口受限程度选择高蛋白、高脂肪、高热量半流质饮食或软食,必要时可使用吸管或者调羹喂食。完全不能张口的患者给予鼻饲流质饮食,定期进行血常规、血电解质及血生化指标等检验,以避免体内营养物质的丢失。每次进食后须漱口,保持口腔清洁。

3. **健康教育**　告知患者锻炼过程中应注意循序渐进,活动幅度由小到大,勿急于求成,锻炼过度。避免过度张口及咀嚼过硬食物,避免偏侧咀嚼,注意关节区的保暖。注意劳逸结合,保持心情愉快。护士要强调张口训练必须持之以恒,并按时到医院复查。告知患者在放疗开始第一天便要开始张口训练,坚持至放疗结束后1～2年。

（颜晶晶）

第二节　吞咽功能康复护理

情景案例

　　患者,女性,60岁,因"舌头左侧溃疡1个月余"就诊。诊断:左舌癌。入院后经术前准备,在全麻下行"左舌恶性肿物切除＋左股前外侧游离皮瓣修复缺损＋气管切开术"。术后一次气管套管固定通畅,颌面部及左腿部切口留置4条引流管。根据医嘱给予抗感染、营养支持、气道管理、生命体征监测等对症治疗和护理。患者左颌面部肿胀明显,左舌皮瓣较肿胀、颜色正常、质软、弹性好。术后诉吞咽困难,吞咽时咽喉部疼痛不适,舌部活动度差,左口角流涎。术后第3天改良式饮水试验结果4级,术后第7天容积-黏度吞咽测试结果为中稠度3 ml安全性和有效性阴性,根据测试结果进行特殊吞咽训练。

　　请思考:

　　1. 该患者术后是否发生了吞咽障碍? 有哪些评估方法?

　　2. 如何指导该患者进行吞咽训练?

　　3. 出院时护士应做好哪些健康指导?

一、概述

吞咽障碍(dysphagia,swallowing disorder)是指不能安全有效地将食物由口腔输送到胃内取得足够营养和水分,由此产生的进食困难。根据吞咽障碍发生的原因,可分为神经源性、结构性、精神性吞咽障碍;根据其发生的部位可分为口腔期、咽期、食管期吞咽障碍。头颈部肿瘤及其治疗过程导致的吞咽障碍发生率可达 50％～60％。

(一)病因

口腔颌面头颈肿瘤本身或治疗后均不同程度的吞咽障碍,多为器质性吞咽障碍,是指吞咽器官相关的解剖结构异常改变引发进食通道异常。主要原因有:①肿瘤本身会影响食物的输送;②手术切除不可避免地改变原有解剖结构影响神经及肌肉运动;③放疗和化疗后,咽缩肌的正常功能明显受限,吞咽功能下降。尤其是在放疗中,吞咽障碍的严重程度会随着咽缩肌接受放疗的剂量增加而增加。④气管切开后妨碍舌骨喉复合体上抬,会厌翻转幅度减少,咳嗽反射减弱,膈肌无力,咽腔内压力下降,咽部食物残留加重。⑤发生吞咽障碍高危因素有:年龄≥65 岁以上、男性、吸烟史、饮酒史、患者居住农村、体重减轻。

(二)分期

正常人吞咽过程(图 12-1)分为 5 个关键时期:认知期、准备期、口腔期、咽期和食管期。

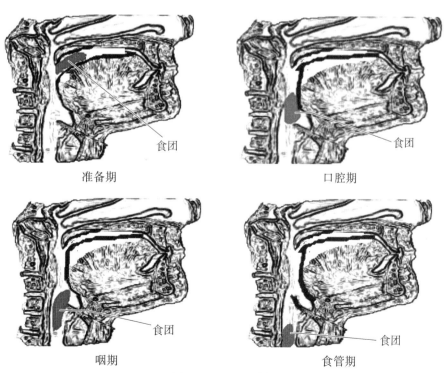

准备期　　　　　　　　　　口腔期

咽期　　　　　　　　　　食管期

图 12-1　吞咽过程

1. **认知期**　通过视觉或嗅觉感知摄取食物的硬度、一口量、温度、味道，进而决定进食速度和食量。

2. **准备期**　摄入食物至完成咀嚼的过程。

3. **口腔期**　将食物送至咽部的过程。

4. **咽期**　吞咽的启动标志着吞咽反射开始。吞咽反射一旦开始，就会继续，直到全部动作完成。

5. **食管期**　食团通过食管上 1/3 处平滑肌和横纹肌收缩产生的蠕动波，以及食管下 2/3 平滑肌收缩送入胃内，该期不受吞咽中枢控制。

口腔颌面头颈肿瘤患者多为口腔准备期、口腔期和咽期。

(三) 临床表现

(1) 张口受限；舌感觉、活动异常，甚至缺失；口唇闭合无力，流涎。

(2) 进食后呛咳、咳嗽。

(3) 误吸，口鼻腔反流。

(4) 放疗后会导致放射性口腔溃烂、牙齿残缺、脱落，味觉、嗅觉减退或丧失，食欲下降。

(5) 吞咽延迟，食物在口咽部残留，进食量少，进食时间延长，进食后音质改变，频发清嗓动作。

(四) 并发症

吞咽障碍的并发症包括吸入性肺炎、营养不良及脱水、误吸、窒息等。

(五) 治疗原则

吞咽障碍治疗可采用多学科团队模式，即医生、护士、康复治疗师等密切配合，为患者提供最佳诊疗方案，主要包括营养管理、吞咽功能训练、代偿方法、外科手术、康复护理等。

二、评估方法

评估项目详见表 12-1。

表 12-1　口腔科吞咽评估表

第一步　问题筛查：饮水试验

床号：_____　姓名：_____　住院号：_____

术后第 3 天进行饮水试验

临床表现	___月___日	___月___日	___月___日	___月___日
口水或食物从口中流出				
长时间将食物停留在口腔内不吞咽				

（续表）

临床表现	___月___日	___月___日	___月___日	___月___日
食物或水从鼻腔流出（鼻腔反流）				
食物粘在口腔或喉部				
进食或喝水时出现呛咳				
进食习惯改变				
不能进食某些食物				
需要额外液体将食物湿化或帮助吞咽				
声音喑哑变嘶、频繁清理				
口腔咀嚼困难或疼痛				
反复发作的肺炎				
不明原因的发热、体重下降				

病史评估

评估项目	___月___日	___月___日	___月___日	___月___日
精神状态				
口腔卫生				
依从性				
沟通能力				
营养状况				
呼吸功能				
头部活动能力				
口颜面功能评估				
吞咽反射功能				
喉功能评估				

第二步 风险评估：VVST 容积-黏度吞咽测试评估

气管套管封管时间：_____ 拔除气管套管时间：_____

金属套管封管后或拔除气管套管后进行第一次 VVST 测试，之后每天测试一次安全量直至拔管经口进食为止；依次为中稠度食物、水、重稠度食物，一口量为 3、5、10 ml。

安全评估指标	__月__日 （ ）ml	__月__日 （ ）ml	__月__日 （ ）ml	__月__日 （ ）ml	__月__日 （ ）ml	__月__日 （ ）ml
咳嗽						
音质改变						
血氧饱和度水平下降						
有效性评估指标						
唇部闭合						
口腔残留						
咽部残留						
分次吞咽						

注　1. 口颜面功能评估　①解剖结构检查：对唇、下颌、软腭、舌等与吞咽有关的解剖结构进行检查，包括组织结构的完整性、对称性、感觉敏感度、运动功能等以及咀嚼肌的力量。②吞咽相关反射功能检查：包括吞咽反射、咽反射、咳嗽反射等检查。③喉功能评估：喉的评估包括音质、音量的变化，发音控制范围，主动的咳嗽、喉部的清理，喉上抬能力等方面。

2. 有效性评估指标　①唇部闭合：闭合不完全导致部分食团漏出；②口腔残留：提示舌的运送能力受损，导致吞咽效率低；③咽部残留：提示咽部食团清除能力受限；④分次吞咽：无法通过单次吞咽动作吞下食团，降低摄取有效性。

3. 评分标准　0＝没有，1＝轻度，2＝中度，3＝重度，分数越高说明吞咽障碍越严重，需要进行吞咽训练

（一）一般情况评估

1. 询问病史　询问有无放疗史、手术史、既往史。

2. 症状评估　进食食物种类、性状、量、次数，有无疼痛、溃疡、出血等伴随症状。

3. 体格检查　检查患者意识、咳嗽功能、吞咽功能、心理状况、肢体活动、营养状况、日常活动能力等。

4. 实验室检查　对生化指标及钾、钠、氯等电解质值进行检测。

（二）专科评估

1. 吞咽困难的症状　吞咽时口舌咽部的感觉、运动、反射、结构的检查。

2. 常用筛查方法

1）反复唾液吞咽试验　主要用于评定高龄患者的吞咽功能，以 30 s 内患者吞咽的次数和喉上抬的幅度评定，如 30 s 内患者吞咽的次数＜3 次，或喉上下移动＜2 cm，判定为异常。

2）饮水试验　观察患者饮水所需时间和呛咳情况（表 2-7）。

3）染料测试　气管切开患者可利用蓝色、绿色或紫色食用染料测试筛查有无误吸。患者取端坐位，护士往患者口腔内依次匀速注入 3、5、10 ml 混有食用色素的水，嘱

托患者完全吞咽。护士观察患者每次吞咽中、吞咽后的血氧饱和度。如患者的血氧饱和度降低≥3%、有呛咳或咳出有颜色分泌物判断为有误吸的风险。

☁ 云视频 12-2　染料测试

3. 客观评估

1) 电视透视吞咽功能检查(VFSS)和纤维内镜吞咽功能检查(flexible endoscopic examination of swallowing, FEES)　其中 VFSS 是最常用的方法,被认为是确定吞咽障碍的"金标准"。通过 VFSS,可直接观察患者咳嗽、屏气、发音时咽部结构的运动情况,判断是否存在误吸、吞咽困难的部位及严重程度。

2) 容积-黏度吞咽测试(volume viscosity swallow test, V-VST)　是一种非侵入性评估患者是否存在吞咽功能障碍的方法。在血氧监测前提下,给患者进食 9 口量、3 种不同黏度的食物,观察患者吞咽过程中的安全性和有效性是否受损。若患者在吞咽过程中出现声音变化、呛咳或者血氧饱和度降低≥3%,则提示食物可能进入气道发生误吸,该测试的安全性为阳性,该稠度的一口量暂停训练。临床常用的评估方法为改良式容积-黏度吞咽测试(VVST),通过测试判断适合患者一口量及食物的稠度,根据测试结果进行特殊吞咽训练。患者吞咽食物通常包括水(轻稠度)、蜂蜜样(中稠度)、布丁样(重稠度)这 3 种黏度的食物,观察吞咽过程。

评估时机:神志清醒,能坐位配合吞咽,气管套管封管后第一天或拔除气管套管后。禁忌证:皮瓣坏死者、有出血倾向者、病重患者、无法吞咽患者不做测试。具体操作方法如下:

(1) 评估:患者的病情、意识、心理状态、合作程度,管道情况。病情包括年龄、诊断、现病史、治疗经过,吞咽障碍认识程度,能否吞咽唾液,口腔能否闭合做吞咽动作;口腔伤口有无渗血,皮瓣是否成活,是否适合做测试;查阅患者的洼田饮水试验情况;是否已经换金属气管套管,能否发音,能否闭气几秒。

(2) 准备(图 12-2):操作者要洗手,戴口罩。环境要保持温度和湿度适宜。物品准备 3 个一次性水杯,增稠剂、温开水、食用色素、纸巾、注食器、指脉血氧夹、汤匙/筷子、一次性手套,必要时备吸氧、吸痰用物。患者取坐位或半坐卧位,排空大小便。提前告知患者测试的作用、测试过程中的配合、可能会发生的问题及注意事项。吞咽过程如出现呛咳、气促、血氧饱和度下降超过 3%立即停止该稠度的测试,予拍背、清喉咙,必要时予吸痰。每进食一口量后患者必须要清喉咙、说自己的名字,检查口腔有无残留、观察血氧饱和度的变化,无异常才可以进行下一口量。严格按照稠度、容积量进

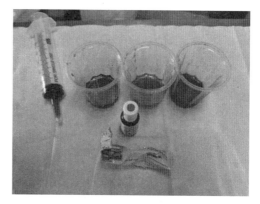

图 12-2　VVST 测试准备

行测试,禁止操之过急。先观察患者进食前的音质变化及血氧饱和度值,并记录好。

(3) 测试(图 12-3):①核对患者床号、姓名、住院号、治疗本。②准备 3 个水杯,中间放水,量至少需要 35 ml,另外一杯先放 10 ml 水,中稠度按比例放增稠剂,搅匀,边搅边倒水直至完全溶解为止,重稠度同样方法调配。③分为 3 个测试阶段:第一阶段为糖浆样食团(中稠度)测试;第二阶段为轻样食团测试(水);第三阶段为布丁样食团测试(重稠度测试)。④患者取坐位,全程使用指脉血氧夹监测患者血氧情况。⑤先询问患者的名字,判断患者进食前的音质情况。⑥给患者注入 3 ml 糖浆样食物,叮嘱患者含住注入的食团,再尽可能用自己的能力一口吞下。⑦患者吞食后让其说自己的名字,观察音质有无改变。⑧观察患者嘴角有无漏出液体,口腔、舌头上有无残留物,询问其咽部有无异物感。如果没有呛咳情况可以继续增加到 5 ml 的量进行测试,再增至 10 ml。⑨第二阶段测试轻样食团,第三阶段测试布丁样食团(重稠度),一口量同样是 3、5、10 ml,方法同上。⑩脱手套,擦净面部,收拾用物。总结:根据测试结果指导患者吞咽训练的一口量、稠度、训练次数等。

(4) 判断:①有效性:每次吞咽后都会从以下 3 个方面观察患者吞咽的有效性,即唇拢的能力、吞咽的连续性、口咽部的残留。其中咽部残留通过检查和问诊完成,即检查口腔内是否有食团残留,询问患者是否感觉到咽部有食团卡住的感觉。②安全性:每次吞咽后都会从以下 3 个方面观察患者吞咽的安全性,即患者是否出现声音音质改变,是否存在呛咳,是否存在血氧饱和度变化。如果在检查过程中,患者的血氧饱和度下降≥3% 则提示患者可能存在隐性误吸。每次测试都要从最安全的中稠度(糖浆样)食团开始,才到水,水是最危险的食团,避免患者饮水后出现呛咳,从而影响吞咽能力。每次食团注入口腔前部,而不是口腔后部。吞咽时如果气管套管没封管时可用手指堵住管口再吞下。检查过程中一定要保证患者安全。一般 5～10 min 完成测试。根据结果有针对性地指导患者,交代训练目的和注意事项。根据测试结果指导患者使用安全量每日进行吞咽训练,微信饭堂订餐系统中营养餐里有增稠剂可以定做,使用增稠剂进行训练。根据测试结果告知患者及家属可否进行吞咽训练,每天训练的次数、量、拔胃管的指征等。如患者中稠度一口量 3 ml、轻稠度一口量(水)3 ml、重稠度一口量 3 ml 的安全性、有效性均为阴性,可以进行吞咽训练,指导患者第一天开始每天训练 3～5 次,每次总量 20 ml,每种稠度的一口量为 3 ml 进行多次吞咽训练,根据自身情况逐步增加次数及总量,但不可以随意调整一口量。直到每次总量为 100～200 ml,每天的总量 1 000 ml 可以考虑拔出胃管。吞咽过程一定要注意安全,有呛咳等不适时暂停吞咽,及时咳嗽排痰,待平稳后再继续训练。一口量不能太多,可以多次吞咽,注意安全。每日责任护士追踪、复查患者安全量的吞咽进度,在评估表上登记。

(5) 安全性评估指标:有无咳嗽或呛咳、音质改变(发音不清或低沉,音质有改变)、血氧饱和度水平(≥3% 改变说明有隐性误吸)。

(6) 有效性评估指标:唇部是否能够闭合,口腔有无残留,咽部有无残留,是否分次吞咽唇部闭合,闭合不完全导致部分食团漏出;口腔残留提示舌的运送能力受损,导致吞咽效率低;咽部残留提示咽部食团清除能力受限;分次吞咽无法通过单次吞咽动作吞下食团,降低摄取有效性。

(7) 如果患者测试中稠度的 3 ml(第 1 口)发生呛咳或者血氧饱和度下降≥3％,音质改变说明患者有误吸发生,结果为阳性,那么中稠度的 5 ml(第 2 口)、10 ml(第 3 口)量就不能进行测试,第二种稠度的水(轻稠度)(第 4、5、6 口)也不能做,直接做第三种重稠度的 3 ml(第 7 口),余下的 5 ml(第 8 口)、10 ml(第 9 口)不做。如中稠度 5 ml 测试阳性者,只做水和重稠度的 3 ml,其余量不做。如中稠度的 10 ml 阳性,只做水的 3、5 ml 测试;如水 5 ml 测试阳性,则重稠度的 5 ml 不做测试。上一稠度的量决定下一稠度的量。进行测试前要询问患者哪一侧容易吞咽则用注食器注入哪一侧,方便患者吞咽,减少误吸发生。

VVST 容积-黏度吞咽测试参考图 2-1。

(8) 记录:护理测试的结果和宣教内容。

(三) 心理-社会状况评估

评估患者和家属的心理状况,有无焦虑、恐惧,家庭经济及社会关系,家属对患者的支持度,对疾病知识的掌握程度以及对康复期望值,患者的生活环境等评估患者和家属的心理状况。

三、吞咽障碍康复管理

(一) 吞咽功能训练

1. **口腔感觉训练**　包括冷刺激训练、口面部振动刺激训练、口腔肌肉被动运动等,每日早晚各一次。①冷刺激训练:使用冰棉棒刺激或冷水漱口,提高口腔感觉。②口面部振动刺激训练:用改良的振动棒刷擦口腔内颊部、舌部或面部,提高口腔颌面部的运动协调能力。③颌面部肿胀明显者,按摩面颊部肌肉,以恢复面部的对称和感觉。分别用戴上手套的拇指和食指置于患者面颊部,从面颊骨向唇中部方向往下拉动至唇中央部位时,停留 5 s,然后换对侧进行,避开伤口部位。

2. **口腔运动训练**　包括口腔器官运动体操、舌肌康复训练,每日早晚各 1 次。①口腔器官运动体操:徒手或借助简单小工具做唇、舌的练习,加强口腔器官的控制、协调能力。指导患者做鼓腮、嘟嘴、亲嘴、舌部运动等动作,利用吹气、吹泡泡等运动锻炼口腔肌肉,增强腭咽闭合能力,减少呛咳。②舌肌康复训练:可以用纱布或专用舌肌康复训练器牵拉舌,提高舌肌力量。

3. **摄食训练**　安全进食八步法。①进食环境安全,舒适。②进食体位和姿势:让患者取半坐卧位或坐位,难以下咽时可稍抬高头部往后仰。③食物调配及选择:选择适合患者训练的食物种类及性状。④进食速度及餐具的选择:吞下每一口后清嗓以免发生误吸,使用干净的器皿装食物,用注食器或调羹、吸管等工具辅助进食。⑤一口量:训练前做好筛查及评估,根据评估结果制订特殊吞咽训练方案;不同稠度食物每次摄入一口量不超过 20 ml,应从 3、5 ml 过渡到 10 ml;可以增加训练次数;一口量不能随意增大,以免发生误吸。⑥吞咽方式:在患者容易吞咽侧注入食物,配合头部姿势调整,分次少量吞咽。⑦对患者和家属进行健康教育和指导。⑧每次进食后排痰,记录进食量,种类、性状等,口腔有分泌物及时清理。

4. 特殊吞咽方法　患者取半坐卧位,指导其进行以下训练。①屏住呼吸;②喝一口水;③头往后仰,将水流入喉咙,此时仍然屏住呼吸;④连续吞下去,直到水全部吞完;⑤立即咳嗽清喉咙;⑥再吞 1 次,连续练习 5 次。

上述训练要基于患者头颈部肿瘤切除的伤口已愈合,能配合指令训练,根据患者的评估情况做出具体的个性化训练方案。

(二) 基础护理

1. 口腔护理　可以保持口腔处于舒适、洁净、湿润及没有感染的状态,减少医院相关性肺炎发生,提高吞咽障碍患者的吞咽功能。口腔护理用具:包括牙刷、泡沫棉签、牙膏、牙线、漱口水、唾液替代品等。常用的护理方法有含漱法、负压冲洗式口腔护理和传统口腔护理。

2. 营养护理　营养是吞咽障碍患者首先需要解决的问题,若无禁忌证推荐给予肠内营养,对于肠内营养不能满足需求或有禁忌证的患者可选择部分或全肠道外营养。进食途径有留置鼻胃管、鼻肠管、间歇性插管等。留置鼻胃管超过 4 周的患者建议给予胃造瘘术,通过胃管实施直接喂养或空肠喂养。按标准体重供给能量,按低盐、低脂、高维生素、高纤维合理膳食搭配。

(三) 并发症的管理

1. 食物反流、误吸评定及处理

1) 误吸评定方法　①内镜检查:采用纤维/电子鼻咽喉内镜检查,可直接观察咳嗽、屏气、发音时咽部结构的运动情况,判断是否存在误吸。②超声检查:无创伤、方便、范围广、对误吸的评定有辅助作用。③分泌物检测:胃蛋白酶测定及 pH 值测定。④标准吞咽功能评定量表:操作简单,可快速准确识别误吸风险。

2) 误吸预防　①手术前严格禁水、禁食。②对反流、呕吐明显的患者,建议给予胃肠减压,虽不能将胃完全清空,但可减少胃内的积气及存液。③应用抗酸剂,手术前30 min 使用阿托品等使胃 pH 值上升。

3) 误吸的处理　发现误吸先检查口咽,迅速将患者头转向一侧;使用吸引器直接吸干净;鼓励患者进行有效咳嗽、咳痰,给予拍背排痰;必要时检测血氧饱和度、吸氧。

2. 窒息的预防及处理

(1) 评定患者的病情,包括吞咽、咳嗽反射,咀嚼功能,意识状态等,根据病情选择进食途径,选择经口或插胃管进行鼻饲。

(2) 气管插管拔管后 1～2 h 内不宜进食,拔管后根据病情是否可以经口进食,不能经口进食者留置胃管。

（3）食物选择从全流食逐渐向半流食、普食过渡。患者进食时给予端坐位或半坐卧位，保持体位舒适，进食后采取右侧卧位。

（4）鼓励患者咳嗽排痰及做呼吸锻炼，促进保护性生理反射恢复，协助患者排痰，保持呼吸道通畅。

（5）窒息的应急处理。①院外处理：推荐首选海姆利希手法急救。操作要点：冲击吸入异物者的腹部及膈肌下软组织，以此产生向上的压力，进而挤压肺部残留气体形成向上的气流，使堵在气管中的异物向外冲击。②院内处理：及时给予吸痰，必要时建立高级气道。

四、护理目标与措施

（一）护理目标

（1）患者掌握吞咽训练的方法。

（2）营养满足患者的需求。

（3）患者无误吸、窒息、肺炎等并发症发生。

（4）患者能顺利经口进食，早日拔除胃管。

（二）护理措施

1. 基础护理

1）心理护理　加强护患沟通，介绍相关知识。

2）口腔护理　加强口腔卫生，勤漱口，指导患者保持口腔清洁，必要时进行口腔护理。

3）吞咽训练前准备

（1）做好筛查及评估。

（2）体位：能坐位就不要半卧位或躺平，不能坐位的患者可身体屈曲30°仰卧位，头部前屈，进食后不要马上平卧。

（3）环境安静，光线柔和、舒适。

（4）食物新鲜配制、食具干净，根据评估结果选择杯子、勺子、吸管。

（5）食物的稠度与调配：根据评估结果调制安全有效的稠度食物，兼顾食物的色、香、味及温度等。

（6）根据结果进食一口量，注意进食速度，减少误吸的危险；一口吞咽完成后再进食下一口，避免过多食物入口的现象。

（7）进食时选择适合姿势，可改善或消除吞咽误吸症状。①头部旋转：适用于单侧咽部受损的患者。②侧方吞咽：适用于一侧舌肌和咽肌受损患者。③低头吞咽：适用于咽期吞咽启动迟缓患者。④从仰头到点头吞咽：适用于舌根部后推运动不足患者。⑤头部后仰：适用于食物运送慢患者。⑥空吞咽与交互吞咽：适用于咽收缩无力患者。

2. 吞咽训练注意事项　①体位，对于神志尚未清醒的患者，应采用半坐位。②保持呼吸道通畅,及时清理患者呼吸道内分泌物。③防止误吸,每次吞咽后及时清理咽喉残留食物。

五、健康指导及随访

(1) 对患者进行饮食指导,鼓励患者多补充营养丰富、清淡的流质饮食。

(2) 对患者进行口腔护理指导,教会患者清洁口腔的方法,保持口腔清洁。

(3) 患者住院期间,护士结合患者和家属的具体情况进行个体化的吞咽障碍健康教育。指导患者代偿进食方法和如何判断及处理误吸,教育患者保持口腔卫生并讲解吞咽障碍的基本知识,包括如何配合吞咽障碍的筛查和评定、吞咽功能训练、摄食训练、误吸急救等相关知识及出院指导。

(4) 教会患者进行自我评估。①训练次数:每日 3～4 次,根据自身体力情况酌减次数。②选择进食体位:能端坐尽量不要平卧位,进食后休息 30 min 再进行活动。③进食量及进食速度。

(5) 指导患者进行管道护理。①保证管道固定、通畅、无菌;②观察引流液性状、量、颜色的变化。

(温作珍)

第三节　肢体功能康复护理

情景案例

患者,男性,68 岁,因"舌左侧肿物 3 个月余,伴疼痛 1 个月"就诊。诊断:舌根恶性肿瘤。入院后经积极术前准备在全麻下行"下颌骨断开入路左侧舌根恶性肿瘤扩大切除＋左侧颈淋巴清扫＋颏下岛状瓣转移修复＋钛板钛钉内固定＋气管切开术"。术后给予持续低流量吸氧,持续气道湿化,心电监护;颈部留置负压引流管 2 根,留置胃管及导尿管,均妥善固定。术后第 1～4 天给予床上翻身活动。术后第 5 天床上坐起感左侧肩周麻木,肩背部疼痛不适,左臂不能外展及上举。

请思考:

1. 该患者术后出现了哪些肢体功能障碍?

2. 对该患者的肢体功能障碍有哪些评估方法?

3. 如何指导该患者进行肢体功能康复训练?

一、概述

口腔颌面头颈肿瘤的手术治疗包括肿瘤原发灶根治性切除＋颈淋巴清扫＋同期组织缺损修复术，而根治性颈淋巴清扫术切除了包括副神经等在内的重要组织，导致患者术后斜方肌瘫痪、萎缩，出现肩部下垂、肩关节及手臂活动受限、肩周麻木疼痛等失功能状态，称为肩综合征。颈淋巴清扫后由于局部组织粘连及瘢痕挛缩，还会出现颈部活动受限等肢体功能障碍。

（一）病因

口腔颌面头颈肿瘤患者术后肢体功能障碍主要因为根治性颈淋巴清扫术时副神经的损伤，以及淋巴引流相关的淋巴管、淋巴结、与之紧密相邻的脂肪结缔组织、肌肉、血管的一并整块切除，导致颈肩部肌肉受损，患者因疼痛不适不愿活动，导致肌肉萎缩，上肢活动受限；淋巴回流受阻致面颈部水肿，伴紧缩和麻木感，严重影响患者的生活质量。

（二）临床表现

口腔颌面头颈肿瘤患者术后临床表现主要包括：①肩部下垂；②肩部疼痛、僵硬、麻木；③肩关节和手臂活动受限；④面颈部水肿紧缩、麻木感；⑤颈部活动受限。

（三）并发症

口腔颌面头颈肿瘤手术的主要并发症如下。①颈部切口出血：颈部过度扭转，咳嗽用力等可造成。②面颈部水肿：颈淋巴清扫术后，创口渗出液及组织液因血管淋巴管切除后回流受阻，局部加压包扎致局部区域肿胀。③肩综合征：颈淋巴清扫术致副神经及颈肩部肌肉受损，患者因疼痛性保护，肩部活动减少，导致局部肌肉萎缩所致。④创口裂开：与患者营养不良、切口缝合技术、肢体功能锻炼不当、盲目增加活动度有关。⑤气管套管脱出：气管切开套管固定边带未根据颈部水肿消退及时调整，固定松弛，在进行颈部功能训练时因头部后仰及左右转动颈部不当造成。

（四）治疗原则

早期、渐进式肢体功能锻炼，缓解手术造成的肢体活动能力减弱，改善患者的肌力，减少术后并发症的发生。早期系统的康复指导及锻炼，使患者及家属早期掌握功能锻炼的时机和方法，避免因不恰当操作带来意外伤害。

二、评估方法

（一）一般情况评估

1. 询问病史　①患者的年龄、性别、身高、体重、烟酒史、职业、文化程度、居住地、婚姻情况、有无子女、是否独居等情况；②有无精神异常、认知功能障碍，肿瘤患者身体状况（KPS）评分；③肿瘤的部位、TNM 分期、病理类型，手术部位、手术类型、颈淋巴清扫的术式及手术侧是否为优势侧；④是否采取辅助治疗，包括化疗、放疗、靶向治疗、免疫治疗；⑤是否合并其他慢性疾病，是否合并糖尿病且影响肢体功能；⑥有无神经肌肉疾病、肩颈外伤病史；⑦是否规律运动。

2. **症状评估** ①术后患侧肩部及上臂有无疼痛、疼痛的性质及程度；②患侧肩部有无下垂表现；③患侧上肢能否平举、上举幅度，患侧手掌能否触及颈后枕部；④患侧有无颈部凹陷等解剖结构变形；⑤有无患侧面颈部水肿。

📖 拓展阅读 12-1 肩综合征症状评估

3. **体格检查**

1) 评估患者面颈部肿胀情况　分别于术前 1 天和术后第 1、3、5、7 天，用皮尺测量患者面颈部周径（以两侧下颌角及颈后发际为基点，用记号笔标记好测量部位），测量面颈周径时做到"定时、定位、定尺"，与术前进行对比。

2) 评估肩关节功能　采用 Constant-Murley 肩关节功能评分进行评估。满分为100 分，包括疼痛（15 分）、日常生活活动（20 分）、关节活动度（40 分）、肌力（25 分）4 个部分。其中疼痛、日常生活活动来自患者主诉的主观感觉；关节活动度、肌力来自医生的客观检查。通过测试内部旋转、外部旋转以及向前运动来评估客观参数（表 12-2）。

表 12-2　Constant-Murley 肩关节功能评分（满分 100 分）

评分项目	分值	评分项目	分值
A 疼痛（15 分）		外展（10 分）	
无	15	0～30°	0
轻度	10	31°～60°	2
中度	5	61°～90°	4
重度	0	91°～120°	6
B 日常生活活动（20 分）		121°～150°	8
活动水平（10 分）		151°～180°	10
工作限制		外旋（10 分）	
无限制	4	手放于头、后肘可向前	2
中度限制	2	手放于头、后肘可向后	4
重度限制	0	手放于头顶、肘可向前	6
娱乐限制		手放于头顶、肘可向后	8
无限制	4	手可完全举过头顶	10
中度限制	2	内旋（10 分）	
重度限制	0	手背可达大腿外侧	0

（续表）

评分项目	分值	评分项目	分值
睡眠影响		手背可达臀部	2
无影响	2	手背可达腰骶部	4
偶尔影响	1	手背可达腰部水平(L3)	6
经常影响	0	手背可达 T12 椎体水平	8
无痛活动到达位置(10 分)		手背可达肩胛下角水平(T7 水平)	10
上抬到腰际	2	D 肌力(外展肌力,25 分)	
上抬到剑突	4	0 级	0
上抬到颈部	6	Ⅰ级	5
上抬到头顶	8	Ⅱ级	10
举过头顶部	10	Ⅲ级	15
C 主动活动范围(40 分)		Ⅳ级	20
前屈(10 分)		Ⅴ级	25
0～30°	0	患者姓名	
31°～60°	2		
61°～90°	4	评估日期:	
91°～120°	6	总分:	
		医师签名:	

（二）专科评估

1. 肩功能评价　包括肩周疼痛程度、肩下垂、耸肩高度、肩活动度(外展角度)。

2. 肩部形态　肩部下垂表现,直立时术侧肩部略低于对侧。

3. 术侧上肢活动度　评估术侧上肢外展角度,能否做洗头、梳头等高举动作,耸肩力等。

4. 颈淋巴清扫切口愈合状况　术后颈部有无感染,颈淋巴清扫术后有无乳糜漏发生,颈部皮瓣有无坏死,拆线后切口有无裂开。

（三）心理-社会状况评估

评估患者和家属的心理状况:采用焦虑自评量表(SAS)和抑郁自评量表(SDS)评分,得分越高,表明其情绪问题越严重。

三、肢体功能康复管理

（一）颈肩康复训练

1. 保护性康复训练　以肩关节小范围活动为主,目的是消肿、镇痛和减轻炎症反应,预防挛缩和粘连。具体方法如图 12-3 所示。①术后 24 h 至引流管拔除,患侧手握拳或弹力橡胶圈,每 2 h 锻炼 5～10 min;②术后引流管拔除至拆线,进行被动活动,健侧手握住患侧手腕,弯曲肘关节,每 2 h 屈肘 20～30 次。

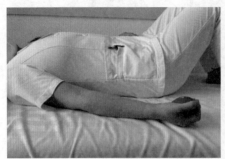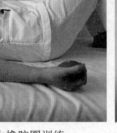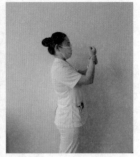

患侧手握弹力橡胶圈训练　　　　　　患侧肘关节弯曲训练

图 12-3　保护性康复训练

2. 运动功能康复训练　进行日常活动练习和肩关节灵活性、协调性训练,目的是在不增加疼痛和肿胀的前提下恢复肩关节正常活动,减轻肌肉萎缩,预防并发症。具体方法如图 12-4 所示。①拆线至术后 1 个月,进行上肢举高练习,肘部自然抬高并保持颈部直立,每次上肢抬高的位置不低于上次,每组 10 次,每天 4 组(并用患侧手梳头、刷牙、洗脸)。②术后 1～2 个月,练习做划船动作,并练习肩关节前屈、耸肩、后展,每个动作停留 20～30 s,每组 10 次,每天 4 组。③术后 2～3 个月,肩关节大范围活动,包括手臂平举、上举、后展,每个动作停留 20～30 s,每组 10 次,每天 4 组。另配合精细动作,如用患侧上肢穿衣、扣纽扣、翻书及翻看手机等。

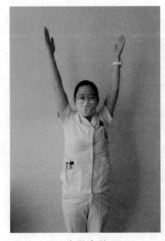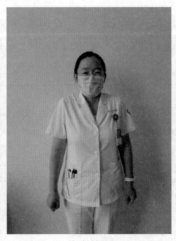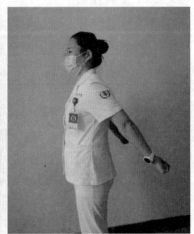

上肢举高练习　　　　　　　　耸肩练习　　　　　　　　手臂后展练习

图 12-4　运动功能康复训练

3. 增强肌力的康复训练　增加肩关节主动活动范围和抗阻训练,目的是促进患者的全面康复。除继续第二阶段练习外，进行力量练习，提举重物并保持手臂垂直或水平（图 12 - 5），每个位置停留 20～30 s，每组 10 次，每天 4 组。

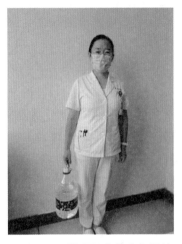

图 12 - 5 增强肌力的康复训练

(二) 基础护理

1. 基础康复训练　术后第 1 天即进行足踝脚趾运动、膝关节曲伸、抬臀运动、曲肘运动、有效咳嗽、深呼吸，每次 2～5 min，每天 4～6 次。

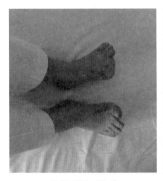
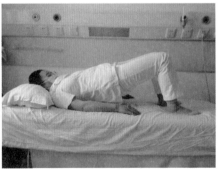
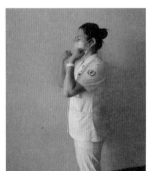

足踝脚趾运动　　　　　　　　抬臀运动　　　　　　　　曲肘运动

图 12 - 6 基础康复训练

2. 预防静脉血栓栓塞(VTE)

1) 基础预防　①指导患者进行踝泵运动；②协助患者进行床上轴线翻身活动；③保持足够液体摄入；④鼓励患者尽早下床活动。

2) 物理预防　VTE 高危患者遵医嘱穿抗血栓压力带；排除禁忌患者进行双下肢气压治疗。

3) 药物预防　VTE 高危无出血倾向患者遵医嘱应用抗凝药物。

(三) 并发症的管理

1. 颈部切口出血的预防及处理　①保持引流管通畅,密切观察引流液的颜色、性状及量变化。②密切观察局部切口有无渗血渗液,及时换药并观察颈部有无肿胀突然加重情况,发现异常及时处理。③指导患者循序渐进地进行颈肩部功能训练,术后 7 天内避免颈部过度扭转,避免头后仰及过度伸展上肢,以免牵拉切口引起出血;用力咳嗽时可适当按压颈部切口。

2. 面颈部水肿的处理　术后保持头部抬高 30°,利于静脉和淋巴回流;进行渐进式上肢及颈部锻炼,通过肌肉收缩加速血液回流,防止或减轻面颈部水肿。

3. 肩综合征　①术后早期进行颈肩功能锻炼,减轻肿胀及炎症性反应,预防肩颈挛缩及粘连。②术后肩臂功能障碍及疼痛造成患者悲观、焦虑情绪,应进行心理疏导,耐心指导正确的肢体功能训练方法,提高患者的依从性,保证每天坚持功能锻炼,以达到预期效果。③颈肩功能锻炼方法,详见颈肩康复训练。

4. 创口裂开　①妥善固定引流管,保持引流通畅,防止积液。②加强营养,适当补充蛋白质,减轻局部组织水肿。③在引流管拔除及颈部拆线后指导患者进行颈部功能锻炼,循序渐进,避免过度牵拉,防止创口裂开。

5. 气管套管脱出　①气管切开患者,术后第 5～7 天协助医生更换金属气管切开套管,颈部边带妥善固定。②每班检查套管固定情况,在颈部水肿减轻后及时调整边带松紧度,保证有效固定。③患者在进行颈部功能锻炼时,指导其避免过度后仰、侧屈等,密切观察颈部情况,如出现皮下气肿、突然呼吸困难或气管套管脱出要及时处理。

四、护理目标与措施

(一) 护理目标

(1) 患者掌握肢体功能锻炼的方法。

(2) 患者通过肢体功能锻炼减轻面颈部肿胀及炎症性反应。

(3) 缓解患者的肩颈部挛缩及粘连。

(4) 重塑患者的肩关节活动度及上肢力量。

(5) 降低患者的肢体功能锻炼并发症发生率。

(6) 提高患者的日常生活及活动能力。

(二) 常见护理诊断/护理问题

1. 疼痛　与颈淋巴清扫术后副神经及斜方肌损伤有关。

2. 舒适的改变　与术后面颈部肿胀、肩周麻木有关。

3. 焦虑恐惧　与术后颈肩活动障碍、疼痛不适有关。

4. 知识缺乏　与缺乏应对术后肢体功能障碍的相关知识有关。

(三) 护理措施

1. 基础护理

1) 疼痛护理 协助患者床上轴线翻身、头部抬高活动等,减轻躯体疲劳不适,根据疼痛评估合理使用镇痛药物。

2) 皮肤护理 卧床期间,协助患者床上翻身,做抬臀运动,防止压力性损伤的发生,对高风险患者给予减压贴预防局部受压,给予营养支持,保持床铺清洁干燥,较少不良刺激。

2. 心理护理 患者因术后各种生理功能受损,颈肩部疼痛麻木、活动受限且康复缓慢,易产生焦虑、烦躁情绪,与家庭成员关系紧张,易出现心理障碍。因此,应加强与患者的沟通,给予耐心劝导,使其情绪稳定,增强战胜疾病的信心。

3. 肢体功能锻炼前准备

(1) 做好筛查及风险评估:评估患者的生命体征已平稳,切口愈合良好,无出血风险,无明显疼痛不适,体力能耐受。

(2) 将肢体功能锻炼图片、视频内容向患者及家属做好讲解及演示。

(3) 体位:取端坐或半坐位;也可站立位,双脚与肩同宽,双手自然垂于身体两侧,目视前方,抬头挺胸,收紧腹部,保持躯干稳定,颈部自然直立。

(4) 穿宽松舒适衣物,两餐之间,排空二便。

4. 肢体功能锻炼注意事项

(1) 进行康复训练时,为避免疼痛和肿胀加重,应遵循循序渐进原则,每次以稍感肌肉酸胀、疲劳为度。

(2) 训练后充分放松和休息,每晚可进行局部热敷以促进血液循环、减轻疼痛。若疼痛不缓解或肿胀突然加重、伤口裂开,应及时与医护人员联系。

(3) 除锻炼患侧上肢外,应同时进行健侧锻炼,对全面康复有促进作用。

(4) 必要时可进行物理治疗,如微波、频谱等,可减轻局部症状。

五、健康指导及随访

(一) 饮食指导

嘱患者进食高蛋白、高维生素、富含膳食纤维、少刺激的食物,多饮水,保持摄入充足的水分加速组织修复和伤口愈合,同时帮助维持肠道健康,预防便秘。

(二) 颈肩功能训练

术后 1 个月进行颈肩功能训练。早期颈肩功能训练能有效减少术后局部粘连、瘢痕挛缩,防止肩臂运动功能障碍。

(三) 适当运动,做好体重管理

进行必要的日常活动,每天 20～30 min 的中度有氧运动。体重过低、营养不良患者应进行营养咨询;超重患者应限制高热量饮食并适度增加运动量。

（四）口腔护理

保持口腔卫生,测试义齿是否合适,并学会头颈部的自检。

（五）心理护理

取得家属的支持,积极耐心地做好患者的心理疏导,使其保持良好的心情,增强自身免疫力。

（六）出院随访管理

建议患者术后 1 年内每月随访 1 次,2 年内每 2 个月随访 1 次,之后每半年随访 1 次。不适时及时随诊,终身随访,同时建议每半年复查头颈 MRI 及胸部 CT。

（七）自我评估方法

1. 训练方法

1) 颈部训练　如图 12 - 7 所示。①低头和抬头:取上半身垂直体位,低头时以下颌尽可能贴近胸壁,抬头时尽可能后仰。②转动颈部:左右转动颈部接近 90°。③左右曲颈:分别自左或右以耳朵尽量贴近肩部,每个动作 3～5 s,每组 10 次。

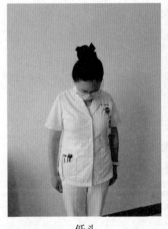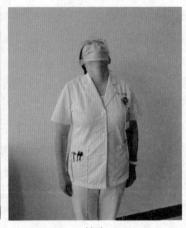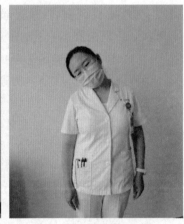

低头　　　　　　　　　抬头　　　　　　　　左右曲颈

图 12 - 7　颈部训练

2) 肩功能训练　如图 12 - 8 所示。①握拳:手掌完全伸开后握拳。②握腕:以患侧手掌握住健侧手腕,反复练习抓持。③平举:手臂与躯干成 90°。④上举:手臂与躯干成 90°后继续后上至 135°。⑤后展:手放置躯干两侧,与躯体平行后逐渐后展,并与躯干成 45°。⑥前屈:双手握拳,尽量向内方旋转。⑦耸肩:将肩膀向上抬起。⑧手臂爬墙:以手掌触摸墙壁,模拟爬墙动作逐渐向上抬,每个动作 3～5 s,每组 10 次。

2. 训练次数　每天练习 3 次,每次练习 3～4 个循环,锻炼至颈部无牵拉感为宜。

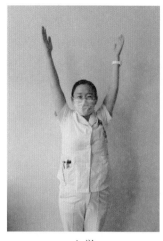
上举

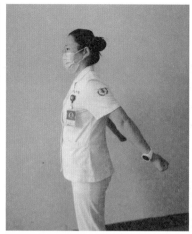
后展

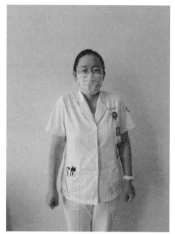
耸肩

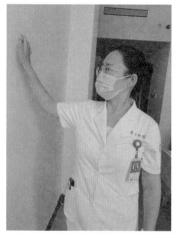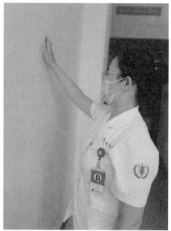
手臂爬墙

图12-8 肩功能训练

（郑莉莉）

第四节　言语功能康复护理

情景案例

患者,女性,41岁,职业销售,因"舌右侧溃疡伴疼痛2个月余"就诊。诊断:右舌癌。入院后经术前准备在全麻下行"右舌癌根治术＋右侧下颌骨部分切除＋

颌下腺切除＋右颈淋巴清扫术＋股前外侧游离皮瓣修复舌再造＋气管切开术"。患者术后恢复顺利,皮瓣完全成活,但言语不清、流涎、吞咽困难,虽已拔除气管套管,但不愿主动与他人沟通,时常闷闷不乐,对出院后的社会交流充满担忧。

请思考:

1. 该患者术后是否发生了言语障碍?有哪些评估方法?
2. 如何指导该患者进行言语训练?
3. 该患者言语训练依从性差,护士如何干预?

一、概述

(一)言语产生的机制

言语(speech)是人们运用语法规则,将语言材料通过口头形式(口语)表达出来的过程。当说话者向听话者传递某一信息时,首先将该信息在大脑中进行加工处理,言语产生的过程由此开始。下一步是将该信息转变成语言代码(语音特征),选定了语言代码后,说话者的大脑中枢就发出一系列神经肌肉的运动指令(神经冲动传递、肌肉运动)促使声带发生振动,进而声道形状发生变化。这些指令必须能够同时控制发声系统和构音系统中各器官的运动,其中包括控制声带、咽、喉、嘴唇、下颌、舌部和软腭的运动,这样就产生了一系列有序的言语声,最后由说话者说出。在言语的产生过程中,听觉反馈使说话者能够更好地调节言语输出。

(二)言语产生的三大系统

言语的产生是通过三个系统的协调运动来实现的,分别是呼吸系统、发声系统和构音系统(图12-9)。

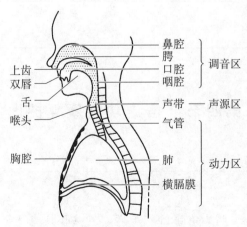

图12-9 语音产生的三大系统示意图

1. **呼吸与言语**　言语呼吸以平静状态下的生理呼吸为基础,贮存在肺、气管与支气管内的气体有规律地随呼气运动排出,形成气流言语,言语在呼气过程中产生。言语呼吸时,要求瞬时吸入较多的气体,呼气则变为缓慢,呼出的气流能使声带振动产生嗓音。肺的运动是言语产生的动力源。

2. **发声与言语**　发声时,声门闭合呈"I"形,呼出的气流挤开声门,使声带产生振动。声带振动产生一系列气流脉冲波,并转化成一系列声能脉冲信号,从而形成言语的基本声源,这就是发声(嗓音)。声带运动是言语产生的振动源。口腔颌面头颈肿瘤合并喉返神经损伤的患者,由于声门闭合不全,说话时可闻及明显的气息声;而声门闭合过紧,则会导致嗓音过于刺耳。

3. **构音与言语**　言语产生在喉部,形成于声道。声道是指由咽腔、口腔、鼻腔,以及它们的附属器官所组成的共鸣腔。当声能脉冲信号通过咽腔、口腔、鼻腔时,会产生不同的共鸣。构音就是指这些构音器官之间建构和发出言语声的协调过程。构音器官中最主要的是下颌、唇、舌和软腭,它们之间灵活及协调的运动是产生清晰和有意义言语声音的必要条件,只有构音系统各个器官的运动在时间上同步,在位置上精确,才能保证准确构音的形成。

(三) 言语障碍

言语障碍是指言语发音困难、嗓音产生困难、气流中断,或者言语韵律出现困难。当构音系统以及相关的神经或者肌肉发生病变时,就会出现说话费力或发音不清甚至完全不能发音。代表性的言语障碍为构音障碍,临床上最多见的构音障碍是脑卒中、脑外伤、脑瘫、帕金森病等所致的运动性构音障碍;另外,较常见的是由于构音器官形态结构异常所致的器质性构音障碍,其代表为腭裂、舌系带短缩、先天的颌面部缺失及后天的颌面部损伤。从临床的角度,虽然单纯的言语障碍只涉及口语,非口语语言模式是正常的,但中至重度的言语障碍给患者的交流带来严重的困难,行全喉切除术或全舌切除的患者甚至丧失了发音和说话的能力。此外,言语障碍会增加肿瘤患者额外的心理负担。构音障碍可以单独发生也可以与其他语言障碍同时存在,如吞咽障碍和嗓音障碍。

(四) 病因

手术治疗后组织缺失、术后瘢痕挛缩、游离皮瓣修复、气管切开、放疗后软组织纤维化改变以及多对颅神经受损是口腔颌面头颈肿瘤患者发生言语障碍的主要原因。口腔颌面头颈肿瘤言语障碍多为结构性构音障碍,主要是由下颌、舌、唇、软腭等构音器官形态结构异常所致。此外,言语障碍也可见于周围神经损伤所致的运动性构音障碍。下颌运动对构音的作用非常重要,直接影响唇和舌的运动以及舌和上腭的关系,进而影响构音的准确性。舌是最重要的构音器官,舌前后位之间的运动转换能力直接影响元音的构音。唇的圆唇和展唇运动会影响双唇音、唇齿音等构音的准确性。软腭的运动功能直接决定鼻音和非鼻音构音的准确性。如果下颌、舌、唇、软腭的结构、运动功能异常,则不能形成清晰的构音,会出现替代、歪曲、遗漏等现象。

(五) 临床表现

言语障碍的临床表现为完全不能说话、发声异常、语速缓慢、吐字不清、鼻化音、语义不易听懂等。

(六) 不良后果

言语障碍会导致个人、家庭、教育、职业、社会交流或其他重要功能领域出现明显障碍,使患者的生活质量降低,常常伴有焦虑、抑郁等心理问题,甚至影响肿瘤治疗效果。

(七) 康复干预原则

言语障碍患者的康复干预需遵循整体、早期、循序渐进和协作的原则。理想状态下,应在言语治疗前或期间先消除所有口部结构问题;如果结构问题不能消除,应教会患者进行口部的代偿性运动。

二、评估方法

(一) 一般情况评估

包括询问患者的现病史和既往史、症状评估、体格检查、实验室检查及吞咽情况、言语情况、康复情况、听觉和整个运动功能的检查。

(二) 专科评估

1. 构音器官结构与运动功能评估

1) 范围　包括呼吸情况、喉、面部、口部肌肉、硬腭、软腭、下颌、反射。

2) 方法　安静状态下观察构音器官,然后通过指示和模仿,使患者做粗大运动并对以下方面作出评价。①部位:构音器官哪个部位存在运动障碍。②形态:确认各器官形态是否异常。③程度:判定异常程度。④性质:确认异常性质是否为中枢性、周围性或失调性。⑤运动速度:确认单纯运动,反复运动,是否速度低下或节律变化。⑥运动范围:确认运动范围是否受限,协调运动控制是否低下。⑦运动的力量:确认肌力是否低下。⑧运动的精确性、圆滑性:可通过协调运动和连续运动判断。

2. 构音能力的主观评估　考察患者掌握每一个音位的言语构音能力,可参考华东师范大学黄昭鸣等研发的汉语构音能力测验词表(又称黄昭鸣词表),如表12-3所示。该表可测量21个声母及37个最小语音对应的构音情况,包含50个单音节词,每一个词都有配套的图片,测验中要求受试者每个音发3遍,整个音节的发音时间及音节之间的间隔为1~2 s并录音,然后通过测试者的听觉来判断正误。为诱导受试者发音,测试者可以采取提问、提示或模仿的形式,要求受试者说出图片所表达的词。

表12-3 汉语构音能力测验词表

序号	词	拼音	序号	词	拼音	序号	词	拼音
1	包	bāo	18	肉	ròu	35	星	xīng
2	抛	pāo	19	紫	zǐ	36	船	chuán
3	猫	māo	20	粗	cū	37	床	chuáng
4	飞	fēi	21	四	sì	38	拔	bá
5	刀	dāo	22	杯	bēi	39	鹅	é
6	套	tào	23	泡	pào	40	一	yī
7	闹	nào	24	稻	dào	41	家	jiā
8	鹿	lù	25	菇	gū	42	教	jiāo
9	高	gāo	26	哭	kū	43	乌	wū
10	铐	kào	27	壳	ké	44	雨	yǔ
11	河	hé	28	纸	zhǐ	45	椅	yǐ
12	鸡	jī	29	室	shì	46	鼻	bí
13	七	qī	30	字	zì	47	蛙	wā
14	吸	xī	31	刺	cì	48	娃	wá
15	猪	zhū	32	蓝	lán	49	瓦	wǎ
16	出	chū	33	狼	láng	50	袜	wà
17	书	shū	34	心	xīn			

3. **语音清晰度测试** 采用残疾人分类分级标准(国标)中的语音清晰度测试方法评价患者的语音清晰程度,适用于训练前患者语言清晰程度的评价,以及训练后患者语音改善程度的评价。该测试方法简单省时,易于操作。

1)测试用图单词

(1)第一组:白菜、菠萝、拍球、飞机、毛巾、头发、太阳、电话、脸盆、萝卜、牛奶、公鸡、火车、黄瓜、气球、西瓜、浇花、树叶、唱歌、照相机、手绢、自行车、扫地、碗、月亮。

(2)第二组:苹果、拍球、冰糕、沙发、门、太阳、弹琴、电视、女孩、绿色、脸盆、蝴蝶、喝水、看书、汽车、熊猫、浇花、茶杯、唱歌、照相机、手绢、擦桌子、扫地、牙刷、碗。

2)测试方法 主试者从两组图片中取出任意一组(25张图片),依次出示给患者,让患者认读,并且录音。为使测试结果更近实际,测试采用三级人员测试方法,即将测试人员与患者接触的密切程度分为三个级别:一级测试人员为直接接触者;二级测试人员为间接接触者;三级测试人员为无接触者。然后,选择一级1名、二级1名、三级2

名。要求测试人员的听力正常。由以上 4 名人员听测试者的录音并记录下测试者说的词,然后与主试者对照正确答案,最后将 4 名测试人员记录的正确数累积,即可算出受试者的语音清晰度。

4. 仪器检测　包括发声空气力学检测、鼻流量检测、多维嗓音发声分析系统、喉内窥镜检查等专科仪器评估。

(三) 个人信息评估

收集患者的个人信息,包括文化程度、职业、宗教信仰、学习和应用知识能力,以及交流、人际交往和人际关系等方面。

(四) 环境因素评估

掌握患者所能获得的家庭和社会的照护情况。良好的社会支持能提高生存质量,能使患者更多地选择"面对""乐观""寻求支持"等应对方式,有效利用各种资源,增强治疗和战胜疾病的信心。

三、言语障碍康复管理

(一) 设立言语康复团队

言语康复团队应由患者、护工、患者家属、医生、护士组成,有条件的单位配置言语治疗师和义工。团队以原发疾病和患者的言语问题开展工作。言语康复团队的工作应贯穿患者的整个治疗周期。医务人员应在疾病治疗前告知其可能面临的言语问题,以及可采取的补偿方案,术后早期、及时实施言语康复训练。国内外目前从事言语康复的人员主要是言语治疗师。护士是第一时间也是最长时间接触、管理患者的群体,随着专科护理发展及患者康复需求增加,为患者提供言语康复指导已逐渐成为口腔颌面头颈肿瘤护理的重要组成部分。实施言语障碍康复护理的护士,不仅要熟悉构音器官的解剖和生理,还要熟悉汉语普通话构音的语音学基础知识。

(二) 语言康复训练

1. 放松训练　口腔颌面头颈肿瘤合并言语障碍的患者,往往有咽喉肌群紧张,同时肢体肌张力也增高,通过放松肢体的肌紧张可以使咽喉部肌群也相应地放松。进行放松训练的部位包括足、腿、臀、腹、胸、背、肩、颈、头。训练时患者取放松体位,闭目,精力集中于放松的部位,设计一些运动使患者先紧张肌肉,然后再放松,并且体会紧张后的松弛感;如可以做双肩上耸,保持 3 s,然后放松,重复 3 次以放松肩关节。这些运动不必严格遵循顺序,可根据患者的具体情况开展训练。

2. 呼吸训练　呼吸气流的量和呼吸气流的控制是正确发声的基础,呼吸是构音的动力,必须在声门下形成一定的压力才能产生理想的发声和构音。因此,进行呼吸控制训练是改善发声的基础。重度构音障碍患者往往呼吸很差,特别是呼气相短而弱,很难在声门下和口腔形成一定压力,呼吸应视为首要训练项目。

1) 体位　首先调整坐姿。如果患者可以坐稳,应做到躯干挺直,双肩水平,头保持正中位。

2）口、鼻呼吸分离训练　患者平稳地由鼻吸气，然后由嘴巴缓慢呼气。

3）手法辅助训练　如果患者呼气时间短且弱，可采取辅助呼吸训练方法。护士将双手放在患者两侧肋弓稍上方的位置，让患者自然呼吸；在呼气终末时给患者胸部施加压力，使患者呼气时压力增大。这种训练也可以与发声一起训练。

4）主动控制呼气　呼气时可能长时间的发"s""f"等摩擦音，但是不出声音，经数周训练，呼气时进行同步发音，坚持 10 s。气管切开的患者可配合说话通气瓣膜，辅助呼吸和发声训练。

5）增加肺活量的训练　用力呼气训练，如吹蜡烛、吹乒乓球游戏；呼气控制训练，如吹肥皂泡、吹哨子、吹蜡烛但火苗不灭等。呼气过程中可结合口鼻呼吸分离训练。

3. 口腔运动训练　是根据口部肌肉运动原理和用进废退原则以充分发挥患者主动性的一种训练。它以对口部周围主要肌肉大运动的训练为主，阻断肌肉的异常运动模式，建立正常运动模式。当出现下颌的下垂或偏移而使口不能闭合时，可以用手拍打下颌中央部位和颞颌关节附近的皮肤。这样不仅可以促进口的闭合，还可以防止下颌前伸。也可利用下颌反射方法帮助下颌上抬，做法是把左手放在患者颌下，右手持叩诊锤轻轻敲击下颌，左手随反射的出现用力协助患者的下颌上举，逐步使其双唇闭合。多数患者有不同程度的口唇运动障碍而致发音歪曲或置换成其他音，所以要训练唇的展开、闭合、前突、后缩运动。另外，也要训练舌的前伸、后缩、上举和侧方运动等。重度患者舌的运动严重受限，无法完成前伸、后缩、上举等运动。治疗师或护士可以戴上手套或用压舌板和吸舌器协助患者做运动。迟缓型构音障碍患者，舌表现为软瘫并存在舌肌的萎缩，此类患者主要应进行舌肌力量训练，可使用压舌板向舌各个方向施压，同时舌用力抵抗压舌板的压力，做向反运动。冰块摩擦面部、口唇和舌可以促进口唇闭合和舌运动，每次 1～2 min，每天 3～4 次。双唇训练不仅可以为发双唇音做好准备，而且流涎也可以逐步减轻或消失。唇颊部无力者，可鼓腮快速轻拍使部位的肌力增加，促进感觉恢复。

4. 克服鼻化音的训练　鼻音构音是由于软腭运动减弱，腭咽部不能适当闭合而将非鼻音发成鼻音，这种情况会明显降低音的清晰度，并常常伴有吞咽时腭咽反流。可采用引导气流通过口腔的方法，如吹蜡烛、喇叭、哨子等可以用来集中和引导气流。另外，也可采用"推撑"疗法。方法：让患者把两手放在桌面上向下推或双手合十用力推撑，在用力的同时发"啊"音，可以促进腭肌收缩和上抬功能。另外，发舌根音"卡"、干呕法、按摩软腭等方法也可用来加强软腭肌力促进腭咽闭合。对于腭缺损严重的患者使用腭托辅助发声。

5. 克服费力音的训练　费力音是由于声带过分内收所致，听起来喉部充满力量，声音好像从其中挤出来似的。因此，主要的治疗目的是让患者获得容易的发声方式。可以用打哈欠的方式诱导发音。方法是让患者处在一种很放松的打哈欠状态时发声，其理论是打哈欠时可以完全打开声带而停止声带过分内收。起初让患者打哈欠并伴随呼气;当成功时,在打哈欠的呼气相教患者发出词和短句。另一种方法是训练患者发"喝"音,由于此音是由声带外展产生的,因此也可以用来克服费力音。咀嚼疗法亦是治疗言语障碍和听觉言语障碍的一种实用方法,主要适用于发音时口腔过于紧张、硬起音和高音调等症状,训练患者随着咀嚼运动逐步放松,使整个声道紧张度下降,从而促使声带振动自如、省力。通过在该状态下发音可以使声音更为轻松、自然。另外,喉部按摩放松训练也可以使声带及周围结构放松,降低说话的费力程度。

6. 克服气息音的训练　气息音的产生是由于声带闭合不充分引起,常见于声带麻痹患者。因此,主要训练途径是在发声时关闭声门,上述所述的"推撑"方法可以促进声门闭合。另一种常用疗法是半吞咽法。该发音方法并不是先吞咽后发声,而是在吞咽进行到一半时用较低音调发"bo-m",也就是在喉部抬得最高时立刻响亮地发"bo-m"。经练习后发"bo-m"音质接近正常,气息声减少,逐渐增加词语、短语,然后将"bo-m"淘汰,最后将吞咽淘汰,练习自然发音。

7. 构音异常的矫治　对构音器官结构和运动功能以及构音能力进行评估分析后,找出构音异常的原因,制订与之相应的治疗方案,并采用各种方法进行针对性治疗的过程。它包括口部运动异常矫治和构音音位异常矫治两大部分。

1) 口部运动异常矫治　通过自助或者协助的促进技术对口部构音器官的运动异常(过度或异常)进行有针对性治疗,以阻断它们的异常运动模式,建立正常运动模式,最终提高口部构音器官的灵活性、稳定性和协调性。

(1) 下颌运动训练:通过不同舌位的音位或音节转换提高下颌上下运动的灵活性、稳定性和协调性。例如,复韵母/ai/的发音过程,是从低元音/a/的音滑动到高元音/i/的转换过程,其实也是下颌肌群完成一个由下到上的上下运动过程"a-i-a-i-a-i-a-i-a-i-ai"。另外,也可以选择下颌肌群上、下位运动的词进行训练,如表12-4所示。

表 12-4　下颌上下位运动训练

分　类	上位练习	下位练习	上下过度练习
单音节词	笔、臂、踢、泥、鸡、起、七、旗、洗、膝	爸、妈、爬、塔、趴、拉、擦、沙、发、挖	俩、家、鸭、虾、娃、袜、花、火、瓜、锅、刀、桃
双音节词	弟弟、笛子、梯子、泥地、机器、笔记、瓷器	嘎嘎、打靶、哈哈、沙发、喇叭、大马、蛤蟆	阿姨、沙子、大哥、大叔、大鱼、打牌、爬坡、黑马、树叶、大海
三音节词	记笔记、洗瓷器、吃鸡翅、踢机器、石狮子	拉大马、搭大厦、拿喇叭、大沙发	大哥大、洗卡车、大乌龟、洗抹布、鹅妈妈、抢跑道、喂饱猫

(2) 舌运动训练:舌的前后运动主要是通过前、后韵母的舌位训练来实现。例如:复韵母/iu/的发音过程中,发/i/音时,舌的位置靠前;而发/u/音时,舌的位置靠后,其实也是舌部肌群完成一个由前到后的前后运动过程"i-u-i-u-i-u-i-u-i-u-iu"。另外,也可以选择舌前、后运动的词进行训练,如表12-5所示。

表 12-5 舌前后运动训练

分 类	前位练习	后位练习	前后过度练习
单音节词	鱼、衣、雨、笛、梨、踢、泥、梯、大、打、铁、铜	骨、裤、哭、窝、握、五、我、哥、渴、国、钢、缸	蝶、写、茄、姐、鞋、叶、给、黑、尾、喂、胃
双音节词	丽丽、尼尼、浴衣、雨衣、鲤鱼、弟弟、打点、丹田、单独、当道	咕咕、苦瓜、顾客、五个、姑姑、谷物、港口、哥哥、口渴、格格	读写、铁屋、爷爷、衣裤、衣物、鱼骨、黑泥、黑衣、嘿嘿、喂鱼
三音节词	犁泥地、弟弟踢、刀马旦、嘀哒嘀、短短的、甜甜的、偷偷地、跳跳跳	姑姑哭、苦瓜苦、我口渴、嘎嘎嘎、高高的、高格格、哥哥渴	去不去、鼓励我、溜溜球、灰溜溜、救火队、叠衣服、叶爷爷、一窝兔

（3）唇运动训练：主要通过圆唇与非圆唇的前、后韵母的交替训练来进行。如发/i/音时，嘴唇呈非圆唇状，而发/ü/时，嘴唇呈圆唇状。所以，连续交替地发/i/、/ü/两个音"i-ü-i-ü-i-ü-i-ü-i-ü-iü"，也就是在圆唇与非圆唇两个动作之间不断的转换，从而达到锻炼唇肌，增加其灵活性的目的。另外，也可以选择具有圆唇、展唇运动的词进行训练，如表 12-6 所示。

表 12-6 唇运动训练

分 类	圆唇练习	展唇练习	圆展过度练习
单音节词	五、碗、鱼、雨、圆、袜、屋、蛙	鹅、鸭、一、叶、羊、牙、眼、衣	尾、闻、月、游、腰、药、蚊、咬
双音节词	娃娃、乌云、汪汪、屋瓦、喔喔、渔网、蛙泳	黑烟、爷爷、野鸭、养羊、牙医、养鸭、	乌鸦、月牙、五一、五万、我们、外面、衣物、外衣、外语
三音节词	话务员、玩玩具、五碗鱼	养野鸭、爱爷爷、黑白鸭	幼儿园、喂鹦鹉、洋娃娃、白头翁、营业员、一条鱼

（4）软腭运动训练：通过交替发出塞音加闭元音（使软腭上抬）和鼻音（使软腭降低）来训练软腭的升降运动，要求尽可能地产生最佳的鼻腔共振。例如：/bi/是由一个塞音/b/加闭元音/i/构成的；发/bi/音时，软腭上抬。/m/是鼻音，发此音时，软腭会降低。如此连续交替地发/bi/、/m/两个音"bi-m-bi-m-bi-m-bi-m-bi-m"，软腭随之不断地做上下运动，从而达到锻炼软腭的目的。另外，也可以选择具有软腭上抬、降低的词进行软腭运动训练，如表 12-7 所示。

表 12-7 软腭运动训练

分 类	词 汇
双音节词	英雄、声音、饭碗、农民、风筝、棉农、面包、慢跑、满意、棉花、忙碌、盲人、思念、难题、毛笔、抹布、泥地、挪步、美丽、白猫、伯母、风车、妹妹、牛奶、奶妈、猫咪、蜜蜂

（续表）

分 类	词 汇
三音节词	吃面包、白棉絮、回娘家、棉花暖、拿帽子、马背猫、买白猫、玩电脑、买奶牛
多音节词	小王买冰棒、乌龟慢慢爬、蜜蜂酿蜜、弯弯的眉毛、灿烂的光芒、弟弟帮妈妈拿包

2）构音音位异常矫治　构音音位异常的评估与矫治一般通过 Dr. Speech™ 系列中的构音语音能力测量与训练系统完成，比较复杂，本节不对构音异常的矫治进行详细讨论。

（三）促进实用交流能力的训练

通过促进实用交流能力练习，使言语障碍患者最大限度地利用其残存的能力（语言的或非语言的），以确定最有效的交流方法，使其能有效地与周围人发生有意义的联系，尤其是提升日常生活中所必备的交流能力。

1. 手势语训练　手势语不单指手的动作，还应包括有头及四肢的动作。与姿势相比较，它更强调的是动态。手势语在交流活动中，具有说明和强调等功能。对于不能使用书面语的患者可考虑进行手势语的训练。训练可以从常用手势（点头、摇头表示是或不是，指物表示等）入手，强化手势的应用；然后，治疗师或护士示范手势语，令患者模仿，再进行图与物的对应练习；最后，让患者用手势语对提问进行应答，以求手势语的确立。

2. 图画训练　对重度言语障碍且具备一定绘画能力的患者有效。训练前可以先画人体的器官和主要部位、检查对漫画的理解能力等。与手势语训练比较，图画训练的优点在于画的图不会瞬间消失，可以让他人有充足的时间推敲、领悟并参照，用图画表示时，还可随时添加和变更。训练中应鼓励配合应用其他的传递手段，如图画加手势、加单字词的口语、加文字等。

3. 交流板/交流册的训练　适用于使用口语及书面表达交流困难，但具备对文字及图画认识能力的患者。一个简单交流板可以包括日常生活用品和动作的图画，也可以由一些照片组成。可根据患者的需要或不同的交流环境设计不同主题的交流册，如就医、饮食、外出、人物关系等。在设计交流板之前，应考虑：①患者能否辨认常见物品的图画；②患者能否辨认常用词；③患者能否阅读简单语句；④患者潜在的语言技能是什么。对有阅读能力的患者，可以在交流板上补充一些文字。

（四）无喉患者的言语训练

无喉患者是指由于肿瘤或在喉外伤的情况下，为了挽救生命而不得不接受全喉切除手术，即完全丧失了喉功能的患者。无喉患者由于丧失了正常的发声交流能力，其生活将发生极大的变化。因此，对无喉者进行言语能力的康复训练具有十分重要的意义。

1. 食管发声训练　目前部分医院以及无喉者成立的协会组织有专门的食管发声训练班。食管发声训练开始时间没有统一标准，多为术后 2~3 个月。国内外研究比较认可的训练周期为 3~4 周,具体练习时长应根据患者的学习速度而定。练习的步骤依次是打嗝练习、空咽练习、元音和辅音练习,然后加快下咽空气的速度和延长气流时间,最后逐渐进行词语、句子、音调和语气的训练。食管发音须进行专门培训,发声持续时间短且强度较低,部分患者在日常交流时无法获得良好的发音效果。

2. 气管食管音　人工造成的气管食管瘘,在气管食管瘘处放置发音假体,患者说话时堵住气管造瘘口,使肺部空气依次通过阀门、发音假体,引起咽食管段振动,振动随后传入口腔,在发音器官的配合下发出声音。在音色、流畅度和简易度方面,气管食管音被认为是与正常发声最相似的发声方案,在语音质量、持续时间和发声强度上都优于食管发声。近年来,新型假体的简易性和实用性使气管食管穿刺成为欧美国家全喉切除术后复声康复的首选方法之一。

3. 人工喉　目前最常用的是电子喉。通过电子喉头语音装置紧贴颈部,产生的电子振动到达嘴部区域时形成语音。电子喉可在手术后立即使用,获得与食管发声相同的清晰度,在噪声环境中不易被干扰,在国内外已得到广泛应用。电子喉不影响食管发声或气管食管音,在上呼吸道感染、癌症复发或气管食管假体出现问题导致无法发声时,电子喉可作为替代方案。然而,人工喉发音属于机械音,近似于金属笛声,且使用麻烦,需要手持。

四、护理目标与措施

(一)护理目标

(1)患者积极配合康复训练。

(2)患者掌握言语训练的方法。

(3)满足日常沟通交流需求。

(二)护理措施

1. 基础护理

1)口腔护理　良好的口腔卫生对于患者进行言语康复训练具有重要意义。由于术后制动、疼痛、禁食及吞咽困难等因素,口腔机械自洁作用减弱,患者咳嗽反射减弱,从而容易使口腔内唾液等分泌物积留和创面积血成为细菌繁殖的良好场所,极易导致口腔分泌物误吸造成肺部感染。口腔护理方式包括擦拭法、含漱法、冲吸法等,口腔护理液种类也较为广泛,常用的有洗必泰、0.5% 聚维酮碘、过氧化氢溶液、生理盐水等。护士须根据患者自理能力、疾病情况及口腔功能实施口腔护理。

2)营养支持　口腔颌面部由于其解剖位置的特殊性,无论是该区域的病变还是相应的治疗手段都极易导致营养不良。发生营养不良的主要原因包括心理因素、咀嚼吞咽困难、食欲下降、摄食量少、疼痛。手术创伤使机体处于不同程度的分解代谢状态,术后营养不良患者易出现感染、肺功能障碍、伤口愈合不良等并发症。营养不良及其并发症会影响康复训练效果,甚至导致训练中断。营养支持具体护理措施详见第十二章第六节。

3）心理护理　患者因面对恶性肿瘤、功能受损和毁容多重心理压力而可能出现自卑、压抑、暴躁等不良情绪。患者主诉时常会感觉闷闷不乐，不愿主动和他人沟通，会影响患者参与语音练习的成效。因此，在开展语音练习时期，护士需要注重患者心理护理，尽可能与患者及其家属沟通，取得他们的配合和信任，为患者提供安静、放松的训练环境。护士注重正面引导，及时鼓励患者的进步，增强患者自信心，提高训练欲望；尊重患者的人格，充分理解其感受。同时，要让患者对自身言语障碍有正确的认识，以利其尽早正视现实，接受自己。

2. 言语训练前准备　①做好言语障碍的筛查及评估；②做好病情评估，不推荐在病情不稳定或术后超早期开展言语康复训练；③注意手的清洁和用品、用具的消毒；④常用物品准备包括压舌板、笔式手电筒、长棉棒、手套、牙刷、咀嚼器、喇叭、哨子、笛子、秒表、镜子、软纸等；⑤患者沟通环境障碍应最小化，例如保持标识清晰，背景噪音最小化。

3. 言语训练注意事项

1）体位　言语康复训练时患者应采取正确发音体位，即在直立或坐位情况下，头部、颈部以及背部轴线应保持在同一方向上，同时双肩平放与脊柱保持垂直。当患者发音时，下颚放松并轻微内收，颈部自然挺立，避免腹肌紧张与下颚僵硬影响呼吸运动以及发音功能。

2）选择个体化的言语康复方式　基于患者保留的器官及神经功能；以往的言语功能；参与康复治疗的能力；患者心理状态；合并症及家庭或照顾者的支持水平。根据患者的实际情况，选择个性化的言语康复方式，并为患者制订合理的康复目标及计划。

3）避免训练相关并发症　包括疼痛、出血、疲劳、恶心、呕吐等，应遵循循序渐进的原则。言语康复训练次数和时间原则上越多越好，但是要根据患者的具体情况进行调整，避免过度疲劳，每次训练以 30 min 为宜。

4）卫生管理　训练时会经常接触患者的身体和唾液，所以一定要预防各种传染病，如训练前后洗手、训练物品定期消毒，以及训练前嘱患者清洁口腔等。

五、健康指导及随访

（一）饮食指导

根据患者的吞咽功能，指导患者选择适宜的食物质地，同时要注重营养合理搭配。

（二）口腔护理指导

指导患者选择合适的口腔护理用品，如口腔冲洗器、口腔护理棒、柔软牙刷等，教会患者清洁口腔的方法，保持口腔清洁。

（三）出院随访

言语康复训练是一类时间较长的康复护理过程，大多数患者练习时间都集中在出院之后。护士要让患者在院内尽早参与到功能康复专业化等培训活动中，同时还应当与其家属进行沟通,告诉患者及其家属定期回访及回访的意义。对于不能线下随访的患者,护士人员可以采取电话随访的方式了解患者的语音练习效果,并对其进行指导。

(四) 居家康复训练

患者掌握居家康复训练的内容。录制康复训练视频,并通过公众微信号推送给患者,供患者模仿练习已成为一种广泛使用的居家训练模式。国内学者沈利风开发"智能语音功能康复训练系统"用于舌癌术后出院患者语音康复,亦取得了满意的应用效果。居家康复训练效果与训练时间成正比,因此要充分调动患者及其家属的积极性,配合训练。

(缪云仙)

第五节 社会心理康复护理

情景案例

患者,男性,62岁,因"右舌破溃伴疼痛半年"入院。诊断:右口底鳞状细胞癌。入院后增强 CT 检查显示:右舌恶性占位病变,右口底占位病变伴右颈淋巴结转移。患者精神不佳,内心无法接受并出现失眠、焦虑等症状。经术前准备后在全麻下行右舌及口底恶性肿物切除术+右侧颈淋巴清扫术+胸大肌皮瓣修复术+气管切开术,手术顺利。出院后患者预后良好,阶段性行放化疗。患者始终不愿与人交往,对任何事情都不感兴趣。

请思考:

1. 该患者的心理需要有哪些?如何针对性地提供护理?
2. 该患者的心理反应有哪些?如何帮助患者进行心理调适?

一、概述

社会心理学是研究个体和群体在社会中相互作用时,心理行为、认知等方面发生改变的一门学科。医护人员在与患者交往过程中,通过观察、询问等方式了解患者的心理状态,并进行相应护理干预,可缓解患者的负面情绪,促进患者康复。

(一) 心理-社会因素

口腔颌面头颈肿瘤的影响因素除了物理、化学和生物因素外,心理-社会因素在肿瘤的发生、发展和预后中也起着非常重要的作用。一般认为以下心理-社会因素与肿瘤有关。

1. 人格特征　英国学者 Greer 等人结合自己的研究,总结了癌症患者的人格特征,提出了癌症易感性行为特征,称为 C 型行为特征(type C behavior pattern),具备这种行为特征的人不擅表达、爱生闷气、缺乏自我意识;过分谨慎、屈从让步、自我压抑、容忍是其最常见的表现。有些心理学家把这种性格称为"癌前性格"。

2. 生活事件　是一个人产生应激的主要来源,特别是重要情感的丧失,如离婚、丧偶、亲人死亡等与癌症发生关系密切。

3. 情绪　其与癌症的关系,祖国医学早有论述。有研究表明,抑郁情绪可提高恶性肿瘤的患病率和病死率。

(二) 心理反应分期

1. 休克-恐惧期　当患者初次得知自己身患癌症的消息时,反应剧烈,表现震惊和恐惧,同时会出现一些躯体反应,如心慌、眩晕及晕厥,甚至木僵状态。持续时间＜1 周。

2. 否认-怀疑期　当患者从剧烈的情绪震荡中冷静下来时,常借助于否认机制应对癌症诊断带来的紧张和痛苦。患者开始怀疑医生的诊断是否正确,会到处求医,希望找到一位能否定癌症诊断的医生,希望有奇迹发生。持续时间 1～2 周。

3. 愤怒-沮丧期　当患者的努力并不能改变癌症的诊断时,情绪变得易激惹、愤怒,有时还会有攻击行为;同时,悲哀和沮丧的情绪油然而生,患者常常感到绝望,甚至会产生轻生的念头或自杀行为。持续时间约 2 周。

4. 接受-适应期　患病的事实无法改变,最终会接受和适应患癌的事实。但多数患者很难恢复到患病前的心境,常进入慢性的抑郁和痛苦中。持续时间约 4 周。

(三) 心理反应的临床表现

1. 否认、恐惧和愤怒　在癌症最初的诊断阶段,患者会出现否认、恐惧和愤怒等应激性情感反应。常常表现出烦躁、易激动、健忘,注意力过度集中到疾病信息上,并有惧怕、忧虑和不安的感觉。多采取攻击或逃避的方式来降低恐惧感。

2. 抑郁和焦虑　患者抑郁的主要原因在于明白所患疾病的严重性,常常拒绝治疗,整日郁郁寡欢、情绪低落,自我评价降低,缺乏生活兴趣,消极悲观厌世,甚至萌生自杀念头。

3. 孤独和无助　患癌后,多数患者会感觉到生命偏离了正常的轨道,变得敏感多疑、情绪低落、焦虑恐惧,难以与周围人融洽相处,从而产生孤独感。

4. 被动依赖　由于担心疾病,患者往往表现出自信心不足,可能在行为上产生退化。例如,自己能做的事也要让家属来做,不愿让家属离开,变得被动、依赖,对医院环境不能很快适应,情感脆弱,生活处处需人帮助、照顾。

(四) 并发症

出现木僵状态,甚至会产生轻生的念头或自杀行为等。

（五）治疗原则

心理危机干预主要采用认知治疗和行为治疗。

二、心理评估方法

（一）一般情况评估

包括询问病史、生理健康水平、心理功能、社会功能、心理社会因素等。

（二）专科评估

可采用以下量表进行评估：①焦虑自评量表（SAS）；②9项患者健康问卷（PHQ-9)抑郁量表；③失眠严重程度指数量表（insomnia severity index, ISI）；④口腔健康影响程度量表（oral health impact profile, OHIP-14）。

（三）心理及社会关系评估

评估患者和家属的心理状况。由于癌症对颜面的破坏、病情的反复、放化疗后的不良反应、手术对组织器官造成的破坏性效果、生命质量的下降，都可对患者心理构成很大压力，使其可能产生偏激的情绪反应（忧郁、恐惧并伴有明显的睡眠障碍），甚至陷入极度绝望而自杀。

三、心理康复管理

（一）告知患者真实信息

对患者进行有效的心理辅导。在告诉患者诊治情况时，应根据患者的人格特征、应对方式及病情程度，谨慎而灵活地选择时机和方式。同时，建立良好的医患关系，使患者树立战胜疾病的信心。

（二）纠正患者对癌症的错误认知

患者的许多消极的心理反应均来自"癌症等于死亡"的错误认知，应帮助患者了解自己疾病的科学知识，接受诊断的事实，及时进入和适应患者的角色，配合治疗。

（三）处理患者的情绪问题

针对患者因死亡、疼痛和对颜面的破坏等后果的担心而产生的焦虑和恐惧情绪，可采用认知疗法纠正患者的错误认知（如是不治之症的歪曲的观念），再结合支持性心理治疗、放松技术、音乐疗法等治疗，缓解焦虑和恐惧的情绪。对于严重的抑郁患者，使用抗抑郁剂是必要的。

（四）减轻疼痛

应高度重视患者的疼痛问题。恐惧、绝望和孤独的心理反应会加重疼痛的主观感受。

（五）重建健康的生活方式

宣传健康知识，倡导建立健康的生活方式，树立防癌意识，切断生活方式与癌症的通道。

四、心理护理目标与措施

(一) 护理目标

心理护理目标是针对护理诊断提出的护理问题而制订的具体目标,是护士直接对患者实施心理护理的行动指南。护士可以按照该计划规定的内容有条不紊地进行。

(二) 护理措施

心理护理的目的是调整患者的心理状况、情绪状态、认知评价、应对方式,进一步改善患者的生理、生化、免疫功能,提高生活质量,延长生存时间。

1. 提供支持性心理护理　口腔颌面头颈肿瘤患者不仅忍受着来自躯体的各种痛苦,还承受着巨大的精神压力。为此,给予无条件的情绪支持尤为重要。护士必须认真倾听和体察患者的感受,耐心解答患者提出的所有问题,以热情、诚挚、理解、体贴的护理行为取得患者的信任,与患者建立良好的护患关系。对患者进行适时科学的疏导、安慰和鼓励,对其身心痛苦给予同情,对其人格给予充分的尊重。

2. 根据患者的人格特点选择对策　了解患者的人格特点对有效实施心理护理很有帮助。例如,对特质焦虑的患者,心理护理的重点可侧重于控制干扰患者的各种外来影响因素,充分了解此类患者对刺激敏感、反应强烈且难以排遣等特点,尽可能减少不良外来刺激对其造成的心理压力。

3. 根据患者出现的不同心理反应,选择心理护理措施

1) 焦虑的心理护理　为患者提供安全和舒适的物理环境和人际环境,与患者谈话时态度要和蔼,理解和接纳患者。

2) 恐惧的心理护理　减少或消除引起患者恐惧的原因,降低恐惧的程度。通过评估患者恐惧的程度,分析引起恐惧的原因,采取针对性的措施。当患者表现出显著的恐惧情绪时,应当为其提供应对恐惧情绪的适宜方式和场所,帮助患者宣泄和转移注意力。

3) 抑郁的心理护理　抑郁情绪是恶性肿瘤患者常常出现的心理反应,护士可以使用认知行为治疗技术,让患者认识到负性情绪是可以消除的,鼓励患者表达抑郁情绪,认真倾听患者的诉说,提供心理支持。重视患者可能发生的自杀行为,是护士做好抑郁患者心理护理的重要一环。对那些情绪低沉、抑郁、沮丧、悲观厌世的患者要特别注意。护士必须及时将患者的自杀危险性告知患者家属,争取其密切配合;医务人员之间应就患者的自杀危险性及时沟通,在病历等医疗文书中应有关于自杀危险性评估和干预记录,必要时请专科医生会诊。护士和医生共同合作,给予患者心理支持,采取积极措施解决患者的情绪和疼痛等问题,预防自杀;同时激发患者的能动性,改变其不良心境,树立战胜疾病的信心。

4) 孤独感的心理护理　与患者讨论导致孤独感的原因,如社会支持资源的不足、

社交的障碍、疾病带来的自卑等，帮助患者认识到自身在孤独情绪的发生和缓解中所起的作用，改变其对人际交往的不良认知，帮助其学习社会交往技巧，从而主动寻找改善的资源。鼓励患者与病友交往，主动参加社会活动。同时，取得患者家属、朋友、同事等的支持，增加与患者的接触和情感交流。鼓励患者发展适合自己的兴趣爱好，增加社会交往范围等。

5）否认的心理护理　认同患者的否认是一种保护性应对防御机制，适度的否认对患者有益。提供机会让患者表达内心的恐惧和焦虑，鼓励患者逐渐面对问题或者表达对某个问题的关心，切忌直接质问患者的否认行为。

4. 鼓励患者建立有效的社会支持系统　开展团体活动增加患者的归属感，使患者能够感受到家庭和社会的支持和关心，从而提高生活质量。护士要鼓励患者主动加强与家庭的联系，积极加入癌症康复中心或癌症患者俱乐部，在患者、医务人员、家属和社会之间建立一个互相理解、团结一致、共同应对癌症的抗癌同盟，以增强患者的信心，减轻或消除患者的负性情绪，帮助患者找到新的生活目标和精神寄托，增强其对自身健康的高度责任感。

（余红）

第六节　营养支持康复护理

情景案例

　　患者，女性，60岁，因"发现左上牙龈肿物1年余"就诊。诊断：左上牙龈癌。入院后经术前准备全麻下行左上牙龈恶性肿物扩大切除术＋颈淋巴清扫术＋左腓骨肌皮瓣修复术＋气管切开术。患者既往无重大疾病，无食物过敏或不耐受。现术后第2日，鼻饲流质饮食。人体测量：身高158 cm，体重53 kg，体重指数为21.23 kg/m^2。近3个月，患者体重波动于53～65 kg，较前减轻18%。实验室检查示：血红蛋白68 g/L，血白蛋白32 g/L，前白蛋白126.22 mg/L。

　　请思考：

　　1. 该患者术后是否发生了营养风险？可选择哪种筛查方法？

　　2. 为满足患者营养需要，应选择哪种营养支持途径？

　　3. 出院时护士应做好哪些健康指导？

一、概述

癌症患者常有体重减轻,非刻意体重减轻可能与生存质量(quality of life,QOL)下降及预后较差相关。此外,对于已处于分解代谢状态的患者,肿瘤治疗(特别是手术治疗)引起的代谢需求增加,会进一步加重该问题。营养不良(malnutrition)是指由于摄入不足或利用障碍引起能量或营养素缺乏的状态,进而导致人体组织代谢发生改变、生理功能和精神状态下降,有可能导致不良临床结局。口腔颌面头颈肿瘤患者营养不良的发病率较高,是由于口腔颌面头颈部解剖位置特殊,与患者消化系统密切相关,肿瘤本身的因素以及手术、化疗和放疗等抗肿瘤治疗带来的急性和晚期不良反应等,均极易造成患者营养不良,从而降低患者对治疗的耐受性和敏感性,延长住院时间,增加治疗费用和并发症的发生率,最终影响患者的治疗效果和生活质量,甚至导致死亡。因此,如何做好患者的营养支持及康复护理,对改善其治疗效果和生活质量尤为重要。

二、营养风险筛查与营养评价

营养风险是指现存或者潜在的、与营养因素相关、导致患者出现不利临床结局的风险。其临床结局包括生存率、病死率、感染性并发症发生率、住院时间、住院费用、成本-效果比及生活质量等。

(一) 营养风险筛查方法

营养风险筛查是指由临床医师、护理人员、营养医师等进行的一种决定对患者是否需要制订和实施营养支持计划的快速、简便的筛查方法。临床上常用的营养风险筛查工具包括营养风险指数、营养风险筛查 2002(NRS-2002)和营养不良通用筛查工具、微型营养评定简表。

(二) 营养评定

通过膳食调查、人体测量、临床检查、实验室检查及多项综合营养评定方法,判定人体营养状况,确定营养不良的类型及程度,估计营养不良后果的危险性,并监测营养治疗的疗效。目前为止,营养状况评定没有"金标准",临床上一般根据患者的疾病情况,结合营养调查结果进行综合评定,判断患者营养不良的程度。

(三) 营养不良诊断

对于存在营养风险或营养不良风险的患者,应行营养不良诊断。营养不良问题全球领导倡议(the Global Leadership Initiative on Malnutrition,GLIM)适合中国患者,可用于诊断营养不良和区分重度营养不良。

GLIM 包括 3 个步骤:①使用营养不良或营养风险筛查工具进行营养学筛查。②对存在营养风险的患者,根据 3 项表现型指标(非自主的体重减轻、低 BMI 和肌肉量减少)和 2 项病因型指标(食物摄入或吸收减少、疾病或炎症)进行营养不良的诊断,当满足至少 1 项表现型指标和 1 项病因型指标时,即可认为存在营养不良。③根据表现型指标评定营养不良的严重程度,分为中度和重度营养不良。

(四) 预测能量需求

准确预测患者的能量需求是临床上开展营养支持治疗工作的前提,常用的预测方法有测定法和估算法。前者相对精确,但是操作复杂;后者操作简便,临床应用更广泛。《中国成人患者肠外肠内营养临床应用指南(2023 版)》推荐成人患者每日能量目标可参考 $25\sim30$ kcal/kg(1 kcal$=$4.18 kJ)进行经验估算,蛋白质供给量一般应达到每日 $1.2\sim1.5$ g/kg,具体每位患者的能量需求应根据治疗过程中不同时期的营养状态变化及时进行调整。

三、营养支持

营养支持(nutrition support)又称营养支持疗法(nutrition support therapy),是指经肠内或肠外途径为患者提供适宜的营养物质,其目的是使人体获得足够营养以保持新陈代谢正常进行,抵抗疾病侵袭,进而改善患者的临床结局,使其受益。营养支持的含义包括补充、支持和治疗三部分,提供的方式包括肠外营养和肠内营养两种途径。

(一) 肠内营养

肠内营养(enteral nutrition,EN)又称为肠内喂养(enteral feeding),是通过胃肠道途径为人体提供代谢所需营养素的营养支持方法。与肠外营养比较,具有符合生理状态、维护肠屏障功能、减少代谢性并发症、改善临床结局、节约医疗费用等优点,但不能替代肠外营养。因此,只要口腔颌面头颈肿瘤患者胃肠道功能存在,应首选肠内营养。

1. **适应证**　①胃肠道功能正常,但营养物质摄入不足或不能摄入:如意识障碍、昏迷、烧伤、大手术后、危重症等。②胃肠功能基本正常,但合并其他脏器功能不良:如糖尿病、肝衰竭、肾衰竭。③胃肠道部分功能不良的胃肠疾病:如胃肠瘘、短肠综合征、克罗恩病、溃疡性结肠炎等。④吞咽和咀嚼困难或无进食能力。⑤其他可引起营养风险或伴有营养不良的疾病:如慢性阻塞性肺疾病、心力衰竭。⑥放疗和化疗。

2. **禁忌证**　①持续性呕吐、顽固性腹泻、重度炎性肠病;②严重应激状态早期、休克、代谢紊乱、腹膜炎、重症感染;③完全性机械性肠梗阻、胃肠道活动性出血、严重腹腔感染;④小肠广泛切除术后 $4\sim6$ 周内,及缺乏足够吸收面积的肠瘘;⑤高流量小肠瘘、重度吸收不良。

3. **肠内营养支持途径**

1) 口服　当膳食提供的能量、蛋白质等营养素在目标需求量的 50%～75% 时,应用肠内营养制剂或特殊医学用途配方食品进行口服补充的一种营养支持方法,称为口服营养补充(oral nutritional supplement,ONS)。ONS 的适用人群十分广泛,且符合生理模式、简便、经济且易于携带,是能经口进食但不能满足机体需求时首选的营养治疗方法。

2) 管饲　指通过鼻胃、鼻肠途径或经胃、经空肠等有创造口的方式留置导管,通过导管将患者所需的流质食物、水等注入胃肠道进行肠内营养的方法。口腔颌面头颈肿瘤患者因吞咽困难或术后治疗等因素不能经口进食,鼻胃管为最常用的肠内营养途径,术后 24 h 内即可开始肠内营养支持。

4. 肠内营养的供给方式 按供给方式可分为推注、重力滴注及泵注;按照输注时间可分为一次性推注、间歇性重力滴注和连续性泵注等。

1) 间歇性推注 将配置的肠内营养液置于注射器(≥50 ml)中,缓慢推注入鼻饲管(推注速度宜≤30 ml/min),每次 250～400 ml,每日 4～6 次。

2) 间歇性重力滴注 指营养液在重力作用下,经鼻饲管缓慢注入胃内。优点是简便,类似于正常经口摄食的餐次且患者有较多的下床活动时间,缺点是可能发生胃排空延缓。

3) 连续性泵注 指肠内营养液经肠内营养输注泵的动力作用连续输入,每日可持续性输注 16～24 h。优点是输注速度匀速,最大限度地减轻胃肠道负担,利于营养物质的充分吸收,缺点是不方便患者离床活动。

5. 肠内营养制剂 是用于临床肠内营养支持的各种产品的统称,目前统称为特殊医学用途配方食品,并按照《特殊医学用途配方食品通则》(GB29922—2013)和《特殊医学用途配方食品良好生产规范》(GB29923—2013)两项国家标准进行管理。按组成成分可分为非要素制剂、要素制剂、组件制剂、特殊应用型肠内营养制剂。

6. 肠内营养并发症 肠内营养是一种相对较为安全的营养支持方法,但应用过程中也可因营养制剂选择不当、配制不合理、营养液污染、输注速度不当或护理不当等因素引起各种并发症。

1) 胃肠道并发症 是肠内营养最常见的并发症。①恶心、呕吐及腹胀:营养液气味不良、渗透压过高、速度过快,以及胃排空延迟均可引起。②腹泻:患者对肠内营养不耐受、肠道内菌群失调、营养液输注速度过快及温度过低、营养液污染均可引起。腹泻不是肠内营养固有的并发症,可通过合理使用而避免发生。③便秘:因患者长期卧床、水分摄入不足及缺乏膳食纤维而引起。

2) 机械性并发症 主要与喂养管的放置及护理有关。①喂养管相关损伤:主要包括鼻咽部和食管、胃、十二指肠黏膜的损伤、坏死、溃疡、穿孔和脓肿。同时接受经食管喂养和气管内插管的患者可因局部压迫引起食管气管瘘。②管道阻塞:多继发于营养液凝固或喂饲后不及时冲洗。

3) 感染性并发症 营养液误吸可导致吸入性肺炎;肠道造瘘患者的营养管滑脱入腹腔可导致急性腹膜炎。

4) 代谢性并发症 有的患者可出现高血糖或水电解质代谢紊乱。

(二) 肠外营养

肠外营养(parenteral nutrition, PN)指无法经胃肠道摄取营养或摄取营养物不能满足自身代谢需要的患者,通过肠道外通路(通常为静脉途径)输注,包括氨基酸、脂肪、糖类、维生素及无机盐在内的营养素,提供能量,纠正或预防营养不良,并使胃肠道得到充分休息的营养治疗方法。肠外营养是不能经胃肠道吸收营养者的唯一营养途径,可分为完全肠外营养和部分肠外营养。

1. 适应证 因胃肠道功能障碍或胃肠道衰竭而需要营养支持治疗。口腔颌面头颈肿瘤患者,若术后估计 1 周以上经肠道摄入的能量和蛋白质<60%的目标需要量,应联合应用肠外营养。

2. 禁忌证 肠外营养并无绝对的禁忌证,但某些情况下并不适宜或应慎用。在患者生命指征不稳定的情况下,如发生严重的呼吸衰竭、循环衰竭、水和电解质代谢紊乱,不宜进行营养支持,包括肠外营养和肠内营养。下列情况应慎用肠外营养:①无明确治疗目的,或对疾病转归缺乏有效治疗措施,如恶性肿瘤终末期患者;②有一定的胃肠道功能,且经肠道摄入的营养能够满足目标值的 90%以上;③预计需要肠外营养时间少于 5 天者;④原发病需立即进行急诊手术者;⑤预计发生肠外营养并发症的危险性大于其可能带来的益处者;⑥心血管功能紊乱,或严重代谢紊乱尚未控制或处于纠正期间;⑦脑死亡者。

3. 供给方式 用于肠外营养输注的静脉置管途径,分为中心静脉置管途径(肠外营养治疗需 2 周以上)和周围静脉置管途径(肠外营养治疗一般在 15 天以内)。

4. 肠外营养用法

1) 全营养混合液输注 即将每天所需的营养物质在无菌条件下按次序混合输入,由聚合材料制成的输液袋或玻璃容器后再输注的方法。这种方法热氮比例平衡、多种营养素同时进入体内而增加节氮效果;简化输液过程,节省时间;可减少污染并降低代谢性并发症的发生。

2) 单瓶输注 在无菌条件下进行全营养混合液输注时,可单瓶输注。此方法由于各营养素非同步进入机体而造成营养素的浪费,且易发生代谢性并发症。

5. 肠外营养并发症

1) 机械性并发症 在中心静脉置管时,可因患者体位不当、穿刺方向不正确等引起气胸、皮下水肿、血肿甚至神经损伤。若穿破静脉及胸膜,可发生血胸或胸腔积液。输注过程中,若大量空气进入输注管道可发生空气栓塞,甚至死亡。

2) 感染性并发症 若置管时无菌操作不严格、营养液污染以及导管长期留置可引起穿刺部位感染、导管性脓毒症等感染性并发症。长期肠外营养也可发生肠源性感染。

3) 肝功能损害 长期肠外营养也可引起肠黏膜萎缩、胆汁淤积等并发症。

四、护理目标与措施

(一) 护理目标

(1) 预防和治疗患者的营养不良。

(2) 提高患者对于抗肿瘤治疗的耐受性。

(3) 减轻患者抗肿瘤治疗的不良反应。

(4) 改善患者的生活质量。

(二) 护理措施

1. **心理护理**　通过认知行为疗法、支持性心理治疗以及音乐疗法等心理疏导,有助于缓解患者的不良情绪。

2. **口腔护理**　协助患者洗手及清洁口腔;对置入胃管的患者给予口腔护理,以促进食欲。

3. **肠内营养注意事项**

(1) 根据患者的具体病情,正确估计患者的营养需要量,选择合适的肠内营养设备、喂养途径及方式。

(2) 营养液现配现用。配制过程中,应严格无菌操作。若配好后无法立即使用,应放在 4℃的冰箱内保存。配制好的溶液应于 24 h 内用完,防止放置时间过长而变质。

(3) **肠内营养的输注**　原则上遵循"容量由少到多、速度由慢到快、浓度由低到高"的原则,采用"六度"管理法。①速度:从 25~30 ml/h 开始,无不良反应后,根据医嘱营养液总量设置,24 h 匀速、连续输注,有足够时间让营养物质与肠道充分接触,确保营养物质被消化吸收。②浓度:肠内营养制剂的渗透浓度与胃肠耐受性密切相关,选择等渗的非要素型制剂不容易引起腹泻且胃肠道耐受性良好。③温度:37~38℃较为适宜,在 22~24℃的室温环境中持续性输注,同时可使用恒温器对营养液进行加温。④角度:在患者输注肠内营养期间床头抬高 30°~45°,防止呕吐、腹胀等消化道并发症。⑤清洁度:严格无菌操作下配制,每日更换肠内营养输液管,消毒肠内营养支持所用容器。⑥舒适度:重视患者的主诉,如有无恶心、呕吐等不适症状。为防止导管堵塞,在每次喂养前后应以 30~50 ml 温水脉冲式冲洗喂养管。

(4) 营养液输注过程中须密切关注患者的不良反应,如出现腹胀、呕吐等并发症的表现,应及时查明原因,反应严重者可暂停使用。

(5) 应用肠内营养期间须定期记录体重,观察尿量、大便次数及性状,检查血糖、尿糖、血尿素氮、电解质、肝功能等指标,做好营养评估。

4. **肠外营养注意事项**

(1) 加强配制营养液及静脉穿刺过程中的无菌操作。

(2) 配制好的营养液储存于 4℃冰箱内备用,若存放超过 24 h,则不宜使用。

(3) 输液导管及输液袋每隔 12~24 h 更换 1 次;导管进入静脉处的敷料每隔 24 h 应更换 1 次。更换时严格无菌操作,注意观察局部皮肤有无异常征象。

(4) 输液过程中加强巡视,注意输液是否通畅,开始时缓慢,逐渐增加滴速,保持输液速度均匀。一般成人首日输液速度 60 ml/h,次日 80 ml/h,第 3 日 100 ml/h。输液浓度也应由较低浓度开始,逐渐增加。输液速度及浓度可根据患者的年龄及耐受情况进行调节。

(5) 输液过程中应防止液体中断或导管拔出,防止发生空气栓塞。

(6) 静脉营养导管严禁输入其他液体、药物及血液,也不可在此处采集血标本或测中心静脉压。

（7）使用前及使用过程中对患者进行严密的实验室监测，每日记录出入液量，观察血常规、电解质、血糖、氧分压、血浆蛋白、尿糖、酮体及尿生化等指标，根据患者体内代谢的动态变化及时调整营养液配方。

（8）密切观察患者的临床表现，注意有无并发症的发生。若发现异常情况应及时与医生联系，配合处理。

（9）停用肠外营养时应在2~3天内逐渐减量。

五、出院健康指导及随访

（一）提高对营养支持重要性的认识

提高口腔颌面头颈肿瘤患者及其家属对营养支持重要性的认识，分析营养治疗的益处和营养不良的危害，主动积极配合主管医师及营养师的营养支持方案。

（二）心理疏导

宣教口腔颌面头颈肿瘤的病理生理知识，鼓励患者增强战胜疾病的信心，及时与营养师沟通，制订合理的营养治疗方案。

（三）家庭营养支持健康教育

对口腔颌面头颈肿瘤术后不能经口进食需在家中接受肠内营养治疗的患者，应依据患者胃肠道情况选择合适营养制剂。

1. 鼻胃管的固定 告知患者鼻贴妥善固定，在鼻贴松动或潮湿的情况下及时更换，更换时注意观察固定部位皮肤有无破损。在更换体位、打喷嚏或咳嗽时，注意保护导管，防止脱出，防止管路打折和扭曲，保持管路通畅。

2. 肠内营养液的选择与配置 ①建议使用家庭匀浆膳，每天所需的食物烹调后用食物粉碎机打成糊状，加适量水从导管推入胃内。②指导家属加工高蛋白、高热量、低脂肪的肉、菜汤和米汤，可自制蔬菜果汁。③营养液应现配现用，配置好的营养液放置时间不应超过24h，并存放于4℃冰箱，防止细菌污染，注意营养液的温度、浓度和输注速度。

3. 指导患者监测营养状况变化 指导患者记录每日营养素的摄入量和体重的变化，并根据病情遵医嘱随时调整。保持理想体重，不低于正常范围的下限值，每2周定时（早晨起床排便后空腹）称重1次并记录。任何不明原因（非自主性）的体重丢失＞2%时，应及时回医院复诊。

4. 口腔护理指导 教会患者清洁口腔的方法，保持口腔清洁。

5. 个体化营养指导 根据患者的疾病种类、年龄、生理需要、肿瘤分期、营养评定、实验室检查结果，给予个体化营养治疗方案，按照相应的营养治疗原则给予饮食指导。鼓励患者多补充营养丰富、清淡的饮食。

（四）康复锻炼

长期卧床不利于患者康复，容易出现压力性损伤、坠积性肺炎、深静脉血栓等多种并发症。评估患者无康复禁忌的前提下尽早开始呼吸和运动康复，如主动呼吸循环训练、踝泵运动、股四头肌训练等。若患者戴鼻胃管出院,告知家属戴管期间可进行适当功能康复锻炼,增加患者肌肉合成,促进营养物质的吸收,活动时注意管路的固定,做好刻度标记,防止脱管。

📖 拓展阅读 12 - 2　肠内营养泵的使用

（赵婷）

第七节　中医康复护理

情景案例

　　患者,女性,70 岁,因"反复的左侧牙龈破溃出血半年伴局部肿痛 1 个月余"就诊。活检病理示:高分化鳞癌。诊断:左牙龈癌。入院后经术前准备行"左侧牙龈恶性肿瘤扩大切除术＋下颌骨截断切除术＋左颈部淋巴清扫术"。术后病理提示:颈部淋巴结转移。行放疗 33 次,期间精神体力差,伴口腔溃疡,流质饮食,查血提示白细胞计数、血小板压积低;服用中药 2 个月后,食欲增加,体力好转,体重较前增加 3 kg。

　　请思考:

　　1. 出院时护士应做好哪些健康指导?

　　2. 怎么指导该患者进行中医康复?

　　3. 中医治疗对该患者有哪些改善?

　　中医并无口腔肿瘤病名,将口腔癌归属于"牙岩""舌岩""上石疽""茧唇""失荣症""口菌""牙菌""唇菌"等范畴。《疮疡全书》记载:"茧唇者,此证生于嘴唇也,其形似蚕茧,故名之"。该典籍对口腔癌症状描述也十分详尽,"始起一小瘤,如豆大,或再生之,渐渐肿大,合而为一,约有寸厚,或翻花如杨梅,如疙瘩,如灵芝,如菌,形状不一"。认为该病形成原因为:"皆由六气七情相感而成,或心思太过忧虑过深,则心火焦炽,传授脾经,或食酽酒厚味,积热伤脾,而肾水枯竭以致之"。

一、病因和治疗方法

(一) 病因

　　中医肿瘤学认为肿瘤是邪毒积聚、毒发五脏、虚实夹杂的全身性病症,肿毒形成,人体始虚。因此归纳起来,肿瘤的病因为气滞血瘀、痰结湿聚、热毒内蕴、经络瘀阻、气血亏虚、脏腑失调等方面。其病因病机病理可以用 3 个字概括，"毒""虚""瘀"。

（二）治疗方法

1. 清热解毒法　热毒主要是肿瘤的主要病因，尤其是中晚期常伴有疼痛，临床常见疼痛，发热，口干舌燥，大便干结，舌苔厚黄等热性症候，清热解毒法为治疗病邪化热解毒之证。

2. 扶正培本法　又称扶正固本是扶助正气、培植本源的治疗法则。可调节人体阴阳、气血、津液和脏腑功能的不平衡以增强机体抗病能力，消除虚弱症候达到强身祛邪的目的。

3. 活血化瘀法　肿瘤属于中医学中积聚、瘀血等疾病范畴。可使用活血化瘀法，常用方剂如桃仁承气汤、血府逐瘀汤等。也可使用具解结散血作用的蟹爪、蟹壳、螃蟹，以及具有行气散瘀作用的山楂等中药。

二、中医康复管理

（一）术后中医康复

1. 口腔护理　根据术后出现不同症状配制对症的中药含漱液，起到生津润燥、清洁局部、止血止痛作用。

2. 疼痛护理　耳穴按压（取穴：神门、皮质下、耳尖、压痛点）等。采用白芥子、王不留行籽埋压在耳穴处或耳廓上反应点，酒精棉局部清洁后，药籽放在胶布中心，将胶布充分粘贴到选穴点，每日按压 3 次，每次轻揉按压 1 min，隔日换贴，两耳可交替粘贴。通过对耳穴的局部刺激，经络传导，起到辅助止痛效果、穴位按压（取穴：合谷穴、后溪穴、列缺穴、风池穴）等。局部灸贴。

3. 呼吸道护理　清理口内分泌物，湿化痰液，减少咳嗽频率、强度对创面的刺激。运气训练（通过鼻吸口呼，或深度缓慢呼吸，或缩唇呼吸）等方法，增强膈肌、胸肌活动幅度，协调口腔与胸肺吐纳功能，调整呼吸节奏，也有助呼吸道内分泌物排出。

4. 心理护理　情绪疏导，改善睡眠，建立积极心态，配合治疗。中药疏肝理气、养心安神茶饮。耳穴按压（取神门、心、肝、肾、神经衰弱区、皮质下等穴）。

5. 肩颈功能康复　患侧肢体功能恢复。上肢训练操，上肢八段锦。局部穴位敷贴，艾灸、体外手法按摩等。详见第十二章第三节《肢体功能康复护理》。

6. 饮食康复护理　肿瘤的发生、发展及预后均与饮食密切相关。饮食不当能够致病，致肿瘤；饮食得当则能防病，治肿瘤。肿瘤细胞具有特殊的新陈代谢和生理、生化变化过程，需要消耗人体大量的脂肪、蛋白质、糖及维生素，导致机体内脂肪、蛋白质、碳水化合物、维生素及无机盐等代谢紊乱。同时，部分患者由于疾病造成食欲下降，食物摄入障碍或消化不良而导致营养匮乏，身体虚弱，抗病能力严重降低，最终病情不断恶化，脏器功能逐渐趋于衰竭。可见，饮食对于肿瘤的治疗显得十分关键。中医学要求在处方用药时需辨证论治，同样在食疗上也需要辨证施食。它是根据肿瘤患者不同的症状，结合患者体质、禀赋、年龄、爱好及环境等因素，全面归纳分析，准确辨认出不同的"证"，遵循"寒者热之""热者寒之""虚则补之"及"实则泻之"的原则，调配组合恰当性味的食物，达到祛除病邪的目的。肿瘤患者营养不良及不均衡十分常见，应保证每日有充足的营养摄入，并且食物搭配要合理，才能提高机体的抗病能力，修复受损组织。肿瘤患者一般多存在正气不足的症状，体质多虚，故饮食宜补。应视其阴虚、阳虚、气虚及血虚的不同，予以清补（补阴血）和温补（补阳气）之品。清补可选用百合、银耳、鸭肉、甲鱼、枸杞子、蜂蜜、莲藕等，温补可选用羊肉、牛肉、狗肉、龙眼肉、荔枝、海参、鲤鱼、栗子等。手术后，正气虚馁，脾胃虚弱，此时食疗应以扶助正气、补益脾胃为主，常选用乌鱼、猪瘦肉、鸡汤、鸽子肉、大枣、山药、小米粥、薏苡仁、山楂、麦芽等。

（二）放疗后中医康复

1. 内科护理　针对放疗后口腔内出现的并发症，溃疡、出血、糜烂、疼痛、口干、咽燥等，辨证施治，可配合内服中药汤剂、中药茶饮、中药漱口液，使得口腔并发症得以有效缓解、控制、消除。

1）茶饮1号　桑叶6g、金银花6g、薄荷3g、胎菊3g、陈皮6g，新鲜百合15g。大火煮开，文火再煮5min，取汁频服，或含服慢饮。清热解毒，消肿止痛作用。

2）茶饮2号　鲜石斛15g、枸杞子15g、芦根15g、生甘草6g，大火水沸，文火煎煮15min，取汁冲泡茉莉花茶9g。每日频饮。养阴润燥，止渴生津作用。

2. 饮食护理　提倡药膳结合，自古就有"食治胜于药治，药补不如食补"之说，药食同源，共同达到补益气血，健脾开胃，强身疗愈的功效。由于口腔肿瘤病变部位的特殊性，无论是手术、放疗、化疗，直接影响患者的进食部位、摄入方式，继而影响到后期营养吸收，机体免疫力高低，包括口腔的咀嚼、发声、吞咽功能恢复。放疗后，患者血液黏滞，表现为口干、咽燥、舌红等津液亏耗的症状，饮食中应增加养阴生津的食物，如萝卜汁、黄瓜、荸荠、莴苣、梨子、银耳、鸭肉、百合、甲鱼、赤小豆、绿豆等。

1）推荐药膳1　新鲜百合半个，山药碎泥30g，二把小米煲粥。适宜各个治疗时期口腔肿瘤患者，润燥养胃。

2）推荐药膳2　黑鱼1条500g，洗净去腥，加入冬瓜300g、瘦猪肉100g、陈皮9g、姜3片煲汤，撇油取汤汁，加大枣6枚去皮核取泥。适宜虚证患者，补脾和胃，利水消肿。

3. 合理忌口　中医认为食物有"辛、甘、酸、苦、咸"五味，还有"寒、凉、温、热、平"五性，食用某种食物不当，可能原来没病变的引发新病变，或者创伤治疗后的不当滋补导致并发他症，加重病情，或延缓愈合。对于口腔头颈颌面肿瘤患者而言，须忌口腌制、食性刺激辛辣之物，避免坚硬外壳、多刺、易过敏的食物，避免刺激口腔黏膜，形成新创面；忌烟酒。如忌黄鱼、蟹、羊肉、芥菜、韭菜、蒜、花椒、辣椒等辛辣物；忌火锅、烧烤；忌泡菜、腌菜物。虚证者不可过度滋补，不可多油腻、多油煎炸、干硬等难以消化食物。掌握好补中有疏，清淡而有营养的原则。

4. 心理疏导　调节不良情绪，分散注意力，提高饮食营养，进而提高机体免疫力。

（三）化疗后中医康复

1. **胃肠道护理** 纳差、嗳气、泛酸、呃气、便秘、腹泻、呃逆，尤其是顽固性呃逆，局部取穴针刺，解除胃肠平滑肌痉挛。

2. **饮食护理** 化疗期间最常见的不良反应是骨髓抑制和消化系统功能紊乱，常表现为恶心、呕吐，食欲减退，白细胞、血小板计数减少等，食疗应以理气和胃、降逆止呕、补髓生精为主，常选用陈皮、白萝卜、山楂、金橘、山药、大枣、牛奶、龙眼肉、蜂蜜、生姜、黑木耳、猪肝、花生仁、甲鱼、猪骨等。

（四）随访期中医康复

1. **情志护理** 中医认为情志失调是肿瘤形成的重要原因之一。《格致余论》记载："忧怒抑郁，朝夕积累，脾气消阻，肝气积滞，遂成隐核，又名乳岩"；《素问》："膈塞闭绝，上下不通，则暴忧之病也"。药物调节情志：临床中广泛应用中药、方剂调节情志。用解郁方（柴胡、延胡索、制香附、当归、白芍）治疗肿瘤患者，结果显示解郁方能缓解肿瘤患者的情绪异常，并能改善临床症状，提高生活质量。注重心理疗法：心理疗法别具特色，一直以来都是临床治疗疾病的重要手段。常用的中医心理疗法包括劝说开导、移情易性、暗示解惑、顺情从欲。

2. **具体方法** ①启发诱导患者，解除患者的疑虑，提高患者的信心，主动配合治疗。②根据患者病情、性格的不同而酌情运用，旨在调神。③通过患者亲友、单位及社会的配合，共同为癌症患者奉献更多爱心与人伦温暖，以利于患者的身心康复。

三、护理目标与措施

（一）护理目标

（1）改善患者的睡眠、疼痛状况。

（2）满足患者的营养需求。

（3）患者的情志、心理维持到健康水平。

（二）护理措施

1. **心理护理** 加强护患沟通，介绍中医康复相关知识，减少恐惧心理。

2. **口腔护理** 根据术后出现不同症状，配制对症的内服中药汤剂、中药茶饮、中药含漱液，起到生津润燥、清洁局部、止血止痛作用，使得口腔并发症得以有效缓解、控制、消除。

3. **中医外治法**

1）**针刺治疗** 通过刺激穴位，达到调节内分泌、免疫、血液循环等，避免了口服药物带来胃肠道反应及肝肾毒性，是一种创伤小、安全、可靠的疗法。选穴常以胃经、心包经、脾经、膀胱经、任脉为主，常用穴为足三里、内关、中脘。

2）**灸法治疗** 通过对患者局部皮肤的温热刺激，激发腧穴经络，传达至五脏六腑，发挥温经通络、行气活血、补虚培本、预防保健的功能。艾灸百会穴有利于改善患者术后早期失眠症状;艾灸大椎和足三里在防治术后化疗后白细胞减少症的效果显著,有效率高,作用稳定持久。

3)穴位敷贴　使用不同的药物敷贴于所选取的穴位,药物通过透皮吸收及对经穴刺激而发挥局部或全身治疗作用。不仅能有效减少化疗中的不良反应,而且操作安全简便、无创伤,患者容易接受,依从性高。穴位敷贴双足三里及内关穴可有效预防恶性肿瘤患者化疗后恶心、呕吐的症状,提高其生活质量。穴位贴敷还能有效预防化疗后下肢深静脉血栓形成。

4)耳穴疗法　耳为宗脉经络集聚之地,人体的五脏六腑皆能在耳朵找到相应的对应穴位,耳穴疗法通过对耳朵穴位的刺激,将药效通过穴位经络传输,以发挥出调气安神、疏通经络、理气和中之功效,起到改善化疗后恶心呕吐症状发生的作用。王不留行耳穴压豆和昂丹司琼的结合使用对化疗后呕吐的防治有明显作用,可调节胃肠功能,提高生活质量,无不良反应,实用性强。耳穴压豆对肿瘤患者化疗期间失眠症进行治疗取得显著效果,能有效提高患者睡眠质量。

四、健康指导及随访

包括以下内容:①鼓励患者多补充营养丰富、清淡的流质饮食,结合自身,辨证施食,注意忌口,充分发挥食疗的功效;②教会患者清洁口腔的方法,保持口腔清洁;③定期为患者进行中医外治疗法,针刺、灸法及穴位敷贴等联合治疗。

五、中医外法的适应证及禁忌证

中医外法具有作用迅速、简便易学、易用易推广、使用安全、不良反应少的特点。遵循辨证、三因制宜、标本缓急、合理选穴的治疗原则。禁忌证为颜面部慎用有刺激性的药物敷贴,严防有强烈刺激性的有毒药物误入眼、耳、口鼻内,糖尿病患者、孕妇及瘢痕体质者、眼、口唇、会阴部、小儿脐部等部位禁用,过敏者禁用。

六、中医康复在口腔颌面肿瘤相关疾病管理中的特色与优势

癌瘤的发生、发展是多因素致病过程。中医学古籍文献中有关癌瘤的病因病机主要包括以下几个方面:外邪、寒凝、正虚、血瘀、痰瘀互结、毒结。中医学古籍文献的这些观点为后世辨治癌瘤留下了宝贵的经验,但也存在着局限性和片面性。癌瘤的发生、发展与毒邪密切相关。人体正气亏虚,无力抗邪,毒邪内侵,蕴结体内,与内生之毒、瘀、痰互结,日久体内积聚渐成;肿瘤的出现(或残余的肿瘤)及肿瘤的侵袭是由于虚邪阻碍了气机的运行所致,气血运行受阻,津液不通,凝血成瘀血,津积成痰;同时,癌症会损伤人体的气血,导致气血不畅,血液循环缓慢,亦可致瘀;癌毒痰瘀互结,郁而化热,形成热毒;热毒伤阴,阴损及阳;此外,癌毒阻滞中焦,导致脾胃运化失司,无力运化水谷津液,可致湿浊内生,日久化生湿毒;再者,当正气不足时,肿瘤就会失控,异常生长,会大量地夺取人的血液和津液来滋养自身;造成五脏机能虚弱,阴阳两气不足,更会造成气虚。

然而,虚、毒、瘀的内环境又有利于癌瘤的迅速生长、扩散及转移,从而形成恶性循环,进一步引起机体的功能紊乱。现在全球气候不断趋暖,加之周围环境中的各种致癌物质是癌症易发的基础环境。由于化学品和物理辐射、食谱的改变(已由过去的以素食清淡为主变为以荤辛厚味为主)等,导致体型由弱转盛,体质由凉变热。这样,人机体内外环境皆热,癌瘤易发所需的毒、热也就具备了。对于人体来说,"毒"的来源概括起来主要有以下三方面。①现代生活环境中的毒:大气、水源等环境污染,化工原料,化肥、农药、动植物生长素的大量运用,食物添加剂的滥用等。②内生之毒邪:嗜烟酒、过食肥甘厚味损伤脾胃,体内毒素排出不畅,蓄积于脏腑,化生毒邪。③癌瘤产生的毒:由于肿瘤自身不断增长,压迫或侵袭脏器、组织,气血津液循环受阻,导致血瘀、痰湿等病理产物的蓄积;同时癌瘤本身血液供给不足,引起组织坏死、溃烂,向机体释放毒素。④癌瘤患者放化疗的热毒、药毒。

中医认为,肿瘤的发病与发展有着共同的病机,应把握病机的关键,统筹考虑,以扶正解毒化瘀为主;针对不同体质、不同部位、不同病种不同情况,有的放矢、因材施教,按"不同病期、不同病理阶段",采用"不同途径"多层次、多环节、多靶点,调整阴阳、气血、脏腑功能,从而使邪气消退。在常规肿瘤疾病管理方案的基础上,结合中医康复理论对患者实施相关管理工作。一方面合理应用中药方剂。临证运用解毒法,结合患者机体正虚邪实的具体情况辨证论治;治当攻补兼施以解癌毒;或以扶正为主兼以祛邪,或先补后攻扶正以祛邪。另一方面,现代医学治疗过程中出现的常见并发症或不良反应,应用中医手段进行缓解。最后,通过体质干预调节患者的整体状态,改善患者脏腑气血阴阳运行失调的现状。随着时代的发展,中医康复治疗在口腔肿瘤方面的应用变得越来越广泛,中西医结合治疗的病例也变得越来越来越多,相信在不久的将来,中医康复治疗在口腔肿瘤方面的应用将会继续增多。

(赵小妹)

第十三章 口腔颌面头颈肿瘤护理专科技术操作

第一节 口腔冲洗

云视频 13-1 口腔冲洗

一、目的

口腔冲洗(oral rinse)是用于口腔颌面部术后患者因张口受限、口内有创口或皮瓣移植等致使传统的口腔护理无法操作或效果较差而采用的一种专科操作技术。利用一定冲击力将冲洗液冲洗至口腔内及创口处,将口腔内血迹、污垢冲洗干净,并及时吸出冲洗液,以保持口腔清洁,预防口腔及创面感染。

口腔冲洗的目的主要是保持口腔清洁、湿润、舒适及预防创面感染,保持口腔正常功能,防止口臭,增加食欲。

二、评估并解释

1. 评估 患者的病情、年龄、意识、心理状态、配合程度、口内创口情况及口腔清洁度。
2. 解释 向患者及家属解释口腔冲洗的目的、方法、注意事项及配合要点。

三、准备

1. 环境准备 安静、整洁、舒适,光线适宜。
2. 操作者准备 仪表端庄,着装整洁,修剪指甲,核对医嘱,洗手、戴口罩。
3. 用物准备 治疗盘、口腔冲洗液 1 瓶(根据病情选择冲洗液:①1%～3%过氧化氢 30 ml＋生理盐水 150 ml;②复方氯己定漱口液 30 ml＋生理盐水 150 ml)、治疗巾、弯盘、压舌板、口镜、冲洗管(去掉头皮针及过滤器的输液管)1 个(无菌备用)、负压吸引装置、吸痰管、棉签、外用药(按需备)、液体石蜡、快速手消毒液 1 瓶、乳胶手套、血管钳、手电筒。

四、注意事项

（1）操作轻柔，以防损伤口腔黏膜、创口及牙龈。

（2）冲洗液应避开舌根及咽后壁，以免患者发生误吸。

（3）操作过程中保持水流和压力均匀，防止冲洗过程中水流及压力过大致发生创口裂开、造成患者不适。

（4）对口腔内有植皮或皮瓣转移者应注意保护，不可直接冲洗皮片或皮瓣处，以免损伤皮瓣血供影响皮瓣成活。对有植皮或皮瓣转移者，禁用过氧化氢溶液冲洗，以免因产生大量气泡使皮瓣与组织分离，影响皮瓣成活。

（5）操作时要遵循无菌操作原则，避免交叉感染。

（6）冲洗顺序应遵循自上而下、由健侧至患侧的原则。

（7）操作过程中严密观察患者病情变化，防止发生误吞误吸情况，如有异常应暂停操作，及时通知医生。

五、操作流程图

口腔冲洗操作流程如表 13-1 所示。

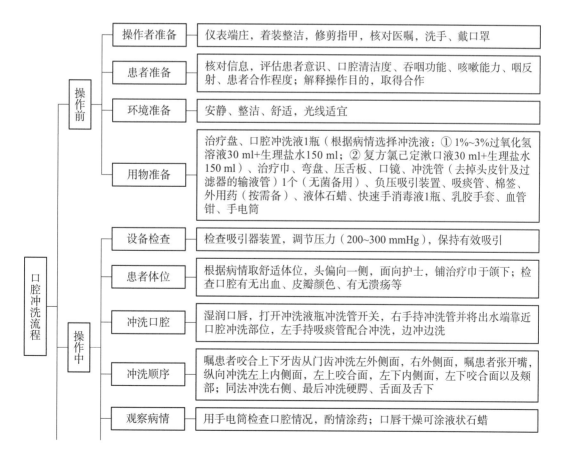

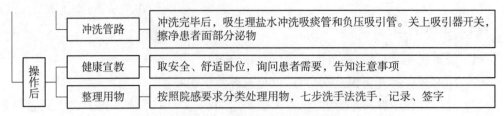

图 13-1 口腔冲洗操作流程图

六、操作评分标准

口腔冲洗技术评分标准如表 13-1 所示。

表 13-1 口腔冲洗技术评分标准

科室:＿＿＿＿＿ 姓名:＿＿＿＿＿ 得分:＿＿＿＿＿ 考核人员签名:＿＿＿＿＿ 时间:＿＿＿年＿＿＿月＿＿＿日

项目		操作程序	标准分	扣分内容及标准	扣分
评估10分	操作者准备	1. 仪表规范,着装整洁,无长指甲及甲下污垢,去除首饰手表等 2. 抄医嘱单,核对医嘱 3. 按七步洗手法洗手、戴口罩	4	• 一处不符合 • 未核对医嘱 • 未洗手	−1 −2 −1
	环境准备	安静、整洁、舒适、光线适宜	1	• 不符合要求	−1
	患者准备	1. 向患者及家属解释操作目的、方法、注意事项及配合要点 2. 患者病情、年龄、意识、口腔清洁度、吞咽功能、咳嗽能力、咽反射、患者合作程度评估	5	• 未解释 • 评估缺一项	−2 −1
计划10分	用物准备	治疗盘、口腔冲洗液 1 瓶(根据病情选择冲洗液:①1%～3%过氧化氢溶液 30 ml＋生理盐水 150 ml;②复方氯己定漱口液 30 ml＋生理盐水 150 ml)、治疗巾、弯盘、压舌板、口镜、冲洗管(去掉头皮针及过滤器的输液管)1 个(无菌备用)、负压吸引装置、吸痰管、棉签、外用药(按需备)、液体石蜡、快速手消毒液 1 瓶、乳胶手套、血管钳、手电筒	10	• 用物缺一项	−1
实施70分	操作步骤	1. 备齐用物携至患者床边,再次核对患者信息 2. 连接冲洗液瓶和冲洗管并置于输液架上,保持关闭状态 3. 检查吸引器装置,调节压力(200～300 mmHg),衔接负压装置与吸痰管,保持有效吸引 4. 根据病情取舒适体位,头偏向一侧,铺治疗巾于颌下	2 2 3 2	• 未再次核对 • 未关闭冲洗管开关 • 未检查、未调节压力 • 体位不舒适	−2 −2 −3 −2

（续表）

项目	操作程序	标准分	扣分内容及标准	扣分
	5. 用棉球蘸生理盐水棉球湿润口周,用手电筒检查患者口腔黏膜、口内创口、皮瓣等情况	4	• 未湿润口周 • 未检查口内情况	−2 −2
	6. 打开冲洗液瓶的冲洗管开关,右手持冲洗管并将出水端靠近口腔冲洗部位,左手持吸痰管配合冲洗,边冲边洗,避免发生误吸	6	• 未边冲边洗	−6
	7. 冲洗顺序:①嘱患者咬合上下牙齿,从内向门齿冲洗→左外侧面→右外侧面;②嘱患者张开嘴(按需用开口器及压舌板),纵向冲洗左上内侧面→左上咬合面→左下内侧面→左下咬合面以及颊部,同法冲洗右侧;③最后冲洗硬腭→舌面→舌下	35	• 冲洗顺序颠倒一次 • 漏冲洗一处	−5 −2
	8. 冲洗完毕后,吸生理盐水冲洗吸痰管和负压吸引管,关上吸引器开关	2	• 口述与动作不一致 • 未冲洗管路	−1 −1
	9. 擦净患者面部分泌物,再次检查口腔,口角如有溃烂酌涂抗生素软膏	4	• 未再次检查	−4
	10. 整理用物,协助患者取安全、舒适体位,询问患者需要告知注意事项	5	• 未体现人文关怀 • 未告知注意事项	−3 −2
	11. 整理用物,按院感要求分类处理,七步洗手法洗手,签字记录口内创口情况	5	• 一处不符合要求	−1
评价 10分	质量评价	1. 操作中关心患者,护患沟通有效,患者取得合作	2	
		2. 操作有序,动作轻柔、熟练	2	• 根据操作情况酌情扣分
		3. 掌握口腔情况	2	
		4. 口腔清洁、湿润、无异味	2	
		5. 完成时间:10 min	2	

📖 拓展阅读13-1 临床常见口腔冲洗液

（樊丽）

第二节 口 腔 护 理

📺 云视频13-2 口腔护理

一、目的

口腔护理(oral care)是护理人员对机体衰弱和(或)存在功能障碍、生活不能自理、口腔手术后的患者,使用纱布或棉球蘸取生理盐水或特殊溶液清洁和保护患者口腔内牙、舌、腭、颊等部位的过程。口腔护理可减少口咽部病原微生物的定植,能预防呼吸机相关性肺炎及改善机械通气患者的预后,有效降低口腔术后伤口的感染率。

口腔护理的目的:①保持口腔清洁、湿润、舒适,预防口腔感染等并发症;②防止口臭、口垢、增进食欲,保持口腔正常功能;③观察口腔黏膜、舌苔变化及有无特殊口腔气味,协助诊断。

二、评估

(1)患者的年龄、病情、手术方式、口腔清洁度等。

(2)口腔黏膜及伤口情况(有无出血、溃疡、感染、异味等)、有无活动性义齿、牙齿有无松动、有无牙关紧闭、口唇干裂。

(3)患者的意识状态、自理能力、对口腔护理的心理反应、耐受及合作程度。

三、准备

1. 环境准备　安静、整洁、舒适、光线明亮。

2. 操作者准备　服装整洁、仪表端庄、态度和蔼亲切;抄治疗单,双人核对医嘱;洗手、戴口罩。

3. 用物准备　治疗车、治疗盘、口腔护理包(药碗1只,内盛18只棉球,1把弯头血管钳,1把镊子,1块治疗巾,2根压舌板,1只弯盘)、生理盐水、冷开水 500 ml、漱口液(根据病情选择漱口液);制霉菌素、锡类散、石蜡油、水杯、吸管、棉签和手电筒;拉舌钳、张口器(昏迷患者)。

四、注意事项

(1)操作动作应当轻柔,避免弯血管钳损伤牙龈或口腔黏膜,擦洗舌面和软腭勿过深,以防恶心。对凝血功能差的患者应特别注意。

(2)昏迷或意识模糊的患者禁漱口,操作中注意夹紧棉球,每次1只,防止棉球遗留在口腔内。棉球不能过湿,以免吸入呼吸道,引起呛咳、窒息。

(3)对有活动性义齿的患者,应清洗义齿后给患者戴上或浸泡于冷开水中备用。

(4)使用开口器时从白齿处放入,牙关紧闭者不可采用暴力强行使其张口。

(5)观察口腔时,对长期使用抗生素的患者,应注意观察其口腔内有无真菌感染(白色假膜产生)。如有真菌感染,应指导患者用 3% 过氧化氢溶液漱口,每日 3 次。

(6)护士操作前后应当清点棉球数量,避免棉球遗漏在患者口腔。

五、操作流程图

口腔护理操作流程如图 13-2 所示。

六、操作评分标准

口腔护理操作评分标准如表 13-2 所示。

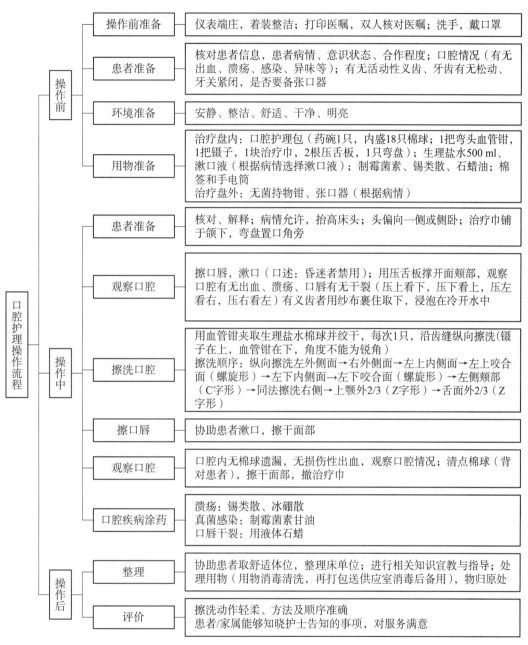

图 13-2　口腔护理操作流程图

注　1. 根据病种选择漱口溶液。

2. 擦拭顺序：左→右；外侧面→内侧面→咬合面；上齿→下齿→颊黏膜（弧形擦拭）；硬腭舌面。

3. 为一般患者做口腔护理时至少用 16 个棉球；如遇全口牙齿脱落或齿垢多、口腔有溃疡者，应根据具体情况增减备用棉球。

表 13-2 口腔护理操作评分标准

科室：_____　姓名：_____　得分：_____　监考人员签名：_____　日期：_____

项	目	项目总分	考核要点	标准分	扣分内容及标准	扣分
操作前	素质要求	3	1. 服装整洁 2. 仪表符合要求 3. 态度和蔼可亲	1 1 1	● 一项不符要求	-1
	评估	4	1. 患者病情、意识状态、合作程度 2. 口腔及口腔黏膜情况	2 2	● 一项不符要求	-2
	准备用物	3	1. 抄写治疗卡，并 2 人核对 2. 备齐检查用物，放置合理 3. 洗手、戴口罩	1 1 1	● 未转抄或双人核对 ● 物品放置无序 ● 未洗手戴口罩	-1 -1 -1
操作中	患者准备	6	1. 自我介绍，核对患者信息、解释操作目的 2. 协助患者取合适体位，病情允许抬高床头 3. 头向一侧或侧卧，颌下铺巾，放弯盘	2 2 2	● 未自我介绍或少一项 ● 体位不合适 ● 未铺巾，弯盘放置欠佳各一项	-1 -2 -1
	观察口腔	8	1. 擦口唇、漱口，正确使用压舌板、张口器 2. 用压舌板撑开面颊部，观察口腔方法正确 3. 有义齿者取下义齿（口述）漱口方法正确	4 2 2	● 未擦口唇、未漱口、压舌板使用不当 ● 未观察口腔 ● 漱口吐水不妥	-2 -2 -2
	擦洗口腔	23	1. 夹取及绞干棉球方法正确，沿齿缝纵向擦拭 2. 棉球湿度适宜 3. 擦拭方法顺序正确、安全稳重	5 5 16	● 夹取棉球血管钳头外露 ● 棉球过干 ● 擦拭方法不正确或漏一处	-5 -5 -2
	协助患者	6	1. 漱口 2. 擦干面颊部 3. 观察口腔：擦拭干净与否，有无棉球残留	2 2 2	● 未漱口、吐水不妥 ● 未擦口角 ● 未检查口腔、观察病情	-2 -2 -2
	口腔疾病涂药	3	1. 溃疡：锡类散、冰硼散 2. 霉菌感染：制霉菌素甘油 3. 口唇干裂：石蜡油	1 1 1	一项不符要求	-1
	安置	9	1. 清点棉球 2. 安置患者，整理床单元 3. 再次核对	5 2 2	● 一项不符要求 ● 未安置患者、整理床单元 ● 未核对	-2 -1 -2
健康教育		5		5	● 未告知注意事项	-2
操作后处理		4	1. 处理用物方法正确 2. 洗手、脱口罩，记录	2 2	● 一项不符要求 ● 一项不符要求	-1 -1
熟练程度		6	1. 操作时间＜15 min 2. 动作轻柔、操作规范、熟练，口腔清洁无臭无垢	3 3	● 超 1 min 扣 1 分 ● 一项不符要求	-1 -1

（续表）

项　目	项目总分	考核要点	标准分	扣分内容及标准	扣分
操作总分	80		80		
理论提问	20	1. 口腔护理的注意事项 2. 常用漱口溶液浓度及作用	10 10	● 根据情况酌情扣分 ● 根据情况酌情扣分	
合计	100		100		

注　1. 前后未清点棉球,该项操作视为不合格。
　　2. 操作后棉球遗留在口腔,该项操作视为不合格。

　　🔲 拓展阅读 13－2　临床上常用口腔护理液

（殷玉兰）

第三节　鼻饲及胃造瘘护理

　　📺 云视频 13－3　鼻饲护理

一、鼻饲护理

(一) 目的

　　鼻饲(nasogastric gavage)是将导管经鼻腔插入胃肠道,从导管内输注流质食物、水分和药物,以维持患者营养和治疗需要的技术,主要应用于需要进行胃肠减压、疾病诊断、疾病评估、营养支持及给药的患者。

　　鼻饲护理就是患者鼻饲过程的管理及护理,目的是促进鼻饲对于鼻饲患者的正性作用,包括确定并维护鼻胃管的位置、鼻饲营养物质、鼻饲药物、预防鼻饲相关并发症等,以利于患者早日康复。

(二) 评估

　　(1) 患者病情、意识状态及配合程度。

　　(2) 导管外露的刻度。

　　(3) 确认胃管是否在胃内。方法:①向胃管内快速注入 10 ml 空气,听诊器放于胃部位置听气过水声;②回抽吸胃管内有胃液流出;③将胃管末端置于盛水的治疗碗中,无气体逸出。

　　(4) 正确检查患者有无胃潴留。

(三) 准备

　　1. 环境准备　安静、整洁、舒适、光线明亮。

2. 操作者准备　仪表端庄,着装整洁;双人核对医嘱,洗手戴口罩。

3. 用物准备　温开水、温流质、水杯、治疗盘、弯盘、酒精棉球、纱布、灌注器、别针、橡皮筋、手消、垃圾桶、治疗巾、执行单、听诊器。

(四) 注意事项

(1) 无特殊体位禁忌时,鼻饲时应抬高床头 30°～45°,喂养结束后宜保持半卧位 30～60 min。

(2) 使用注射器缓慢注入喂养管,保持注射食物温度适宜 38～40℃,根据营养液总量分次喂养,每次推注量不宜超过 200 ml。

(3) 每日检查管道及其固定装置是否在位、管道是否通畅、喂养管固定处皮肤和黏膜受压情况。

(4) 长期鼻饲患者应每日进行口腔护理,并定期更换鼻饲管。

(5) 特殊用药前后用 30 ml 温水冲洗喂养管,药片或药丸经碾碎、溶解后注入喂养管。

(五) 操作流程图

鼻饲护理操作流程如图 13-3 所示。

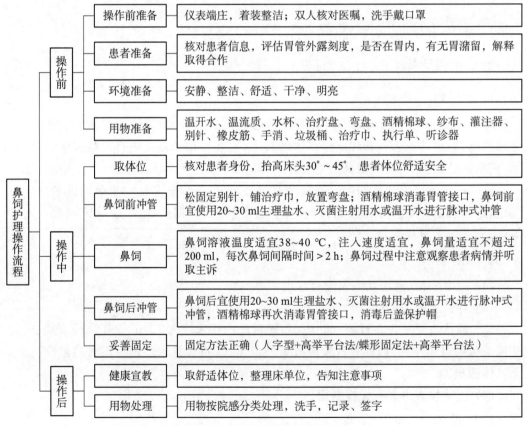

图 13-3　鼻饲护理操作流程图

（六）操作评分标准

鼻饲护理操作评分标准如表 13-3 所示。

表 13-3　鼻饲护理操作评分标准

科室:_____　姓名:_____　得分:_____　监考人员签名:_____　时间:___年___月___日

项 目		操作程序	标准分	扣分内容及标准	扣分
评估 20 分	自身准备	1. 着装规范:衣、帽、鞋、袜、胸牌、挂表、指甲 2. 双人核对医嘱 3. 洗手,戴口罩	4	• 一项不符合要求 • 未双人核对 • 未洗手、戴口罩	-1 -2 -1
	环境准备	安静、整洁、舒适、光线明亮	1	未陈述环境	-1
	患者准备	1. 自我介绍,核对患者信息,评估患者意识状态,解释取得合作 2. 评估胃管是否在胃内(3 种方法) 3. 评估评估胃管外露刻度 4. 评估患者有无胃潴留	15	• 未自我介绍 • 未检查胃管是否在胃内 • 检查方法不对 • 一项不符合要求	-1 -10 -5 -2
计划 10 分	用物准备	温开水、温流质、水杯、治疗盘、弯盘、酒精棉球、纱布、针筒、手消、垃圾桶、治疗巾、执行单、听诊器	10	• 少一件 • 物品放置无序 • 物品过期	-1 -2 -5
实施 60 分	操作步骤	1. 携用物至患者床旁,核对患者信息,抬高床头 30°~45°,患者体位舒适安全	10	• 未核对患者信息 • 未安置患者体位或体位不正确	-5 -5
		2. 松固定别针,铺治疗巾于患者胸口,放置弯盘,纱布垫于胃管接口下方	4	• 未松别针或未铺设治疗巾,放置弯盘各	-2
		3. 鼻饲前酒精棉球消毒胃管接口,使用 20~30 ml 生理盐水、灭菌注射用水或温开水进行脉冲式冲管	5	• 鼻饲前未消毒 • 鼻饲前未正确冲管	-2 -3
		4. 鼻饲溶液温度适宜 38~40℃	5	• 鼻饲液温度不正确	-5
		5. 鼻饲速度适宜鼻饲食量宜不超过 200 ml	5	• 鼻饲量不正确	-5
		6. 每次鼻饲间隔时间＞2 h	5	• 鼻饲时间不正确	-5
		7. 鼻饲后宜使用 20~30 ml 生理盐水、灭菌注射用水或温开水进行脉冲式冲管	5	• 鼻饲后未正确冲管	-5
		8. 鼻饲过程中注意观察患者病情并听取主诉	5	• 鼻饲过程未观察患者反应	-5
		9. 鼻饲结束酒精棉球再次消毒胃管接口,消毒后盖保护帽	5	• 鼻饲结束后未消毒 • 未盖保护帽	-3 -2

（续表）

项　目	操作程序	标准分	扣分内容及标准	扣分
	10. 妥善固定，方法正确（鼻翼处采用：人字形或蝶形固定法，面颊处采用：高举平台法），别针妥善固定胃管	4	• 未固定胃管 • 固定不牢	−4 −2
	11. 取舒适体位，整理床单位，告知注意事项	3	• 未告知注意事项 • 一项不符合要求	−2 −1
	12. 用物按院感分类处理，洗手，签字，记录	4	• 一项不符合要求	−1
评价10分	1. 人文关怀 2. 伴随语言 3. 技术品质 4. 操作流程 5. 完成时间：10 min	10	• 根据情况酌情扣分	

拓展阅读 13-3　临床常见的肠内营养液类型

二、胃造瘘护理

云视频 13-4　胃造瘘护理

（一）目的

经皮内镜下胃造瘘术（percutaneous endoscopic gastrostomy，PEG）是一种在内镜引导下经上腹壁放置胃造瘘管的方式，营养液通过造瘘管直接输注到胃内。PEG 由于具有创伤小、手术时间短、恢复快、并发症少等优势，适用于口腔、头颈部、咽喉部大手术，或伴有吞咽困难及进食困难等需要长期肠内营养支持的患者。胃造瘘护理的主要目的是保障患者蛋白质、热量、水分和药物的摄入，预防并发症的发生，改善患者生活质量。

（二）评估

（1）了解患者病情、意识状态及合作程度。

（2）评估造瘘管刻度，观察有无阻塞、滑脱、移位。

（3）观察胃造瘘口周围皮肤完整性、渗出及出血情况。

（三）准备

1. 环境准备　安静、整洁、舒适，光线明亮。

2. 操作者准备　仪表端庄，着装整洁；双人核对医嘱，洗手戴口罩。

3. 用物准备　安尔碘棉球、生理盐水棉球、Y 形无菌纱布 1 块、镊子、一次性药碗、手套、小方巾 1 块、胶布、腹带、手消、垃圾桶。

（四）注意事项

（1）造瘘口周围皮肤出现红、肿、热、痛或胃内容物渗液、导管异味、脱落，及时通知医生进行处理。

（2）胃造瘘管妥善固定，严防打折、牵拉、回缩和脱管。

（3）造瘘口周围如有渗血、受潮、污渍须及时消毒，保持辅料清洁干燥。

（4）保持造瘘管通畅，避免导管堵塞，每次输注营养液前后用温开水 20～30 ml 正压冲管。

（5）造瘘管护理时需旋转 1 圈，以减少胃壁因炎症、肿胀、压迫导致组织缺血坏死。

（五）操作流程图

胃造瘘护理流程如图 13-4 所示。

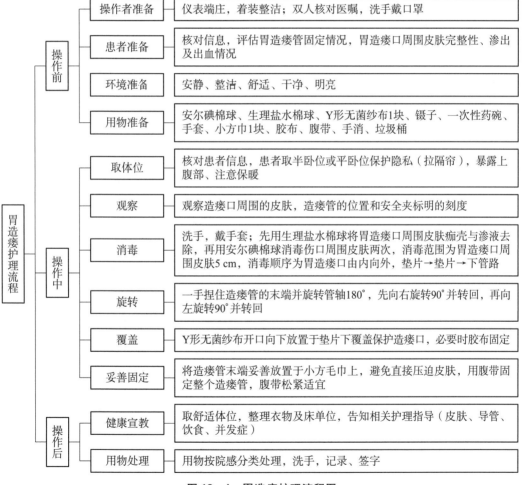

图 13-4　胃造瘘护理流程图

（六）操作评分标准

胃造瘘护理操作评分标准如表 13-4 所示。

表 13-4 胃造瘘护理操作评分标准

科室：_____ 姓名：_____ 得分：_____ 监考人员签名：_____ 时间：___年___月___日

项　目		操作程序	标准分	扣分内容及标准	扣分
评估10分	自身准备	1. 着装规范：衣、帽、鞋、袜、胸牌、挂表、指甲 2. 双人核对医嘱 3. 洗手，戴口罩	4	• 一项不符合要求 • 未双人核对 • 未洗手、戴口罩	−1 −2 −1
	环境准备	安静、整洁、舒适、光线明亮	1	• 未陈述环境	−1
	患者准备	1. 自我介绍，核对患者信息，评估患者意识状态，解释取得合作 2. 评估胃造瘘管周围皮肤情况 3. 评估胃造瘘导管情况	5	• 未自我介绍 • 一项不符合要求	−1 −2
计划10分	用物准备	安尔碘棉球、生理盐水棉球、Y形无菌纱布1块、镊子、一次性药碗、手套、小方巾1块、胶布、腹带、手消、垃圾桶	10	• 少一件 • 物品放置无序 • 物品过期	−1 −2 −5
实施70分	操作步骤	1. 携用物至患者床旁，核对患者信息，患者取半卧位或平卧位保护隐私（拉隔帘），暴露上腹部、注意保暖	10	• 未核对患者信息 • 未安置患者体位或体位不正确 • 未保护患者隐私	−2 −5 −3
		2. 将胃造瘘管周围敷料取下，观察造瘘管周围皮肤、位置和安全夹标明的刻度	6	• 未观察皮肤、伤口、导管情况	−2
		3. 松垫片卡扣，固定管路，垫片松离皮肤	3	• 一项不符合要求	−1
		4. 洗手戴手套，生理盐水棉球将胃造瘘管周围皮肤痂壳与渗液去除	4	• 一项操作不规范	−1
		5. 安尔碘棉球消毒，消毒范围胃造瘘口周围皮肤5cm，消毒顺序为胃造瘘口由内向外，垫片→垫片→下管路	6	• 操作不规范，消毒顺序颠倒	−2
		6. 提起管路，垂直于腹壁，将管路内送2cm，松胃内垫片	4	• 一项不符合要求	−2
		7. 一手捏住造瘘管的末端并旋转管轴180°，先向右旋转90°并转回，再向左旋转90°并转回	4	• 旋转方式错误	−2
		8. 管路向上拉紧，再次消毒垫片下管路	3	• 未再次消毒	−3
		9. Y形无菌纱布开口向下放置于垫片下覆盖保护造瘘口，垫片向下卡紧，必要时胶布固定，夹上安全夹	6	• 一项不符合要求	−2
		10. 将造瘘管末端妥善放置于小方毛巾上，避免直接接触皮肤	5	• 未妥善放置	−5
		11. 用腹带平整包裹在患者的腹部，以固定整个造瘘管	5	• 未腹带包裹	−5

（续表）

项　目	操作程序	标准分	扣分内容及标准	扣分
	12. 取舒适体位,整理床单位,告知相关护理指导（皮肤、导管、饮食、并发症）	10	● 相关护理指导 ● 一项不符合要求	−2 −1
	13. 用物按院感分类处理,洗手,签字,记录	4	● 一项不符合要求	−1
评价10分	1. 人文关怀 2. 伴随语言 3. 技术品质 4. 操作流程 5. 完成时间:10 min	10	● 根据情况酌情扣分	

　　📖 **拓展阅读 13 − 4　肠内营养管路堵塞处理措施**

（毛艳）

第四节　负压引流护理

　　▣ **云视频 13 − 5　负压引流护理**

一、目的

　　负压引流(negative pressure drainage)是通过负压技术将渗出液、脓液、组织或其他异常增多的液体排出体腔的技术。将外科引流管一端置入创口内,另一端连接引流器、吸引球或胃肠减压器,使创口产生负压,从而达到促进创口愈合的引流目的。

二、评估

　　(1) 患者意识状态及术区情况。

　　(2) 引流管留置时间,引流是否通畅,引流液的颜色、性状和量。

　　(3) 局部有无红、肿、热、痛等感染征象。

　　(4) 伤口敷料有无渗出液。

三、准备

　　1. **环境准备**　安静、整洁、舒适、光线明亮。

　　2. **操作者准备**　洗手、戴口罩。

　　3. **用物准备**　治疗车、治疗盘、污物筒、量杯、碘伏棉签、污物杯、手套。

四、注意事项

（1）严格无菌操作。

（2）有效固定引流管，标识清晰、防止导管滑脱。

（3）有效引流：保持适宜的负压，保持引流通畅，防止阻塞。如果引流不畅，及时查找原因进行处理。

（4）做好病情观察及记录。观察并记录引流液的颜色、性状和量，与病情是否相符，发现异常及时与医生联系。

五、操作流程图

负压引流操作流程如图 13-5 所示。

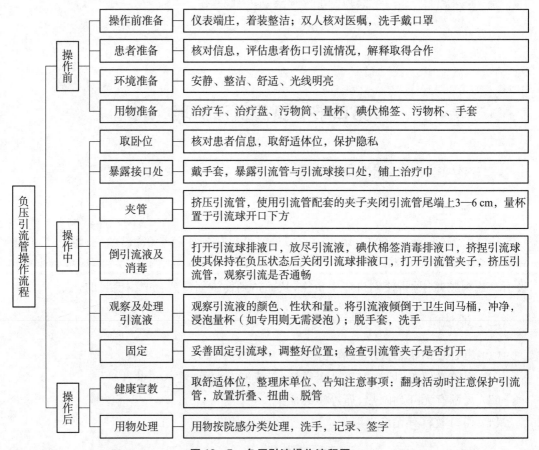

图 13-5 负压引流操作流程图

六、操作评分标准

负压引流操作评分标准如表 13-5 所示。

表 13-5　负压引流操作评分标准

科室：＿＿＿＿＿　姓名：＿＿＿＿＿　得分：＿＿＿＿＿　监考人员签名：＿＿＿＿＿　时间：＿＿＿年＿＿＿月＿＿＿日

项　目		操作程序	标准分	扣分内容及标准	扣分
评估20分	自身准备	1. 着装规范：工作衣、帽、鞋、袜穿戴整齐，符合规范 2. 打印执行单，核对医嘱 3. 洗手，戴口罩	4	• 一项不符合要求 • 未双人核对 • 未洗手、戴口罩	-1 -2 -1
	环境准备	安静、整洁、舒适、光线明亮	1	• 未陈述环境	-1
	患者准备	1. 自我介绍，核对患者信息，解释取得合作 2. 评估患者的病情及伤口情况，评估引流管置管时间，引流液的颜色、性状、量 3. 评估伤口敷料有无渗出、局部有无红肿热痛等感染征象	15	• 未自我介绍 • 未评估引流管置管时间 • 未评估引流液情况 • 未检查伤口敷料及局部情况	-1 -5 -5 -5
计划10分	用物准备	治疗车、治疗盘、污物筒、量杯、碘伏棉签、污物杯、手套	10	• 少一件 • 物品放置无序 • 物品过期	-1 -2 -5
实施60分	操作步骤	1. 核对患者信息，取舒适体位，保护隐私	10	• 未核对患者信息 • 未安置患者体位或体位不正确	-5 -5
		2. 戴手套，暴露引流管与引流球接口处，铺上治疗巾	5	• 未戴手套 • 未铺设治疗巾	-3 -2
		3. 挤压引流管，使用引流管配套的夹子夹闭引流管尾端上 3~6 cm，量杯置于引流球开口下方，夹管时，动作轻柔，注意不要牵拉引流管，以防脱管	10	• 未加压引流管 • 未使用夹子 • 操作过程中牵拉引流管	-3 -4 -3
		4. 打开引流球排液口，放尽引流液，使用碘伏棉签消毒排液口，挤捏引流球使其保持在负压状态后关闭引流球排液口，打开引流管夹子，挤压引流管，观察引流是否通畅	10	• 未消毒排液口 • 未使引流球产生负压 • 未打开夹子 • 未观察引流是否通畅	-2 -2 -3 -3
		5. 观察引流液的颜色、形状和量；将引流液倾倒于卫生间马桶，冲净，浸泡量杯（如专用则无须浸泡）；脱手套，洗手	10	• 未观察引流液 • 未脱手套 • 未洗手	-5 -3 -2
		6. 妥善固定引流球，调整好位置；检查引流管夹子是否打开	5	• 未固定引流球 • 未检查引流管夹子	-3 -2
		7. 取舒适体位，整理床单位、告知注意事项：翻身活动时注意保护引流管，放置折叠、扭曲、脱管	5	• 未告知注意事项 • 一项不符合要求	-2 -1
		8. 用物按院感分类处理、洗手、记录	5	• 一项不符合要求	-1

（续表）

项 目	操作程序	标准分	扣分内容及标准	扣分
评价 10 分 质量	1. 人文关怀 2. 伴随语言 3. 技术品质 4. 操作流程 5. 完成时间：10 min	10	• 根据情况酌情扣分	

⧉ 拓展阅读 13-5　密闭式负压引流

（毛涵艳）

第五节　气管切开护理

⧉ 云视频 13-6　雾化吸入

一、气管切开雾化吸入技术

（一）目的

雾化吸入疗法（aerosol therapy）是利用高速氧气气流，使药液形成雾状，再由呼吸道吸入，达到治疗呼吸道感染、消除炎症和水肿、解痉、稀化痰液、帮助祛痰的治疗目的。

（二）评估

（1）患者有无过敏史，呼吸频率、节律，有无呼吸困难、气道阻塞症状，痰液黏稠度及自行排痰情况，自理能力及合作程度。

（2）环境是否清洁、安全，无烟火及易燃物。

（三）准备

1. 环境准备　安静、整洁、舒适，光线明亮，无烟火及易燃物。

2. 操作者准备　着装规范、仪表端庄。

3. 用物准备　方盘、治疗巾、雾化螺旋管、气切面罩、药物、砂轮、酒精棉球、注射器、冷开水，快速手消毒液。

（四）注意事项

（1）正确使用供氧装置，注意用氧安全，室内应避免火源。

（2）氧气湿化瓶内勿盛水，以免液体进入雾化器内使药液稀释影响疗效。

（3）注意观察患者痰液排出情况，如痰液仍未咳出，可予以拍背、吸痰等方法协助排痰。

（五）操作流程图

雾化吸入护理操作流程如图 13-6 所示。

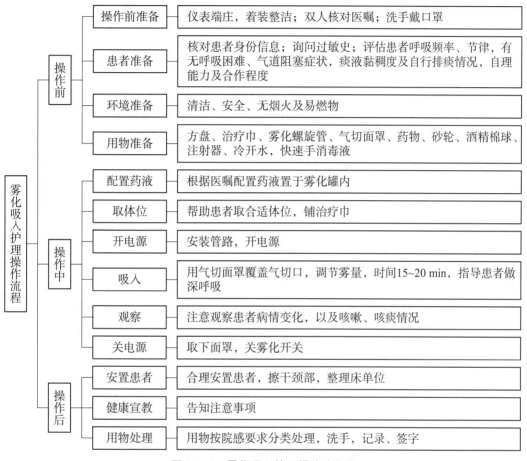

图 13-6　雾化吸入护理操作流程图

（六）操作评分标准

雾化吸入护理操作评分标准如表 13-6 所示。

表 13-6　雾化吸入护理操作评分标准

科室：_____　姓名：_____　得分：_____　监考人员签名：_____　时间：___年___月___日

项　目		操作要求	标准分	扣分内容及标准	扣分
评估10分	自身准备	1. 着装规范：衣、帽、鞋、袜、胸牌、指甲 2. 核对医嘱 3. 洗手，戴口罩	4	● 一项不符合要求 ● 未双人核对 ● 未洗手、戴口罩	-1 -2 -1
	环境准备	安静、整洁、舒适，光线明亮，无烟火及易燃物	1	● 未陈述环境	-1

（续表）

项　目		操作要求	标准分	扣分内容及标准	扣分
	患者准备	1. 自我介绍，核对患者身份信息、取得合作	5	• 未自我介绍	−1
		2. 询问患者病情、治疗情况、意识状态、心理状态及身体情况		• 一项不符合要求	−1
计划10分	用物准备	方盘、治疗巾、雾化螺旋管、气切面罩、药物、砂轮、酒精棉球、注射器、冷开水、快速手消毒液	10	• 少一件 • 物品放置无序 • 物品过期	−1 −2 −5
实施步骤70分	操作步骤	1. 检查机器各部件	5	• 一项不符合要求	−1
		2. 雾化器各部件衔接正确	5	• 一项不符合要求	−1
		3. 遵医嘱将药液配置好加入雾化罐内	5	• 未正确配置雾化液	−5
		4. 摆放好体位、铺治疗巾	5	• 未安置体位	−2
				• 未铺治疗巾	−3
		5. 指导患者深呼吸	5	• 错误指导患者正确呼吸方式	−5
		6. 正确开启设备	5	• 未正确操作	−5
		7. 调节雾量正确	5	• 雾量调节错误	−5
		8. 气切面罩放置部位正确	5	• 部位错误	−5
		9. 吸入时间 15～20 min	5	• 吸入时间过长或过短	−5
		10. 观察患者病情，并及时告知医生	5	• 未观察患者病情 • 未及时告知医生	−2 −3
		11. 关雾化装置	5	• 未正确操作	−5
		12. 擦干颈部，合理安置患者体位，整理床单位	5	• 未擦干颈部 • 未合理安置患者体位 • 未整理床单位	−2 −2 −1
		13. 清理用物（正确消毒处理各部件）	5	• 一项不符合要求	−1
		14. 操作结束后洗手，记录	5	• 一项不符合要求	−1
评价10分	质量	1. 人文关怀 2. 伴随语言 3. 技术品质 4. 操作流程 5. 完成时间：10 min	2 2 2 2 2	• 根据情况酌情扣分	

二、气切内套管消毒技术

（一）目的

气管切开内套管清洗的目的在于清除套管内附着的痰液及干痂，保持呼吸道通畅；保持呼吸道清洁，避免痰液积聚；消毒内套管，预防感染。

（二）评估

（1）患者的意识状态、自理能力、配合程度。

（2）患者套管固定情况，套管内分泌物的颜色、性状、量。

（3）观察、听诊痰鸣音；如有，立即吸清痰液。

（三）准备

1. 环境准备　安静、整洁、舒适，光线明亮。

2. 操作者准备　洗手，戴口罩、手套，穿防护服。

3. 用物准备　3%过氧化氢溶液、无菌一次性药碗、生理盐水、套管刷、一次性手套、纱布或气切防护罩。

（四）注意事项

（1）备齐用物，将药碗携至患者床边，核对患者，做好解释工作，取得患者的配合。

（2）协助患者取坐位或仰卧位，为患者吸清气套管内分泌物。

（3）操作者戴一次性清洁手套，取下内套管，放入药碗内。

（4）推车至治疗室，将内套管浸没于3%过氧化氢溶液中5 min，取出后在流动水下用套管刷清洗内套管内外壁，并对光检查内壁清洁、无痰液附着。

（5）将洗净的内套管浸没于3%过氧化氢溶液中20 min。

（6）用生理盐水彻底冲洗干净，放入一次性药碗中备用。

（7）携至患者床边，再次核对，协助患者取坐位或仰卧位，吸清外套管内痰液，正确佩戴（戴管时内套管弧度向下），并妥善固定。

（8）检查并调节套管系带松紧度，以伸进一指为宜。

（9）套管外覆盖双层纱布或佩戴气切防护罩。

（10）协助患者安置舒适体位；清理用物，洗手，记录。

（五）操作流程图

气管切开内套管清洗护理流程如图13-7所示。

（六）操作评分标准

气管切开内套管清洗护理操作评分标准如表13-7所示。

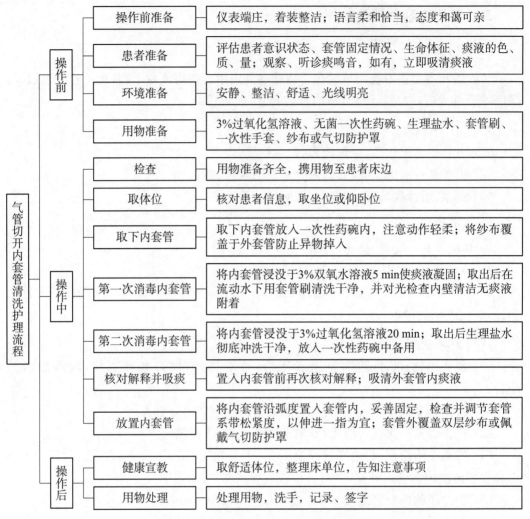

图 13-7 气管切开内套管清洗护理流程图

表 13-7 气管切开内套管清洗护理操作评分标准

科室:_____ 姓名:_____ 得分:_____ 监考人员签名:_____ 时间:____年____月____日

项 目		操作要求	标准分	扣分内容及标准	扣分
评估 10 分	自身准备	1. 着装规范:衣、帽、鞋、袜、胸牌、指甲	4	● 一项不符合要求	−1
		2. 语言柔和恰当,态度和蔼可亲		● 未做好自身准备	−2
		3. 洗手,戴口罩		● 未洗手、戴口罩	−1
	环境准备	安静、整洁、舒适、光线明亮	1	● 未陈述环境	−1
	患者评估	1. 患者的意识状态、套管固定情况	5	● 未妥善固定套管	−2
		2. 观察、听诊患者有无痰鸣音;如有,立即吸清痰液		● 未吸清痰液	−3

（续表）

项　目		操作要求	标准分	扣分内容及标准	扣分
计划10分	用物准备	3%过氧化氢溶液、无菌一次性药碗、生理盐水、套管刷、一次性手套、纱布或气切防护罩	10	● 少一件 ● 物品放置无序 ● 物品过期	−2 −3 −5
实施步骤70分	操作步骤	1. 检查用物，用物准备齐全	1	● 用物不齐	−1
		2. 携用物至患者床边，核对患者信息，协助患者取坐位或仰卧位	6	● 未核对 ● 体位不正确	−3 −3
		3. 取下内套管放入一次性药碗内，注意动作轻柔并将纱布覆盖于外套管防止异物掉入	8	● 未正确取下内套管 ● 外套管口未放置纱布	−4 −4
		4. 将内套管浸没于3%过氧化氢溶液5 min使痰液凝固；取出后在流动水下用套管刷清洗干净，并对光检查内壁清洁无痰液附	20	● 浸泡时间超时或提前 ● 未对光检查 ● 未洗净套管	−5 −5 −10
		5. 将内套管浸没于3%过氧化氢溶液20 min；取出后生理盐水彻底冲洗干净，放入一次性药碗中备用	12	● 浸泡时间超时或提前 ● 未冲洗干净	−6 −6
		6. 装内套管前再次核对解释并吸清外套管痰液	5	● 未核对解释 ● 未吸痰	−2 −3
		7. 将内套管沿弧度置入套管内，妥善固定，检查并调节套管系带松紧度，以伸进一指为宜	5	● 未妥善固定内套管 ● 未检查系带松紧度	−3 −2
		8. 套管外覆盖双层纱布或佩戴气切防护罩	5	● 未覆盖纱布或佩戴气切防护罩	−5
		9. 遵医嘱及病情需要给予正确体位	4	● 未给予正确体位	−4
		10. 整理用物、分类处理、洗手、记录	4	● 一项不符合要求	−2
评价10分	质量	1. 人文关怀 2. 伴随语言 3. 技术品质 4. 操作流程 5. 完成时间：30 min	2 2 2 2 2	● 根据情况酌情扣分	

三、气管切开内吸痰技术

云视频 13-7　经气管切开吸氮

（一）目的

吸出呼吸道分泌物，保持呼吸通畅，预防肺炎、肺不张、窒息等并发症。

（二）评估

（1）了解患者的病情，生命体征、意识、合作情况。

（2）评估吸痰指征。

（3）呼吸机参数设置情况。

（三）准备

1. 环境准备　安静整洁舒适光线明亮。

2. 操作者准备　洗手、戴口罩。

3. 用物准备　听诊器、负压吸引装置、一次性吸痰管、氧气装置、生理盐水2瓶。

(四) 注意事项

(1) 吸痰前，检查吸引器性能，调节负压，成人80～120 mmHg(11～16 kPa)。

(2) 严格执行无菌操作，每次吸痰应更换吸痰管。

(3) 选择合适的吸痰管，吸引管的管径不宜超过气管内套管内径的50%，宜选择有侧孔的吸引管。

(4) 吸痰前给予高浓度吸氧(6～8 L/min)。

(5) 吸痰动作轻稳，防止呼吸道黏膜损伤，每次吸痰时间<15 s，连续不得超过3次。顺序：先口咽和(或)鼻咽，后气道；吸痰管更换频率：每更换一次部位，即更换吸痰管。

(6) 进食后30 min内不宜进行气道吸引。

(五) 操作流程图

经气管切开吸痰标准操作流程如图13-8所示。

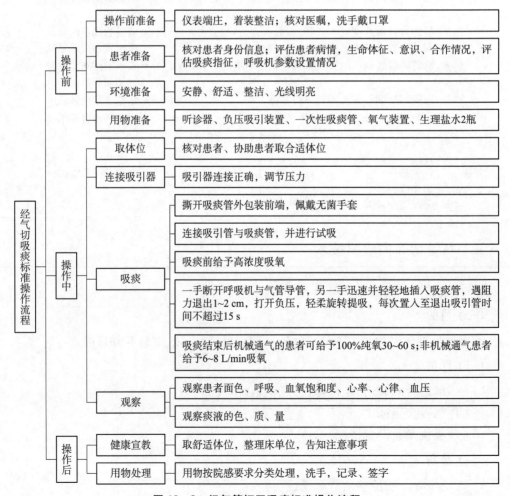

图 13-8　经气管切开吸痰标准操作流程

（六）操作评分标准

经气管切开吸痰操作评分标准如表 13-8 所示。

表 13-8　经气管切开吸痰操作评分标准

科室：_____　姓名：_____　得分：_____　监考人员签名：_____　时间：___年___月___日

项　目		操作要求	标准分	扣分内容及标准	扣分
评估10分	自身准备	1. 着装规范：衣、帽、鞋、袜、胸牌、指甲 2. 核对医嘱 3. 洗手，戴口罩	4	● 一项不符合要求 ● 未核对医嘱 ● 未洗手、戴口罩	-1 -2 -1
	环境准备	安静、整洁、舒适、光线明亮	1	● 未陈述环境	-1
	患者准备	1. 自我介绍，核对患者身份信息、取得合作 2. 核对患者身份信息；评估患者病情，生命体征、意识、合作情况，评估吸痰指征，呼吸机参数设置情况	5	● 未自我介绍 ● 一项不符合要求	-1 -1
计划10分	用物准备	听诊器、负压吸引装置、一次性吸痰管、氧气装置、生理盐水 2 瓶	10	● 少一件 ● 物品放置无序 ● 物品过期	-1 -2 -5
实施步骤70分	操作步骤	1. 核对患者，帮助患者取合适体位	5	● 未核对 ● 体位不正确	-2 -3
		2. 吸引器连接正确，检查吸引力性能，调节压力	10	● 未检查吸引器性能 ● 未调节压力	-5 -5
		3. 机械通气的患者可给予 100% 纯氧 30~60 s；非机械通气患者给予 6~8 L/min 吸氧	5	● 未吸氧	-5
		4. 连接吸痰管，润滑冲洗吸痰管	5	● 未润滑冲洗吸痰管	-5
		5. 吸痰管插入深度适宜	5	● 吸痰管插入深度不适宜	-5
		6. 吸痰方法正确	10	● 吸痰方法不正确	-10
		7. 吸痰顺序正确	10	● 吸痰顺序不正确	-10
		8. 一次吸痰时间不超过 15 s，连续吸痰次数不超过 3 次，吸痰后再次给予患者吸氧	5	● 一项评估错误	-1
		9. 吸痰过程中观察痰液情况、血氧饱和度、生命体征	10	● 一项不符合要求	-2
		10. 清洁患者口鼻腔及气切处分泌物	5	● 一项不符合要求	-2

（续表）

项　目		操作要求	标准分	扣分内容及标准	扣分
评价 10 分	质量	1. 人文关怀 2. 伴随语言 3. 技术品质 4. 操作流程 5. 完成时间：10 min	2 2 2 2 2	• 根据情况酌情扣分	

四、气管切开造瘘口护理技术

📹 云视频 13-8　气管切口皮肤护理

（一）目的

气管切开造瘘口护理的目的主要是保证气管切开造瘘口清洁，防止造瘘口感染；加强固定，防止意外脱管。

（二）评估

（1）患者意识状态、配合程度。

（2）气管造瘘口处皮肤情况。

（3）套管固定绳清洁度、松紧度。

（三）准备

1. 环境准备　安静、整洁、舒适、光线明亮。

2. 操作者准备　着装规范、仪表端庄。

3. 用物准备　吸痰装置、生理盐水、含碘类或乙醇消毒剂、棉球、气切纱布/气切专用敷料、吸痰管、无菌手套、血管钳、医用纱布/气切防护罩、快速手消液、垃圾桶。

（四）注意事项

（1）保持气管切开造瘘口周围的皮肤清洁、干燥，及时更换敷料。

（2）气管套管固定松紧适宜，防止套管脱出。

（3）床头应备吸引器、氧气、血管钳、紧急气管切开包等。

（4）密切观察呼吸是否平稳，保持气道通畅。

（五）操作流程图

气管切开造瘘口护理流程如图 13-9 所示。

（六）操作评分标准

气管切开造瘘口护理操作评分标准如表 13-9 所示。

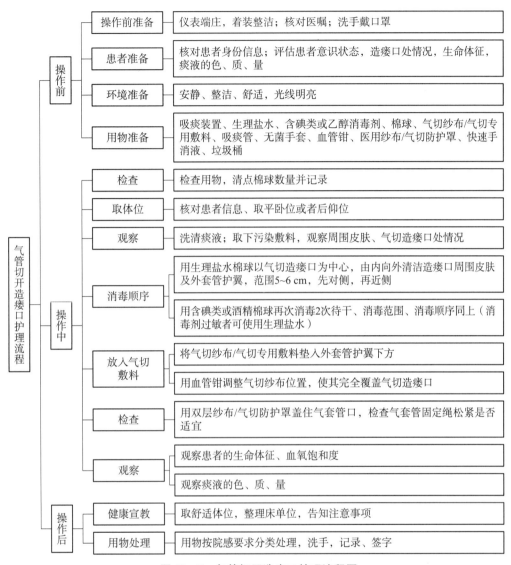

图 13-9 气管切开造瘘口护理流程图

表 13-9 气管切开造瘘口护理操作评分标准

科室:_____ 姓名:_____ 得分:_____ 监考人员签名:_____ 时间:___年___月___日

项 目		操作要求	标准分	扣分内容及标准	扣分
评估10分	自身准备	1. 着装规范:衣、帽、鞋、袜、胸牌、指甲 2. 核对医嘱 3. 洗手,戴口罩	4	● 一项不符合要求 ● 未双人核对 ● 未洗手、戴口罩	−1 −2 −1
	环境准备	安静、整洁、舒适、光线明亮	1	● 未陈述环境	−1
	患者评估	1. 评估患者意识状态、造瘘口处情况 2. 自我介绍,核对患者身份信息、取得合作	5	● 未自我介绍 ● 一项不符合要求	−1 −2

（续表）

项　目		操作要求	标准分	扣分内容及标准	扣分
计划10分	用物准备	生理盐水、含碘类或乙醇消毒剂、棉球、气切纱布/气切专用敷料、吸痰管、无菌手套、血管钳、医用纱布/气切防护罩、快速手消毒、垃圾桶	10	● 少一件 ● 物品放置无序 ● 物品过期	−1 −2 −5
实施步骤70分	操作步骤	1. 检查用物，清点棉球数量并记录	1	● 未清点棉球	−1
		2. 携用物至患者床边，核对患者信息，协助患者取平卧位或后仰位	6	● 未核对 ● 体位不正确	−3 −3
		3. 吸清痰液；取下污染敷料，观察周围皮肤、气切造瘘口情况	8	● 未吸清痰液 ● 未正确观察及操作	−4 −4
		4. 用生理盐水棉球以气切造瘘口为中心，由内向外清洁气管切口周围皮肤及外套管，范围5～6 cm，先对侧，再近侧	20	● 一项不符合要求	−5
		5. 用含碘类或酒精棉球再次消毒2次待干，消毒范围、消毒顺序同上（消毒剂过敏者可使用生理盐水）	12	● 一项不符合要求	−4
		6. 将气切纱布/气切专用敷料垫入套管下，用血管钳调整位置，使其完全覆盖气切造瘘口	5	● 未完全覆盖气切造瘘口	−5
		7. 用双层纱布盖住气套管口或佩戴气切防护罩，检查气套管固定绳松紧是否适宜	5	● 未做好套管口防护 ● 未妥善固定气管套管	−3 −2
		8. 观察患者的呼吸、血氧饱和度以及痰液的色、质、量	5	● 一项评估错误	−1
		9. 协助患者取舒适体位、整理床单位，告知注意事项	4	● 未告知注意事项 ● 一项不符合要求	−2 −1
		10. 整理用物、分类处理，洗手、记录	4	● 一项不符合要求	−1
评价10分	质量	1. 人文关怀 2. 伴随语言 3. 技术品质 4. 操作流程 5. 完成时间：10 min	2 2 2 2 2	● 根据情况酌情扣分	

五、气管切开堵管及拔管的配合与护理

🔘 云视频 13－9　气管切开内套管护理

（一）目的

规范气管切开堵管及拔管操作，确保患者安全。

（二）评估

1）堵管患者　评估患者的意识状态、自主呼吸、咳嗽反射、吞咽反射、清理呼吸道的能力、痰液颜色、性状和量、有无肺部感染等。

2）拔管患者　观察堵管期间呼吸、痰液状况、吞咽反射、睡眠及进食等情况。

（三）准备

1. 环境准备　安静、整洁、舒适、光线明亮。

2. **操作者准备** 着装规范、仪表端庄。

3. **用物准备** ①堵管：吸引装置、监护仪、堵管塞子等。②拔管：吸引装置、监护仪、敷料、紧急气管切开包。

（四）注意事项

（1）堵管过程中观察指标：①患者主诉无胸闷、气促、可平卧、咳痰有力、未及明显痰鸣音；②血氧饱和度无持续下降，心率、呼吸较前无明显加快；③夜间正常入睡、不影响进食；④堵管过程中如出现不适症状，经医生评估后须暂停堵管。

（2）拔管指征：①患者意识状态良好。②咳嗽能力：未堵管时可将痰咳出气管套管，或堵管时可将痰咳至咽部说明咳嗽能力充分。③吞咽功能良好。④血氧饱和度：在平卧状态下血氧饱和度＞95％。⑤气道狭窄情况：采用纤维喉镜检查，气道狭窄为狭窄程度＞正常气道管径的 50％。⑥堵管试验：是否连续堵管超过 24 h。

（3）拔管后严密观察心率、呼吸、血氧饱和度。

（4）指导患者正确咳痰。

（5）必要时准备紧急气管切开包。

（五）操作流程

气管切开堵管及拔管护理操作如图 13-10 所示。

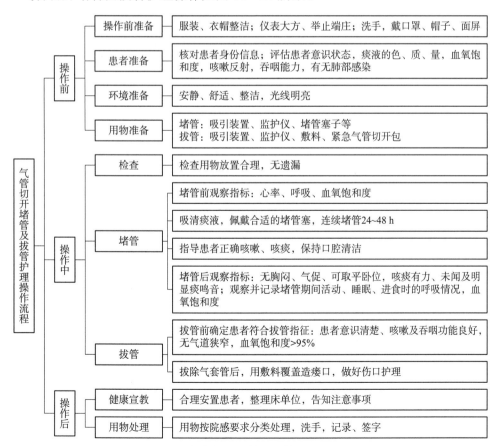

图 13-10 气管切开堵管及拔管护理操作流程图

(六) 操作评分标准

气管切开堵管及拔管护理操作评分如表 13-10 所示。

表 13-10 气管切开堵管及拔管护理操作评分标准

科室:_____ 姓名:_____ 得分:_____ 监考人员签名:_____ 时间:___年___月___日

项目		操作要求	标准分	扣分内容及标准	扣分
评估 10 分	自身准备	1. 着装规范:衣、帽、鞋、袜、胸牌、指甲 2. 核对医嘱 3. 洗手,戴口罩、帽子、面屏	4	• 一项不符合要求 • 未核对医嘱 • 未洗手、戴口罩等	-1 -2 -1
	环境准备	安静、整洁、舒适,光线明亮	1	• 未陈述环境	-1
	患者评估	1. 堵管患者评估意识状态,痰液的色、质、量,血氧饱和度 2. 拔管患者评估堵管前呼吸、咳痰、吞咽、进食、睡眠等情况 3. 核对患者身份信息,取得合作	5	• 未自我介绍 • 未正确评估患者 • 未核对信息	-1 -2 -2
计划 10 分	用物准备	1. 堵管患者:吸引装置、监护仪、堵管塞子 2. 拔管患者:吸引装置、监护仪、敷料、紧急气管切开包	10	• 少一件 • 物品放置无序 • 物品过期	-1 -2 -5
实施步骤 70 分	操作步骤	1. 检查用物,用物均处于备用状态	1	• 未检查用物	-1
		2. 核对患者信息,取平卧位,吸清痰液,佩戴合适的堵管塞,连续堵管 24~48 h	6	• 未核对信息 • 体位不正确 • 未吸清痰液,未佩戴合适的堵管塞	-2 -2 -2
		3. 观察患者堵管前的心率、呼吸、血氧饱和度,堵管后每 3 小时记录 1 次,每小时巡视 1 次	8	• 未观察患者情况 • 未巡视、记录	-4 -4
		4. 指导患者正确咳嗽咳痰,清洁口腔;堵管后观察:无胸闷、气促,可取平卧位,咳痰有力,未及明显痰鸣音;观察并记录堵管期间活动、睡眠、进食时的呼吸情况,血氧饱和度	20	• 一项不符合要求	-5
		5. 拔管前确定患者符合拔管指征:意识清楚,咳嗽及吞咽功能良好,无气道狭窄	10	• 未评估患者是否符合拔管指征	-2
		6. 拔管后观察患者的心率、呼吸、血氧饱和度	6	• 未观察心率、呼吸、血氧饱和度	-2
		7. 拔除气套管后,敷料覆盖造瘘口,做好伤口护理	4	• 未妥善处理造瘘口情况	-4
		8. 合理安置患者,整理床单位,告知注意事项	4	• 未妥善安置 • 未告知注意事项	-2 -2
		9. 动作轻柔、轻巧、稳重、准确	7	• 一项不符合要求	-2
		10. 气套管的终末消毒,用物分类处理,洗手、记录	4	• 一项不符合要求	-1

（续表）

项　目		操作要求	标准分	扣分内容及标准	扣分
评价10分	质量	1. 人文关怀	2	• 根据情况酌情扣分	
		2. 伴随语言	2		
		3. 技术品质	2		
		4. 操作流程	2		
		5. 完成时间：10 min	2		

（王悦平）

第六节　口腔门诊护理操作

一、小肿物切除术护理操作配合——以黏液腺囊肿为例

情景案例

患者，女，13 岁，因发现"下唇一肿物半月余，无明显疼痛，消长，近期逐渐增大"前来就诊。诊断：黏液腺囊肿。门诊拟局麻下行黏液腺囊肿切除术。

请思考：

1. 黏液腺囊肿的病因？

2. 怎么指导患者术中配合？

3. 如何做好患者术后健康指导？

🎬 **云视频 13-10　黏液腺囊肿切除术护理配合**

（一）黏液腺囊肿概述

在口腔黏膜下组织内，分布着数以百计能分泌无色黏液的小涎腺，其导管阻塞后分泌液潴留而形成的浅表囊肿称为黏液腺囊肿（mucocele）。常发生于下唇黏膜，其次为颊黏膜、舌腹黏膜。

1. **病因**　主要因轻微的外伤使唾液腺导管破裂，涎液蛋白溢入组织内所致；其次可能是黏液腺导管被阻塞，黏液滞留使腺导管扩展而成。多发生有习惯性咬唇和咬舌者。

2. **临床表现**　黏液腺囊肿发生于口腔黏膜下，约黄豆大小，边缘清晰，呈透明小泡状，无痛。破溃后流出黏稠的白色液体，肿物暂时消失，但破溃处很快愈合，肿物重新出现，多次复发后黏膜产生瘢痕组织，使半透明水泡变成白色硬结。

3. 治疗方式　局麻下行手术切除。

（二）护理评估

1. 询问病史　患者有无家族疾病史、系统性疾病,如心血管疾病、糖尿病、血液病等;有无麻醉药物过敏史;是否进食;女性患者是否在月经期或孕期。

2. 心理-社会状态评估　患者对疾病的了解程度。

（三）护理问题

1. 知识缺乏　与患者及家属不了解疾病病因、治疗、预后相关知识有关。

2. 疼痛　与手术创伤有关。

3. 潜在并发症　术区出血、术后感染等。

（四）护理目标

（1）患者及家属了解疾病的病因、治疗、预后相关知识。

（2）患者掌握有效的对应方法,疼痛缓解。

（3）术后患者能保持口腔卫生,伤口无出血感染等并发症。

（五）护理措施

1. 术前护理

1）心理护理　①加强护患沟通,介绍疾病相关知识;②指导患者在治疗过程中用鼻呼吸,不可随意说话、起身、蹬腿、扭动身躯,如有不适举左手示意。

2）准备

（1）环境准备:安静、整洁、舒适,光线明亮。

（2）操作者准备:洗手,戴帽子、口罩。

（3）患者准备①患者身体状况符合手术治疗要求,已进食,女性患者处于非月经期及孕期;②介绍疾病的相关知识,手术治疗的步骤、时间等相关配合事项;③局麻前测量血压、脉搏。

（4）用物准备:①常规用物,如胸巾、水杯、血压计。②手术用物,如消毒盘（口镜、口镊、棉球）、刀柄、持针器、血管钳（2把）、组织镊、组织剪（10 cm）、无菌吸唾器、11号刀片（尖）、圆针、缝合线、注射器、手术手套、无菌巾、洞巾、纱布、无菌保护套、标本袋。③药品:麻醉药、碘伏,35%～40%的甲醛溶液。

2. 术中护理配合

1）手术区域准备　严格无菌操作,协助消毒铺巾,嘱患者不可随意将手放于术区。

2）麻醉　双人核对麻醉药物的药名、剂量、浓度、有效期、用法及患者姓名、年龄等,传递碘伏棉球和局麻药物协助消毒麻醉。在局麻过程中牵拉动作轻柔,密切观察患者的生命体征、面部及嘴唇色泽的变化。

3）切开剥离　传递手术刀,取纱布固定术区,充分暴露肿物,协助切开黏膜,传递血管钳、组织剪（10 cm）协助剥离切除肿物,期间吸除血液、唾液等,保持术野清晰,切除后立即将标本浸泡于35%～40%的甲醛溶液标本袋内。

4）缝合 传递持针器、缝合针线，协助缝合剪线。

3. 术后护理

1）患者整理 整理患者面部，测量血压。

2）用物整理 清点手术器械、用物，分类放置，预处理后送去消毒，消毒口腔综合治疗台。

3）标本整理 在标本袋上注明患者的姓名、性别、年龄、病历号、诊断，将信息登记于标本转运登记本，同病理检查申请单一并交病理科，签字交接。

4. 操作流程 如图 13-11 所示。

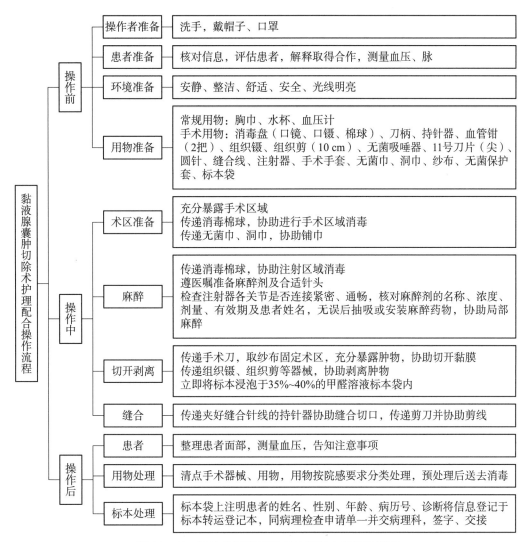

图 13-11 黏液腺囊肿切除术护理配合操作流程图

5. 操作评分标准 如表 13-11 所示。

表 13 - 11　黏液腺囊肿切除术护理配合操作评分标准

科室：_____　姓名：_____　得分：_____　监考人员签名：_____　时间：___年___月___日

项　目		操作程序	标准分	扣分内容及标准	扣分
评估 10 分	自身准备	1. 着装规范：衣、帽、鞋、袜、胸牌、挂表、指甲 2. 核对医嘱 3. 洗手，戴帽子口罩	4	• 一项不符合要求　　　　　－1 • 未核对或未双人核对　　－2 • 未洗手、戴口罩　　　　　－1	
	环境准备	1. 安静、整洁、舒适、光线明亮 2. 操作前 30 min 禁止打扫，减少人员走动	2	• 一项不符合要求　　　　　－1	
	患者准备	1. 自我介绍，核对患者信息，解释取得合作 2. 评估患者病情、用药史、过敏史、家族史、既往史	6	• 未自我介绍　　　　　　　－1 • 未解释、核对、　　　　　－2 • 少评估一项　　　　　　　－3	
计划 15 分	用物准备	1. 常规用物：胸巾、水杯、血压计 2. 手术用物：消毒盘(口镜、口镊、棉球)、刀柄、持针器、血管钳(2 把)、组织镊(10 cm)、组织剪、无菌吸唾器、11 号刀片(尖)、圆针、缝合线、注射器、手术手套、无菌巾、洞巾、纱布、无菌保护套、标本袋 3. 药品：麻药、碘伏、35％～40％甲醛溶液	15	• 少一件　　　　　　　　　－0.5 • 物品放置无序　　　　　　－2 • 物品过期　　　　　　　　－5	
实施 65 分	操作步骤	1. 术区准备：传递含碘伏的棉球协助消毒手术区域，传递无菌巾、洞巾，协助铺无菌巾	5	• 棉球未传递　　　　　　　－2 • 注射器传递不规范/未传递　－1/－3	
		2. 开无菌包：打开无菌手术包，戴无菌手套，确认手术器械，刀片装上刀柄，持针器夹缝合针线	5	• 查对不规范/未查对　　－1/－2 • 破坏无菌　　　　　　　　－5 • 开无菌包不规范　　　　　－5	
		3. 麻醉：传递含碘伏的棉球协助进行注射区消毒，护士左手拇指和食指持针筒部位，右手轻触护针帽，双手传递注射器，待医生接稳注射器后，左手固定注射器，右手拔出针帽进行麻醉，注意三查八对	10	• 摆序不合理　　　　　　　－3 • 手术刀传递不规范/未传递　－4/－6	
		4. 切开：传递手术刀，取纱布固定术区，充分暴露肿物，协助切开黏膜，传递纱布止血	8	• 纱布未传递　　　　　　　－2 • 血管钳传递不规范/未传递　－4/－6	
		5. 分离：传递血管钳、组织剪协助分离肿物	6	• 组织剪传递不规范/未传递　－4/－6	
		6. 摘除肿物：传递组织镊协助夹取肿物，若肿物未完全分离，传递组织剪协助摘除肿物，期间协助吸唾	12	• 组织镊传递不规范/未传递　－4/－6	
		7. 缝合：传递合适缝合针线协助进行切口缝合，期间配合剪线，并传递纱布压迫止血	6	• 缝合针线传递不规范/未传递　－4/－6	
		8. 协助患者清洁面部，测量血压，引导患者下牙椅，告知注意事项	3	• 未清洁　　　　　　　　　－1 • 未交代注意事项　　　　　－1	
		9. 整理用物：清点手术器械、用物分类放置，预处理后送去消毒，消毒口腔综合治疗台	4	• 不合理　　　　　　　　　－1 • 未核对　　　　　　　　　－3	
		10. 标本处理：填写病理检查单，并核对姓名、性别、年龄、科室后一起送病理科交接	5	• 填单不规范　　　　　　　－2 • 未洗手　　　　　　　　　－1	
		11. 洗手	1		

（续表）

项　目		操作程序	标准分	扣分内容及标准	扣分
评价10分	质量	1. 人文关怀 2. 伴随语言 3. 技术品质 4. 操作流程 5. 完成时间：10 min	2 2 2 2 2	● 根据情况酌情扣分	

（六）健康教育

1. **伤口观察**　观察伤口是否有出血、红肿等情况，如出现疑似伤口感染等情况需及时到医院就诊。

2. **口腔卫生**　保持口腔清洁，嘱患者勿用手触碰患处，防止感染。

3. **饮食指导**　嘱患者术后 2 h 进温、凉、清淡饮食，不能吃尖、硬、粗糙、辛辣刺激性食物。

4. **口腔习惯**　改变咬嘴唇、咬异物等不良习惯。

5. **用药指导**　遵医嘱使用消炎药及漱口水。

6. **复诊管理**　预约复诊时间，嘱患者术后 7 天拆线，取病理报告。

📖 拓展阅读 13-6　非手术的危害

二、拔牙术护理配合

情景案例

　　患者，男性，52 岁，因喉癌术后 2 周需行放疗，放疗前至口腔门诊就诊。锥形束 CT 示：36、37 冠部缺失，根尖阴影。诊断：残根。拟行 36、37 拔除术。

请思考：

1. 放疗术前行拔牙术的意义？

2. 如何指导该患者术中配合？

3. 如何做好患者术后健康指导？

📹 云视频 13-11　护牙术护理配合

（一）拔牙术概述

　　拔牙术是使牙齿脱离牙槽窝的一种手术，是口腔颌面外科的常见手术，也是治疗口腔颌面部牙源性疾病或某些其他疾病的外科治疗措施。拔牙术适用于疑为引起上颌窦炎、颌骨骨髓炎、颌面部间隙感染以及与一些全身疾病有关的病灶牙，正畸治疗、义齿修复、肿瘤放疗前需要以及良性肿瘤波及的牙。

（二）护理评估

1. 病史询问　包括患者的家族史、用药史、过敏史、系统性疾病史（如高血压、心脏病、糖尿病等），进食情况，女性患者是否在月经期或孕期。

2. 心理-社会状态评估　患者对疾病预后、行拔牙术后行修复治疗的了解程度及经济承受能力。

（三）护理诊断

1. 疼痛　与局部慢性炎症和拔牙操作有关。

2. 焦虑、恐惧　与患者对疾病预后不了解及拔牙术后牙齿缺失有关。

3. 潜在并发症　包括晕厥、神经受损、颞下颌关节损伤等与拔牙术有关的疾病。

（四）护理目标

（1）患者及家属了解疾病病因、治疗方案及术后注意事项相关知识。

（2）针对患者的恐惧心理，做好解释工作，使患者及家属能够积极配合治疗。

（3）掌握有效救治措施，降低并发症的发生率。

（五）护理措施

1. 术前护理

1）心理护理

（1）热情接待、关心患者，加强患者对治疗的信心，保持其情绪稳定。

（2）介绍成功的治疗案例，告知患者拔牙术后有多种义齿修复方式，消除其焦虑及恐惧心理。

2）准备

（1）操作者准备：洗手，戴帽子、口罩。

（2）用物准备：①常规用物，包括胸巾、水杯、无菌吸唾管、保护套、血压计；②局麻用物，包括麻药、注射器、碘伏棉球；③拔牙用物，包括拔牙盘（口镜、口镊、大挖勺、牙龈分离器、干棉球）、牙铤、牙钳。

（3）患者准备：①身体状况符合拔牙术要求、已进食，女性处于非月经期及孕期；②向患者介绍疾病的相关知识，以及治疗步骤、术中及术后注意事项；③局麻前测量血压、脉搏。

2. 术中护理配合

1）调整体位　使患者头颈长轴与躯干成一线，患者张口时下颌牙列与地面平行（治疗上颌牙时，应调节患者背部和头部的椅位，稍微后仰，使患者张口时，上颌牙列与地平面呈 45°角）。

2）检查口腔　系胸巾、漱口液含漱、凡士林润滑嘴角，左手持口镊非工作端，右手持口镜非工作末端同时传递，检查口腔，医护患三方核对拔除牙位。

3）麻醉　双人核对麻醉药物的药名、剂量、浓度、有效期、用法及患者姓名、年龄等，传递碘伏棉球和局麻药物协助消毒麻醉，期间密切观察患者生命体征、面部及嘴唇色泽的变化。

4）分离牙龈　传递牙龈分离器，及时吸唾，保持手术区术野清晰。

5）挺松患牙　传递适宜型号的牙挺，协助挺松患牙、清除牙碎片，维护操作视野，保护患者的颌骨及软组织。

6）拔出患牙　传递适宜型号的牙钳，协助拔出患牙。

7）拔除牙的检查及拔牙创的处理　牙拔除结束后，传递大挖勺，协助清理拔牙创内的牙石、碎片等，检查拔除牙的牙根是否完整，牙龈有无撕裂，告知患者手术结束。

3．术后护理

1）患者整理　协助患者清洁面部，解除胸巾，测量血压。

2）用物整理　清点手术器械、用物，分类放置，预处理后送去消毒，消毒口腔综合治疗台。

4．操作流程及评分　如图 13-12 和表 13-12 所示。

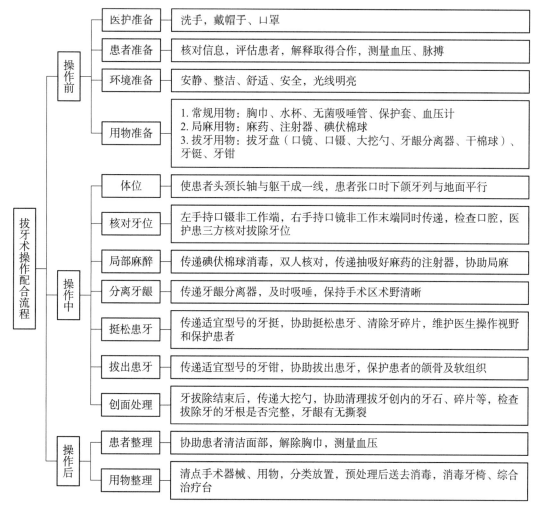

图 13-12　拔牙术操作配合流程图

表 13 - 12 拔牙术护理配合操作评分标准

科室:＿＿＿＿　姓名:＿＿＿＿　得分:＿＿＿＿　监考人员签名:＿＿＿＿　时间:＿＿年＿＿月＿＿日

项目		操作程序	标准分	扣分内容及标准	扣分
评估10分	自身准备	1. 着装规范:衣、帽、鞋、袜、胸牌、挂表、指甲 2. 洗手,戴口罩,有喷溅治疗时需做好防护	4	● 一项不符合要求 ● 未洗手、戴口罩、未防护	－1 －1
	环境准备	安静、整洁、舒适、光线明亮	1	● 未陈述环境	－1
	患者准备	1. 自我介绍,核对患者信息,解释取得合作 2. 评估患者,测量血压,嘱患者含漱 1 min	5	● 未自我介绍 ● 一项不符合要求	－1 －2
计划10分	用物准备	1. 常规用物:胸巾、水杯、吸唾管、血压计 2. 局麻用物:麻药、注射器、碘伏棉球 3. 拔牙用物:拔牙盘(口镜、口镊、大挖勺、牙龈分离器、干棉球)、牙铤、牙钳	10	● 少一件 ● 物品放置无序 ● 物品过期	－1 －2 －5
实施70分	操作步骤	1. 调整体位:使患者头颈长轴与躯干成一线,患者张口时下颌牙列与地面平行	2	● 体位不正确 ● 未核对牙位	－2 －5
		2. 核对牙位:医护患三方核对拔除牙位,测量血压	5	● 器械传递不规范/未传递	－2/－5
		3. 消毒:左手持口镊非工作端,右手持口镜非工作末端同时传递后,及时传递碘伏棉球协助消毒,术中注意灯光调节,光源要集中在手术野	10	● 灯光调节不到位 ● 未核对	－5 －5
		4. 麻醉:双人核对麻醉药物的药名、剂量、浓度、有效期、用法及患者姓名、年龄等,传递注射器协助抽取药液,在局麻过程中协助牵拉患者口角,密切观察操作过程中患者生命体征、面部及嘴唇色泽的变化	10	● 注射器传递不规范/未传递 ● 传递不当 ● 未及时吸唾	－2/－5 －2 －3
		5. 分离牙龈:传递牙龈分离器,及时吸唾,保持手术区术野清晰	5	● 器械传递不规范/未传递 ● 未调节灯光	－2/－5 －5
		6. 挺松患牙:传递适宜型号的牙挺,协助挺松患牙、清除牙碎片,维护医生操作视野和保护患者	10	● 器械传递不规范/未传递	－2/－5
		7. 拔出患牙:传递适宜型号的牙钳,协助拔出患牙,保护患者的颌骨及软组织	10	● 未保护患者 ● 未传递大挖勺/未检查牙创面	－5 －5
		8. 拔除牙的检查及拔牙创的处理:牙拔除结束后,传递大挖勺,协助清理拔牙创内的牙石、碎片等,检查拔除牙的牙根是否完整,牙龈有无撕裂	5	● 未清理患者面部 ● 未告知注意事项	－3 －3
		9. 协助患者清洁面部,引导患者下牙椅,测量血压	6	● 整理不规范/未整理	－1/－3
		10. 整理用物:清点手术器械、用物分类放置,预处理后送去消毒,消毒口腔综合治疗台	5	● 未消毒治疗台 ● 未洗手	－2 －2
		11. 洗手	2		
评价10分	质量	1. 人文关怀 2. 伴随语言 3. 技术品质 4. 操作流程 5. 完成时间:15 min	2 2 2 2 2	● 根据情况酌情扣分	

（六）健康教育

1. **伤口观察**　拔牙创表面放置的棉球需咬紧压迫止血,留院观察 30 min,创面不再出血后方可离去。

2. **饮食指导**　拔牙 2 h 后可进软食,食物不宜过热,并避免用患侧咀嚼,避免伤口出血。

3. **运动指导**　拔牙术后 3 天内避免剧烈运动。

4. **术后反应**　拔牙后 24 h 内唾液中有少量血丝属正常现象,勿漱口、刷牙,更不宜反复吸吮伤口。伤口上有凝结的血块切勿撕扯,避免出血。拔牙后麻药作用一般会持续 2 h 左右,麻药作用逐渐消失后拔牙的创口会稍有疼痛,这种疼痛的程度跟拔牙的损伤和个人对疼痛的敏感性有一定关系,若有发热、剧烈疼痛、肿胀或大量出血应及时就诊。

🔲 拓展阅读 13 - 7　牙钳的构成和分类

三、阻塞器治疗

情景案例

　　患者,女性,30 岁,因"下颌骨成釉细胞瘤开窗减压术后 7 天"就诊。门诊检查:伤口无红肿、骨腔处无渗液,通畅无闭合。诊断:下颌骨成釉细胞瘤术后。拟行阻塞器治疗。

请思考:

1. 阻塞器制作对下颌骨成釉细胞瘤减压术后的意义?

2. 如何指导该患者术中配合?

3. 如何做好患者术后健康指导?

📽 云视频 13 - 12　阻塞器制作护理配合

（一）阻塞器概述

阻塞器是用于阻止口腔肿瘤开窗减压术后开窗口过早闭合、解除囊内压力、阻止食物进入囊腔的一种特殊修复体。佩戴阻塞器可维持骨腔形态,阻止肉芽组织等软组织生长过快,保持腔内分泌液引流通畅,在保证颌骨的功能状态下促进外周骨新生和颌骨形态改建,使囊腔逐渐减小,对手术的成功及疾病预后起着至关重要的作用。

阻塞器制作过程主要包括以下 2 个步骤。①囊腔冲洗:口腔颌骨肿瘤开窗引流术后,使用生理盐水冲洗颌骨囊腔。②阻塞器制作:使用硅橡胶印模材料制取囊腔侧的印模,印模取至囊腔边缘(>3 mm),基托覆盖囊腔造瘘口处牙槽嵴。

（二）护理评估

评估患者术后伤口情况及心理-社会状态,后者包括患者对阻塞器佩戴有无足够思想准备,是否存在担忧、紧张心理;患者对手术后恢复的期望程度。

(三) 护理诊断

1. **焦虑**　与佩戴阻塞器是否影响生活及担心手术预后有关。

2. **潜在并发症**　主要为囊腔感染,与阻塞器佩戴过程中护理不当有关。

3. **知识缺乏**　与缺乏阻塞器佩戴及自我护理的相关知识有关。

(四) 护理目标

(1) 患者焦虑/恐惧程度减轻,配合治疗及护理。

(2) 无并发症发生,了解有效对应方法。

(3) 患者及家属了解疾病病因、治疗、预后相关知识。

(五) 护理措施

1. **术前护理**

1) 心理护理

(1) 针对患者对疾病和担心预后的恐惧心理,向患者介绍手术成功案例,鼓励其树立战胜疾病的信心和勇气;耐心安慰患者,使用放松情绪方式(如听音乐、看电影等),使其减轻恐惧感,以最佳的心理状态接受治疗。

(2) 嘱患者如有不适可举左手示意,暂停操作待患者适应,使其有充分的心理准备,取得患者的信任,积极配合治疗。

2) 准备

(1) 环境:安静、整洁、舒适、明亮。

(2) 操作者准备:洗手,戴帽子、口罩。

(3) 用物准备:①常规用物:胸巾、水杯、吸唾管、凡士林、棉签、计时器、手套。②治疗盘(口镜、口镊、气枪头)、眼科剪、碘伏棉球、酒精棉球、手调硅橡胶基质及催化剂、持针器、手术刀柄及 11 号刀片、丁腈手套、生理盐水、注射器。

(4) 患者准备:伤口状况符合制作阻塞器条件,患者了解病情、治疗过程、相关费用及阻塞器制作过程中相关注意事项。

2. **术中护理配合**

1) 囊腔冲洗

(1) 给患者系胸巾、含漱、口周涂布凡士林。

(2) 调整体位:使患者头颈长轴与躯干成一线,张口时下颌牙列与地面平行(治疗上颌牙时,应调节患者背部和头部的椅位,稍微后仰,使患者张口时上颌牙列与地平面呈 45°角)

(3) 取碘仿纱条:牵拉术区口角,保持术野清晰,协助创口消毒、拆线、取出碘仿纱条。

(4) 传递生理盐水注射器,冲洗囊腔,吸唾管吸净囊腔冲洗液。

2) 阻塞器制作及佩戴

(1) 调拌硅橡胶:根据囊腔大小,用量勺取适量硅橡胶基质与催化剂,戴丁腈手套调拌 30 s。

（2）制作阻塞器：传递调拌好的硅橡胶，协助放入囊腔内计时 3 min，待干成形后取出，生理盐水冲洗、酒精棉球消毒阻塞器。

（3）调试阻塞器：协助试戴修整阻塞器，直至患者佩戴阻塞器后无疼痛不适感，能正常咬合及发音。

（4）指导患者试戴：患者清洁双手，将阻塞器前端由开窗口缓慢推入囊腔内，告知患者阻塞器较柔软并具有弹性，在摘戴过程中不会损伤黏膜，消除患者的恐惧感。

3. 术后护理

1）患者整理　协助患者清洁面部，解除胸巾。

2）整理用物　清点用物，按院感分类放置，预处理后送去消毒，消毒口腔综合治疗台。

4. 治疗配合流程及评分　如图 13-13 和表 13-13 所示。

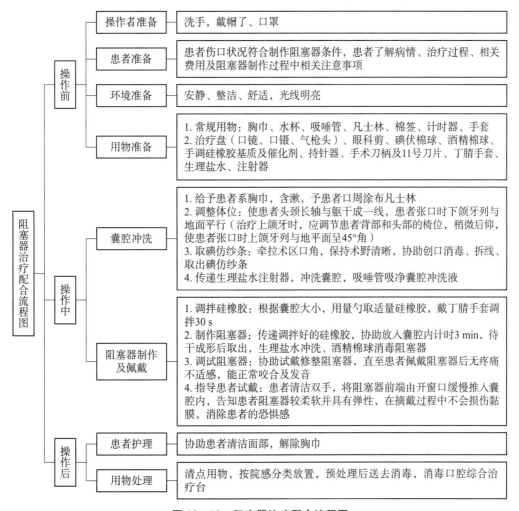

图 13-13　阻塞器治疗配合流程图

表 13 - 13　阻塞器制作护理配合操作评分标准

科室:_____　姓名:_____　得分:_____　监考人员签名:_____　时间:___年___月___日

项　目	操作程序	标准分	扣分内容及标准	扣分
评估10分	自身准备	1. 着装规范:衣、帽、鞋、袜、胸牌、挂表、指甲 2. 洗手,戴口罩	4	• 一项不符合要求　　−0.5 • 未洗手,戴口罩　　−1	
	环境准备	安静、整洁、舒适、光线明亮	1	• 未陈述环境　　−1	
	患者准备	1. 自我介绍,核对患者信息,解释取得合作 2. 患者伤口状况符合制作阻塞器条件,向患者交代病情、治疗过程、相关费用,知晓阻塞器制作过程中相关配合事项	5	• 未自我介绍　　−1 • 一项不符合要求　　−1	
计划15分	用物准备	1. 常规用物:胸巾、水杯、吸唾管、凡士林、棉签、计时器 2. 治疗盘(口镜、口镊、气枪头)、眼科剪、碘伏棉球、酒精棉球、手调硅橡胶基质及催化剂、持针器、手术刀柄及刀片、丁腈手套、生理盐水、注射器	15	• 少一件　　−0.5 • 物品放置无序　　−2 • 物品过期　　−5	
实施65分	操作步骤	1. 囊腔冲洗 (1) 给予患者系胸巾,含漱,予患者口周涂布凡士林	2	• 患者未漱口、系胸巾、涂抹凡士林　　−2	
		(2) 调整体位:使患者头颈长轴与躯干成一线,患者张口时下颌牙列与地面平行	6	• 体位不正确　　−6	
		(3) 取碘仿纱条:协助牵拉术区口角,保持术野清晰,协助消毒创口及伤口拆线,配合取出碘仿纱条	5	• 器械、物品传递不规范/未传递、配合不到位　　−2/−5	
		(4) 传递生理盐水注射器,冲洗囊腔,吸唾管吸净囊腔冲洗液	7	• 注射器传递不规范/未传递　　−5 • 未及时吸唾　　−2	
		2. 阻塞器制作及佩戴 (1) 调拌硅橡胶:根据囊腔大小,用量勺取适量硅橡胶基质与催化剂,戴丁腈手套将基质与催化剂调拌 30 s	9	• 材料取用过少/浪费　　−3 • 调拌比例不正确　　−3 • 材料调拌时间过长/过短　　−3	
		(2) 制作阻塞器:传递调拌好的硅橡胶,协助放入囊腔内计时 3 分钟,待干成形后取出,生理盐水冲洗,酒精棉球消毒阻塞器	11	• 材料传递不规范/未传递　　−3 • 未计时　　−3 • 未及时冲洗/酒精消毒　　−5	
		(3) 调试阻塞器:协助试戴修整阻塞器,直至佩戴阻塞器后患者无疼痛不适感,能正常咬合及发音	5	• 传递器械不规范/未传递/配合不到位　　−5	
		(4) 指导患者试戴:患者清洁双手,将阻塞器前端由开窗口缓慢推入囊腔内,告知患者阻塞器较柔软并具有弹性,在摘戴过程中不会损伤黏膜,消除患者的恐惧感	10	• 调整用物准备不全　　−5 • 未提前告知佩戴方法　　−2 • 未安抚患者　　−3	
		(5) 协助患者清洁面部,告知佩戴注意事项	2	• 未清理患者面部　　−2 • 未告知注意事项　　−2	
		(6) 整理用物:清点手术器械、用物分类放置,预处理后送去消毒,消毒口腔综合治疗台	8	• 未整理/整理不规范　　−3 • 未消毒治疗台　　−3	

（续表）

项　目		操作程序	标准分	扣分内容及标准	扣分
评价10分	质量	1. 人文关怀 2. 伴随语言 3. 技术品质 4. 操作流程 5. 完成时间：15 min	2 2 2 2 2	● 酌情扣分	

（六）健康教育

1. **日常佩戴**　告知患者每次进食后、每晚睡前均取下阻塞器，取出阻塞器后，需先采用流动水清洗，再用软毛牙刷刷洗，佩戴前需漱口保持口腔卫生，夜间睡眠期间将阻塞器放入凉开水中保存，次日早晨清洗漱口后方可戴回阻塞器。

2. **佩戴方法**　嘱患者不可强行插入阻塞器，如有佩戴后出现戴入部位疼痛说明阻塞器方向不正确，需进行调整。

3. **进食指导**　嘱患者用健侧咀嚼，细嚼慢咽，防止咀嚼时阻塞器不慎脱出，造成误吞现象。

4. **复诊**　每月复诊 1 次，根据囊腔逐渐闭合及时修整阻塞器。

📖 拓展阅读 13-8　囊肿塞

四、血管瘤等硬化剂治疗的护理操作配合——以聚桂醇注射液为例

情景案例

患者，男性，19 岁。因"上唇部内侧包块 1 年"就诊。门诊检查：包块外观蓝紫，触诊柔软，边界清楚，活动度尚可。诊断：上唇单纯海绵状血管瘤。拟行血管瘤硬化剂注射治疗。

请思考：

1. 血管瘤的病因？

2. 怎么指导该患者术中配合？

3. 如何做好患者的术后健康指导？

📹 云视频 13-13　血管硬化剂注射护理配合

（一）血管瘤概述

血管瘤（hemangioma）是一种先天性良性血管畸形或者肿瘤情况，是由于血管内皮细胞异常增生所导致。多见于婴幼儿及儿童，女性多见（男女之比为 1:3～1:5），好发

于颌面部皮肤、皮下组织及口腔黏膜。

1. 病因　血管瘤的来源及发病机制尚不清楚,与早产、出生时低体重、母亲孕期大量使用黄体酮及接受绒毛膜穿刺检查、胎儿缺氧应激等因素有关。

2. 临床表现　口腔颌面部血管瘤主要分为毛细管血管瘤、海绵血管瘤、蔓状血管瘤三种,临床表现不同。

1) 毛细血管型血管瘤　肿瘤由大量交织扩张的毛细血管组成。表现为鲜红色或紫色斑块。与皮肤表面平整或稍微隆起,边界清晰,形状不规则,大小不一。当用手指压迫肿瘤时,面部表面会压力减轻后,颜色会恢复。

2) 海绵状血管瘤　肿瘤由扩张的血管腔和内皮细胞的血窦组成。血窦的大小不同,如海绵状结构,充满静脉血,相互交通。表现为无症状、生长缓慢的软肿块。当头部较低时,肿瘤会因充血而扩大;恢复正常姿势后肿块会恢复到原来的状态。海绵状血管瘤为浅肿瘤,表面皮肤或黏膜呈蓝紫色。深层,皮肤颜色正常。肿块柔软,边界不清晰,无压痛。挤压时肿块缩小,撤除外力后肿块恢复原来的大小。

3) 蔓状血管瘤　主要由扩张动脉和静脉组成。肿瘤呈念珠状或蚯蚓状升高,有搏动感和震颤感,听诊时有吹风噪音。如果所有供血动脉被压闭,上述搏动和噪音就会消失。

3. 治疗方式　可采用硬化剂注射治疗和手术治疗。本文以聚桂醇注射液治疗为例。

(二) 护理评估

1. 询问病史　包括患者的家族史、血液疾病史、聚桂醇过敏史等,进食情况,女性是否在孕期。

2. 心理-社会状态评估　因血管瘤致外貌改变,患者可能产生自卑、抑郁的心理变化,主要评估患者有无情绪低落、紧张焦虑。

(三) 护理问题

1. 知识缺乏　与患者及家属不了解疾病病因、治疗、预后相关知识。

2. 疼痛　与注射治疗有关。

3. 潜在并发症　包括出血、感染等。

(四) 护理目标

(1) 患者及家属了解疾病病因、治疗、预后相关知识。

(2) 患者疼痛减轻或缓解,掌握有效对应方法。

(3) 减少血管硬化剂注射治疗后发生感染、皮肤糜烂、局部组织缺损等不良反应发生。

(五) 护理措施

1. 术前护理

1) 心理护理　向患者介绍治疗方法及注意事项,消除患者恐惧心理,取得患者配合。

2) 准备

(1) 环境准备:安静、整洁、舒适、安全,光线明亮。

(2) 操作者准备:洗手,戴帽子、口罩。

（3）用物准备：消毒盘（口镜、口镊、棉球）、碘伏棉球、聚桂醇注射液；2 ml或5 ml注射器。

（4）患者准备：①患者身体状况符合聚桂醇注射要求、已进食，女性患者处于非孕期。②介绍疾病的相关知识，以及治疗的基本步骤、时间等相关配合事项。

2. 术中护理配合

1）调整体位　根据患者年龄及瘤体大小采取坐位或半坐卧位，充分暴露注射部位。

2）消毒备药　传递碘伏棉球协助消毒，双人核对药物的药名、剂量、浓度、有效期、用法及患者姓名、年龄等，遵医嘱准备硬化剂。

3）协助注射　暴露注射部位，压迫周围组织，协助注射硬化剂。

4）观察病情　推注过程中注意观察患者有无心慌、出汗、晕厥等不良反应。如有相关反应发生应及时对症处理，必要时停止注射，并给予相应的急救处理。

5）按压止血　拔针后穿刺点用无菌棉球按压5 min，以防出血及药液外溢。

3. 术后护理

1）患者护理　密切观察患者30 min，无不良反应再离院，如有头晕、胸闷、恶心、视力障碍、渗血及出血等现象发生，协助医生对症处理。

2）用物处理　清点手术器械，用物分类放置，预处理后送去消毒，消毒口腔综合治疗台。

4. 操作流程及评分　如图13-14和表13-14。

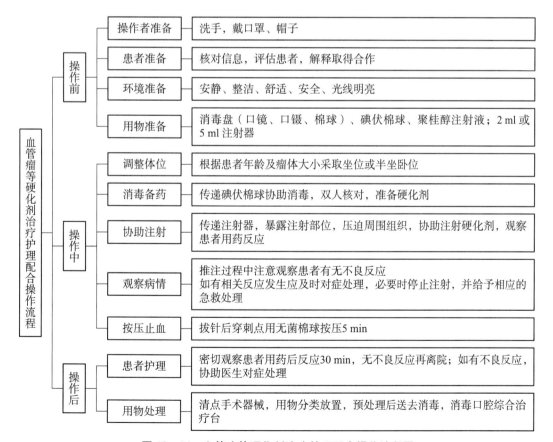

图 13-14　血管瘤等硬化剂治疗护理配合操作流程图

表 13-14　血管瘤等硬化剂治疗护理配合操作评分标准

科室：＿＿＿＿　姓名：＿＿＿＿　得分：＿＿＿＿　监考人员签名：＿＿＿＿　时间：＿＿年＿＿月＿＿日

项目		操作程序	标准分	扣分内容及标准	扣分
评估12分	自身准备	1. 着装规范：衣、帽、鞋、袜、胸牌、挂表、指甲 2. 核对医嘱 3. 洗手，戴口罩	4	● 一项不符合要求 ● 未核对或未双人核对 ● 未洗手、戴口罩	-1 -2 -1
	环境准备	1. 安静、整洁、舒适、适宜操作 2. 操作前半小时禁止打扫，减少人员走动	2	● 一项不符合要求	-1
	患者准备	1. 自我介绍，核对患者信息，解释取得合作 2. 评估患者病情、局部皮肤情况、活动能力、合作程度、三史（用药史、过敏史、家族史）	6	● 未自我介绍 ● 未解释、核对 ● 少评估一项	-1 -2 -3
计划18分	用物准备	1. 手术用物：消毒盘（口镜、口镊、棉球）、碘伏棉球、2 ml 或 5 ml 注射器；聚桂醇注射液 2. 手消、垃圾桶	18	● 少一件 ● 物品放置无序 ● 物品过期	-2 -1 -5
实施60分	操作步骤	1. 体位：根据患者年龄大小及瘤体大小采取坐位或半坐卧位	5	● 体位不正确	-5
		2. 消毒备药：传递碘伏棉球协助消毒，双人核对，准备硬化剂	20	● 棉球传递不规范/未传递 ● 查对不规范/未查对 ● 未排空气 ● 破坏无菌 ● 剂量配置不准确	-5 -2/-5 -1/-2 -2 -4
		3. 协助注射：传递注射器，暴露注射部位，压迫周围组织，协助注射硬化剂	15	● 注射器传递不规范/未传递 ● 注射部位暴露不充分/未暴露 ● 未压迫周围组织	-2/-5 -2/-5 -5
		4. 观察病情：推注过程中注意观察患者有无不良反应，如有相关反应发生应及时对症处理，必要时停止注射，并给予相应的急救处理	5	● 观察时间不足/未观察	-2/-5
		5. 止血：拔针后穿刺点用无菌棉球按压5 min，以防出血及药液外溢	5	● 按压时间不足/未按压	-2/-5
		6. 用物处理：清点手术器械，用物分类放置，预处理后送去消毒，垃圾按院感要求分类处理，消毒口腔综合治疗台	10	● 一项不符合要求	-2
评价10分	质量	1. 人文关怀 2. 伴随语言 3. 技术品质 4. 操作流程 5. 完成时间：10 min	2 2 2 2 2	● 根据情况酌情扣分	

（六）健康教育

1. **伤口观察**　指导患者注意观察血管瘤瘤体的变化及周围皮肤的情况。保持血管瘤注射部位周围的皮肤清洁、干燥，防止感染。

2. **并发症反应**　如有注射部位轻度肿胀，轻微发热（体温＜38℃），轻微食欲减退，均属正常反应,无须特殊处理。

3. 饮食指导　禁忌烟酒,饮食清淡,避免辛辣刺激的食物,宜进食高蛋白,高维生素,营养丰富的流质或软食。

4. 用药指导　必要时遵医嘱静脉滴注抗生素预防感染,注射部位疼痛剧烈者,可口服止痛药。

5. 复诊管理　每2周复诊1次,治疗3~5次为一个疗程,从最后一次治疗时间计算4周复诊。3个月随访无变化者无须再次治疗,如有发展可酌情追加1~2个疗程。

⏷ 拓展阅读 13-9　血管瘤治疗的适应证和禁忌证

五、洁治术护理配合

情景案例

患者,男,40岁。因"舌底溃疡长期不愈合,舌头运动受限"就诊。病理活检示:鳞状细胞癌。诊断:口底癌。收入院拟行手术治疗。医嘱:术日晨拟于门诊行术前洁治。治疗结束后即行"口底癌根治术"。

请思考:

1. 舌底癌根治术前行洁牙术的意义?

2. 如何指导该患者术中配合?

3. 如何做好患者术后健康指导?

▣ 云视频 13-14　洁治术护理配合

(一)龈上洁治术概述

龈上洁治术(supragingival scaling)是指使用龈上洁治器械除去牙石和菌斑,并磨光牙面,以延迟菌斑和牙石再次沉积。龈上洁治术的主要目的是去除龈上菌斑和牙石,消除局部刺激,使牙龈炎症完全消退或明显减轻。适用于牙龈炎、牙周炎的治疗和口腔肿瘤、种植牙等口腔内手术前的准备。

(二)护理评估

1. 询问病史　包括患者的家族史、用药史、过敏史、全身系统性疾病史(如高血压、心脏病、糖尿病及其他传染性疾病),是否安装心脏起搏器,进食情况,女性患者是否在孕期、月经期。

2. 心理-社会状态评估　主要包括患者对洁牙术的意义、治疗方法、预后的了解程度,对治疗效果的要求及经济承受能力。

(三)护理诊断

1. 恐惧　与行龈上洁治术时产生的噪音有关。

2. 疼痛　与牙龈炎和牙周疾病有关。

3. 潜在并发症　包括牙龈出血、牙齿敏感等,与洁牙术有关。

(四) 护理目标

(1) 患者恐惧程度减轻,能够积极配合治疗。

(2) 掌握洁牙术后酸痛不适的护理措施。

(3) 掌握有效救治措施,降低并发症的发生率。

(五) 护理措施

1. 术前护理

1) 心理护理

(1) 针对患者对疾病和手术的恐惧心理,耐心做好解释工作,告知洁治术相关事项,使其减轻恐惧感,以最佳的心理状态接受治疗。

(2) 告知患者术中可能出现牙龈出血、酸痛等情况,使其有充分的心理准备,取得患者的信任,积极配合治疗。

2) 准备

(1) 环境准备:安静、整洁、舒适,光线明亮。

(2) 操作者准备:洗手、戴帽子、口罩、防护面屏。

(3) 用物准备:①常规用物,包括胸巾、水杯、吸唾管、凡士林棉签。②龈上洁治用物,包括检查盘(口镊、口镜、探针、小挖勺、三用枪)、超声洁牙机、低速牙科手机、抛光杯、5 ml注射器、3%过氧化氢溶液、0.9%生理盐水、碘甘油、抛光膏、调拌纸。③牙周检查用物,包括牙周探针、牙周记录表。

(4) 患者准备:①身体状况符合洁牙术要求、已进食,女性未在孕期、月经期。②知晓疾病的相关知识,治疗的基本步骤、治疗可能存在的风险和并发症。

2. 术中护理配合

1) 调整体位　使患者头颈长轴与躯干成一线,患者张口时下颌牙列与地面平行(治疗上颌牙,应调节患者背部和头部的椅位,稍微后仰,使患者张口时上颌牙列与地平面呈45°角)。

2) 牙周检查　戴护目镜、系胸巾、含漱、凡士林润滑嘴角,左手持牙周探针非工作端,右手持口镜非工作末端同时传递后协助口腔检查并记录相关数据。

3) 洁治　传递洁治器,及时吸唾、调整灯光,保持术野清晰,密切观察操作过程中患者的生命体征、面部及嘴唇色泽的变化,嘱患者用鼻呼吸,以免发生呛咳,如患者有不适,则停止操作让患者稍作休息,必要时做相应的处理。

4) 冲洗　根据患者的炎症及出血情况,遵医嘱准备3%过氧化氢溶液或生理盐水冲洗液协助冲洗;冲洗时及时吸去冲洗液,减轻患者不适。

5) 抛光　传递已安装好抛光杯的低速牙科手机、抛光膏,协助抛光、吸唾。

6) 上药　传递碘甘油,暴露上药部位,协助上药;上药完成后告知患者治疗结束。

3. 术后护理

1）患者整理　协助患者清洁面部,解除胸巾。

2）用物整理　清点手术器械、用物,分类放置,预处理后送去消毒,消毒口腔综合治疗台。

4. 操作配合流程及评分　如图 13-15 和表 13-15 所示。

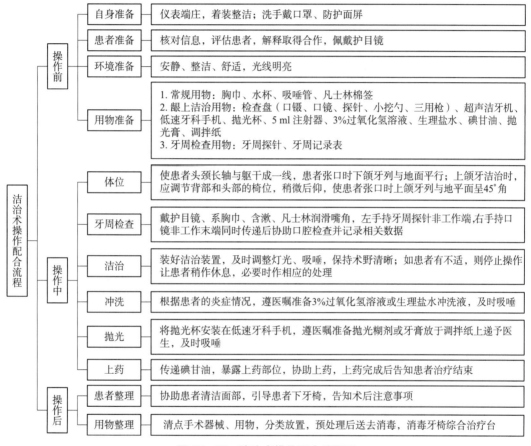

图 13-15　洁治术操作配合流程图

表 13-15　洁治术护理配合操作评分标准

科室:_____　姓名:_____　得分:_____　监考人员签名:_____　时间:____年____月____日

项目		操作程序	标准分	扣分内容及标准	扣分
评估 10 分	自身准备	1. 着装规范:衣、帽、鞋、袜、胸牌、挂表、指甲 2. 洗手,戴口罩,有喷溅治疗时需做好防护	4	● 一项不符合要求 ● 未洗手、戴口罩、未防护	-1 -1
	环境准备	安静、整洁、舒适、光线明亮	1	● 未陈述环境	-1
	患者准备	1. 自我介绍,核对患者信息,解释取得合作 2. 评估患者,测量血压	5	● 未自我介绍 ● 一项不符合要求	-1 -2

（续表）

项目		操作程序	标准分	扣分内容及标准	扣分
计划10分	用物准备	1. 常规用物：胸巾、水杯、吸唾管、凡士林棉签、防护面屏、护目镜 2. 龈上洁治用物：检查盘（口镜、口镜、探针、小挖勺、三用枪）、超声洁牙机、低速牙科手机、抛光杯、注射器、3％过氧化氢溶液、生理盐水、碘甘油、抛光膏、调拌纸 3. 牙周检查用物：牙周探针、牙周记录表 4. 防护用品：防护面屏、护目镜	10	● 少一件 ● 物品放置无序 ● 物品过期	－1 －2 －5
实施70分	操作步骤	1. 调整体位：患者的上身向后仰靠，头仰靠在治疗椅头托上，尽量使下颌牙的𬌗平面与地面平行	5	● 体位不正确	－5
		2. 牙周检查：戴护目镜、系胸巾、含漱、凡士林润滑嘴角，左手持牙周探针非工作端，右手持口镜非工作末端同时传递后协助口腔检查并记录相关数据	15	● 一项不符合要求 ● 器械传递不规范/未传递 ● 未记录数据 ● 灯光调节不到位	－1 －2/－5 －2 －2
		3. 洁治：装好洁治装置，及时调整灯光、吸唾，保持术野清晰；如患者有不适，则停止操作让患者稍作休息，必要时做相应的处理	15	● 未安装洁治装置 ● 传递不规范/未传递 ● 未及时调整 ● 未及时吸唾	－3 －2/5 －2 －2/－5
		4. 冲洗：根据患者的炎症情况，遵医嘱准备3％过氧化氢溶液或生理盐水冲洗液，及时吸唾	9	● 未观察患者情况 ● 注射器传递不规范/未传递 ● 药液准备错误	－2 －2/5 －2
		5. 抛光：将抛光杯安装在低速牙科手机，遵医嘱准备抛光糊剂或牙膏放于调拌纸上递予医生，及时吸唾	10	● 安装错误 ● 未准备抛光膏 ● 未及时吸唾	－3 －5 －2
		6. 上药：传递碘甘油，上药完成后告知患者治疗结束	4	● 未准备碘甘油	－4
		7. 协助患者清洁面部，引导患者下牙椅，告知注意事项	4	● 未清理患者面部 ● 未告知注意事项	－2 －2
		8. 整理用物：清点手术器械、用物分类放置，预处理后送去消毒，消毒口腔综合治疗台	7	● 整理不规范/未整理 ● 未消毒治疗台	－2/－5 －2
		9. 洗手	1	● 未洗手	－1
评价10分	质量	1. 人文关怀 2. 伴随语言 3. 技术品质 4. 操作流程 5. 完成时间：15 min	2 2 2 2 2	● 酌情给分	

（六）健康教育

1. **饮食指导**　使用碘甘油后1小时内不得喝水、漱口、进食。洁治术后2周内禁止吸烟，禁止喝茶、咖啡、可乐等易使牙齿着色的饮品，禁止食用其他容易让牙齿着色的食物。

2. **术后反应**

（1）洁牙术后48 h内口内会有少量的血丝，无须特别处理。切勿反复漱口或吸吮牙龈,易增加出血。一般身体无特殊情况者,坚持认真及正确地刷牙,症状即可缓解。若有明显出血情况,则应及时去医院就诊。

(2)洁牙术后可能存在牙齿敏感现象,所以此期间内请尽量避免食用过冷、过热、过硬、辛辣刺激的食物。牙齿敏感现象通常 1 周左右就会消失。若症状持续,可考虑使用抗过敏牙膏,一般使用 1 个月会有所改善;若是症状加重,不能缓解,请及时复诊检查。

3. 复诊管理　建议有明显牙周病倾向的人,每 3～6 个月做 1 次洁治;普通人群每6～12 个月做 1 次即可。

📖 拓展阅读 13-10　巴氏刷牙法

六、根管治疗术护理配合——以一次性根充为例

情景案例

患者,女性,32 岁。因"下前牙区牙龈不适"就诊。曲面体层片检查示下颌骨低密度囊性暗影,根据检查结果考虑:"下颌骨囊肿"。门诊以"下颌骨囊性病变性质待查"收入院,拟行手术治疗。医嘱:术日晨口腔门诊行 32—41 根管治疗术。治疗结束后即行下颌骨囊肿刮除术。

请思考:

1. 颌骨囊肿术前行根管治疗术的意义?

2. 如何指导该患者术中配合?

3. 如何做好患者术后健康指导?

💻 云视频 13-15　根管治疗术护理配合

(一)根管治疗术概述

根管治疗术(root canal therapy)是使用机械和化学的方法去除根管内的大部分感染物,并通过充填根管、封闭冠部,防止发生根尖周病变或促进已经发生的根尖周病变愈合的治疗方法。根管治疗术适用于牙髓、根尖周病等患牙的治疗,也用于根尖囊肿、颌骨囊肿、牙骨质瘤等疾病的术前保牙治疗。根管治疗操作过程主要包括以下步骤:

1. 根管预备　通过精细的器械逐步通畅并扩大根管,用大量化学消毒液冲洗,将大部分的感染物质从根管内和根管壁清除,属于根管治疗中的关键环节。

2. 根管充填　根管预备后如无自觉症状、根管内无明显渗出和异味就可进行根管充填。根管充填是通过向根管中填入牙胶和根管封闭剂来实现对已清理和成形的根管系统进行严密封闭,充填的方法包括侧方加压充填法和垂直加压充填法。

(二)护理评估

1. 询问病史　包括患者的家族史、用药史、过敏史、系统性疾病史(如高血压、心脏病、

糖尿病等),是否安装心脏起搏器,有无麻醉药物过敏史,进食情况,女性患者是否在孕期。

2. 心理-社会状态评估 主要包括患者对根管治疗术的意义、治疗方法、预后的了解程度,对治疗效果的要求及经济承受能力。

(三) 护理诊断

1. 焦虑 与担心根管治疗术预后有关。

2. 潜在并发症 包括误吞、口腔黏膜受损,与根管治疗有关。

3. 知识缺乏 与缺乏根管治疗术和自我护理的相关知识有关。

(四) 护理目标

(1) 患者及家属了解疾病病因、治疗、预后相关知识。

(2) 患者焦虑/恐惧程度减轻,配合治疗及护理。

(3) 无并发症发生,护士掌握有效应对方法。

(五) 护理措施

1. 术前护理

1) 心理护理

(1) 针对患者的恐惧心理,护士应鼓励其树立战胜疾病的信心,使其减轻恐惧感,以最佳的心理状态接受治疗。

(2) 指导患者在治疗过程中用鼻呼吸,避免误吞,不可随意说话、起身、蹬腿、扭动身躯,如有不适举左手示意。

2) 术前准备

(1) 环境准备:安静、整洁、舒适,光线明亮。

(2) 操作者准备:仪表端庄,着装整洁,洗手,戴帽子、口罩,喷溅性治疗环节时需做好防护。

(3) 用物准备:①常规用物,包括3%过氧化氢溶液、胸巾、水杯、吸唾管、护目镜、凡士林棉签、血压计、防护面罩。②局麻用物,包括麻药、注射器、碘伏棉球。③根管治疗用物,包括根充包(口镜、口镊、直镊、小挖勺、探针、量尺、充填器、清洁台、根管锉架、15~40号根管锉、小药杯、气枪头、纱布)、高速牙科手机、慢速牙科手机、螺旋输送器、车针、拔髓针、唇勾、镍钛针、垂直加压器、根管冲洗器、牙胶尖、吸潮纸尖、根测仪、根测仪锉夹、机扩仪、根充仪、调拌刀、调拌纸、吸潮纸尖、酒精棉球、根管冲洗液、根管润滑剂、根管封闭剂、冠部封闭材料。

(4) 患者准备:①患者身体状况符合根管治疗术要求、已进食,女性患者非孕期;②介绍疾病的相关知识,治疗的基本步骤、时间等相关注意事项;③局麻前测量血压和脉搏。

2. 术中护理配合

1) 根管预备

(1) 体位准备:使患者头颈长轴与躯干成一线,患者张口时下颌牙列与地面平行(治疗上颌牙时,应调节患者背部和头部的椅位,稍微后仰,使患者张口时上颌牙列与地平面呈 45°角）。

（2）口腔检查：戴护目镜、系胸巾、含漱、凡士林润滑嘴角，左手持探针一侧末端，右手持口镜非工作末端同时传递后协助口腔检查。

（3）麻醉：双人核对麻醉药物的药名、剂量、浓度、有效期、用法及患者姓名、年龄等，传递碘伏棉球和局麻药物协助消毒麻醉。密切观察患者的生命体征、面部及嘴唇色泽的变化。

（4）髓腔冠部预备：传递安装好短裂钻的高速牙科手机，及时吸唾维护视野，同时告知患者用鼻呼吸，以免发生呛咳，再次指导患者如有任何不适请举左手示意，勿摇头或拽拉医生护士的手，以免受伤。

（5）牙髓摘除：传递拔髓针，准备清洁台，及时清除残留在拔髓针上的牙髓组织。

（6）根管预备和形成。①畅通根管：传递已预弯的小号根管锉，协助疏通根管，传递根管冲洗器协助冲洗根管，及时吸唾，传递气枪头，吹干。②测根管长度：根测仪连接唇勾后挂于患者右侧口角（患牙对侧口角），传递根管锉、根测仪锉夹、量尺，协助测量工作长度并记录数据。测量前再次核对患者既往史，安装心脏起搏器患者需慎用根测仪。③根管预备：机扩仪手柄上安装镍钛针，依次传递机扩仪手柄和根管润滑剂，协助根管成形，传递冲洗液协助冲洗根管，使用棉球及时擦净镍钛针表面的碎屑。④主牙胶尖确认：传递与根管预备时主尖锉相同型号牙胶尖协助试尖，引导患者拍片；拍片过程中嘱患者半张口，以免影响准确性。

2）根管充填

（1）根管冲洗：左手持口镊一侧末端，右手持口镜非工作末端同时传递，协助取出牙胶尖，传递根管冲洗器冲洗根管，及时吸净冲洗液，传递吸潮纸尖协助干燥根管。

（2）导入根管封闭剂：严格按照无菌操作，参照说明书比例调拌根管封闭剂，低速牙科手机上安装螺旋输送器，协助将根管封闭剂导入根管内。

（3）插入主牙胶尖：用酒精棉球消毒后的主牙胶尖蘸取少量根管封闭剂，协助插入根管内。

（4）热压主牙胶尖：设置根充仪携热器温度至 180 ℃，传递携热器手柄和垂直加压器协助压紧牙胶。传递加热器械时，告知患者携热器工作尖温度高，勿随意晃动头部，防止烫伤。

（5）回填牙胶：传递升温至工作温度后的充填手柄，协助回填牙胶，交换垂直加压器协助压紧牙胶。

（6）髓室处理：传递酒精棉球，协助擦净髓室腔的根管封闭剂。

（7）冠部封闭：参照说明书比例调冠部封闭剂，传递充填器和封闭剂协助暂封冠部，再次协助配合拍片，告知患者治疗结束。

3. 术后护理

1）患者整理 协助患者清洁面部，测量血压，引导患者下牙椅。

2）用物整理 清点手术器械、用物分类放置，预处理后送供应室处理，消毒口腔综合治疗台。

    4. 操作配合流程及评分   如图 13 - 16 和表 13 - 16 所示。

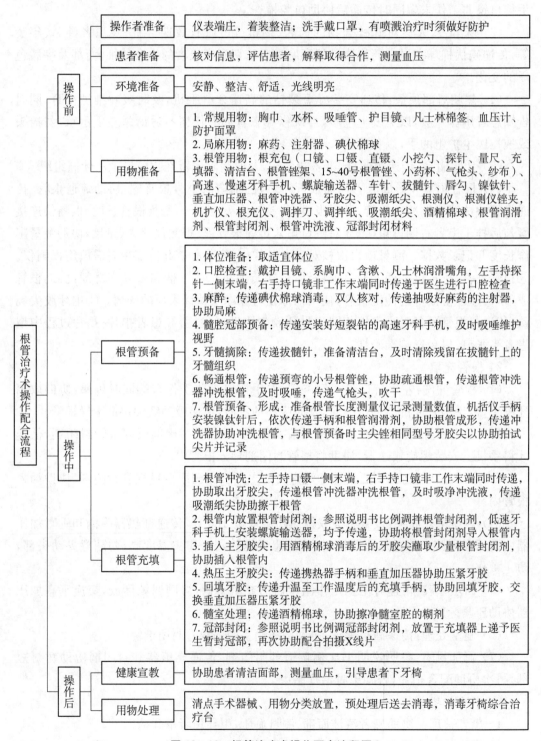

图 13 - 16　根管治疗术操作配合流程图

表 13-16　根管治疗术护理配合操作评分标准

科室：_____　姓名：_____　得分：_____　监考人员签名：_____　时间：___年___月___日

项　目		操作程序	标准分	扣分内容及标准	扣分
评估 10 分	自身准备	1. 着装规范：衣、帽、鞋、袜、胸牌、挂表、指甲 2. 洗手，戴口罩，有喷溅治疗时需做好防护	4	• 一项不符合要求 • 未洗手、戴口罩、未防护	−1 −1
	环境准备	安静、整洁、舒适，光线明亮	1	• 未陈述环境	−1
	患者准备	1. 自我介绍，核对患者信息，解释取得合作 2. 评估患者，测量血压	5	• 未自我介绍 • 一项不符合要求	−1 −2
计划 10 分	用物准备	1. 根充包(口镜、口镊、直镊、小挖勺、探针、量尺、充填器、清洁台、扩大针架、15～40 号扩大针、小药杯 2 个、气枪头、纱布)、高速、慢速牙科手机、螺旋输送器、车针、拔髓针、唇勾、镍钛针、垂直加压器、根管冲洗器、牙胶尖、吸潮纸尖、根测仪、根测仪锉夹、机扩仪、根充仪、调拌刀、调拌纸、吸潮纸尖、酒精棉球、碘伏棉球、麻药、注射器、根管润滑剂、根管封闭剂、根管冲洗液、冠部封闭材料、胸巾、水杯、吸唾管、护目镜、凡士林棉签、血压计、防护面罩 2. 手消毒液、垃圾桶	10	• 少一件 • 物品放置无序 • 物品过期	−1 −2 −5
实施 70 分	操作步骤	1. 体位准备：使患者头颈长轴与躯干成一线，患者张口时下颌牙列与地面平行	1	• 体位不正确	−1
		2. 口腔检查：戴护目镜、系胸巾、含漱、凡士林润滑嘴角，左手持探针一侧末端，右手持口镜非工作末端同时传递于医生进行口腔检查	2	• 检查器械传递不规范/未传递	−1/−2
		3. 麻醉：传递碘伏棉球消毒注射部位，双人核对，传递抽吸好麻药的注射器，协助局麻	2	• 注射器传递不规范/未传递	−1/−2
		4. 髓腔冠部预备：将短裂钻安装于高速手机上递予医生，及时吸唾，维护视野	4	• 车针选择不正确 • 车针未安装在高速手机上 • 传递不当 • 未及时吸唾	−1 −1 −1 −1
		5. 牙髓摘除：传递拔髓针，准备清洁台，及时清除残留在拔髓针上的牙髓组织，传递根管冲洗液进行冲洗根管内的腐败物质，同时协助吸唾	5	• 拔髓针传递不规范/未传递 • 冲洗器传递不规范/未传递 • 未及时吸唾	−1/−2 −1/−2 −1
		6. 疏通根管：传递预弯的小号根管锉，协助疏通根管，传递根管冲洗器冲洗根管，及时吸唾，传递气枪头，吹干	6	• 根管锉传递不规范/未传递 • 冲洗器传递不规范/未传递 • 未及时吸唾 • 未传递气枪头	−1/−2 −1/−2 −1 −1

（续表）

项　目	操作程序	标准分	扣分内容及标准	扣分
	7. 根管预备、形成:准备根管长度测量仪记录测量数值在机扩仪上安装镍钛针依次传递,并传递根管润滑剂,协助根管成形,传递冲洗器协助冲洗根管,期间传递相应型号的主牙胶尖协助拍试尖片并记录	12	• 根管长度未记录 • 根管锉未传递/传递顺序不准确 • 镍钛针未安装在机扩仪手柄上 • 机扩仪传递不规范/未传递 • 根管润滑剂传递不规范/未传递 • 主牙胶尖选择错误 • 冲洗器传递不规范/未传递 • 未及时吸唾 • 未记录	−1 −1 −1 −1/−2 −1/−2 −1 −1/−2 −1 −1
	8. 根管冲洗:左手持口镊一侧末端,右手持口镜非工作末端同时传递,协助取出牙胶尖或根管锉,传递根管冲洗器冲洗根管,及时吸净冲洗液,传递吸潮纸尖协助擦干根管	10	• 器械传递不规范/未传递 • 冲洗器传递不规范/未传递 • 未及时吸唾 • 未传递吸潮纸尖	−1 −1 −1 −2
	9. 根管内放置根管封闭剂:参照说明书比例调拌根管封闭剂,低速牙科手机上安装螺旋输送器,均予传递,协助将根管封闭剂导入根管内	5	• 根充糊剂调拌方式/量/时间/性状不规范 • 螺旋输送器未传递	−1/−1/ −1−1 −1
	10. 将蘸有根管封闭剂的牙胶尖插入根管:用酒精棉球消毒后的牙胶尖蘸取少量根管封闭剂,协助插入根管内	3	• 牙胶尖未消毒/未蘸取根充糊剂/未传递	−1/−1/ −1
	11. 热压主牙胶尖:传递携热器手柄,传递垂直加压器压紧牙胶	4	• 携热器未传递 • 垂直加压器未传递	−2 −2
	12. 回填牙胶:传递升温至工作温度后的充填手柄,协助回填牙胶,交换垂直加压器压紧牙胶	4	• 充填手柄未传递 • 垂直加压器未传递	−2 −2
	13. 髓室处理:传递酒精棉球,协助擦净髓室腔的糊剂	2	• 未传递酒精棉球 • 未擦净髓室腔	−1 −1
	14. 冠部封闭:参照说明书比例调冠部封闭剂,放置于充填器上递予医生暂封冠部,再次协助配合拍摄 X 线片	3	• 冠部封闭剂调拌方式/量/时间/性状不规范	−1/−1/ −1
	15. 协助患者清洁面部,引导患者下牙椅,告知注意事项	3	• 未清洁 • 未引导下牙椅 • 未交代注意事项	−1 −1 −1
	16. 整理用物:清点手术器械、用物分类放置,预处理后送去消毒,消毒口腔综合治疗台	3	• 未清点手术器械 • 用物未分类放置 • 未消毒	−1 −1 −1
	17. 洗手	1	• 未洗手	−1

（续表）

项　目		操作程序	标准分	扣分内容及标准	扣分
评价10分	质量	1. 人文关怀 2. 伴随语言 3. 技术品质 4. 操作流程 5. 完成时间：15 min	2 2 2 2 2	● 根据情况酌情扣分	

（六）健康教育

（1）患牙在根充后可能出现不同程度的不适,轻度不适一般会在治疗后 2～3 天消失。如有明显肿胀及疼痛应及时就诊。

（2）嘱患者 2 h 内应尽量避免患侧咀嚼,患牙避免咬硬物,避免进食过冷过热的刺激性食物（手术患者应按照麻醉方式进食）。

（3）充填后牙体组织变脆,为防止牙体崩裂建议牙冠修复。

（4）嘱患者注意口腔卫生,定期进行口腔检查。

🔖 拓展阅读 13-11　材料调拌技术

（李娜）

第七节　经鼻高流量湿化氧疗技术

📺 云视频 13-16　高流量吸氧

一、目的

经鼻高流量湿化氧疗（high flow nasal cannula oxygen therapy，HFNC）是一种通过无须密封的导管经鼻输入经过加温、湿化的高流量混合气体的呼吸治疗方法。其经由鼻塞持续为患者输送可调控并相对恒定吸氧浓度（21%～100%）、温度（31～37 ℃）和湿度的高流量（8～80 L/min）吸入气体 HFNC 的呼吸生理机制包括呼气末正压（positive end-expiratory pressure，PEEP）、生理死腔冲刷、维持黏液纤毛清除系统功能、降低患者上气道阻力和呼吸功等作用,可改善患者的换气和部分通气功能,对单纯低氧性呼吸衰竭（Ⅰ型呼吸衰竭）患者具有积极的治疗作用,对部分轻度低氧合并高碳酸血症（Ⅱ型呼吸衰竭）患者可能也具有一定的治疗作用。HFNC 使用时无须建立人工气道,佩戴更舒适,是定位于传统常规氧疗（ordinary oxygen cure）和传统机械通气（mechanical ventilation）之间的新型的呼吸支持治疗方式,近年来临床上正在逐步推广。HFNC 可以改善患者气道干燥的不适感,提高患者的舒适度。

二、评估

(1) 患者意识状态良好,可以配合操作。

(2) 患者鼻腔通畅,鼻腔无息肉,鼻中隔居中,无手术史。

三、准备

1. **环境准备** 安静、整洁、舒适、光线明亮、周围无明火、用氧管道无积灰。

2. **操作者准备** 着装规范(衣、帽、鞋、袜、胸牌、挂表)、指甲平整、佩戴口罩。

3. **用物准备** 高流量湿化氧疗仪(流量感受器及涡轮系统、湿化水罐、呼吸管、鼻塞)、棉签、橡皮筋、别针、执行单、治疗盘、手消毒液、垃圾桶。

四、注意事项

1. **适应证** 轻中度低氧血症〔$100 \, \text{mmHg} \leqslant \text{PaO}_2/\text{FiO}_2 < 300 \, \text{mmHg}$,$1 \, \text{mmHg} = 0.133 \, \text{kPa}$〕、轻度呼吸窘迫综合征、对普通氧疗不耐受的治疗、没有紧急气管插管指征、生命体征相对稳定的患者;对轻度通气功能障碍(pH 值 $\geqslant 7.3$)患者也可以谨慎应用,但要做好更换为无创正压通气(non-invasive positive pressure ventilation, NPPV)或气管插管有创正压通气的准备。

2. **禁忌证** ①心跳呼吸骤停,需要紧急气管插管的患者;②自主呼吸微弱,昏迷的患者;③极重度Ⅰ型呼吸衰竭的患者。中重度呼吸性酸中毒高碳酸血症(pH 值 < 7.30)、通气功能障碍、有高危的误吸风险、血流动力学不稳定需要使用血管活性药物的患者要慎重应用,非必要情况不适用高流量氧疗。

五、操作流程

HFNC 操作流程如图 13 - 17 所示。

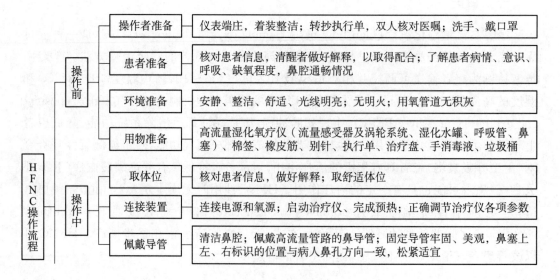

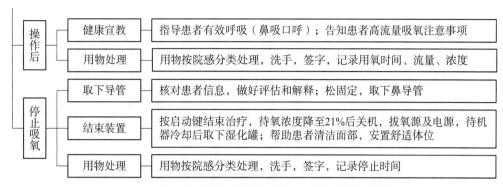

图 13‑17 经鼻高流量湿化氧疗(HFNC)操作流程图

六、操作评分标准

HFNC 操作评分标准如表 13‑17 所示。

表 13‑17 经鼻高流量湿化氧疗(HFNC)操作评分标准

科室:_____ 姓名:_____ 得分:_____ 监考人员签名:_____ 时间:___年___月___日

项目		操作程序	标准分	扣分内容及标准	扣分
评估10分	自身准备	1. 着装规范:衣、帽、鞋、袜、胸牌、挂表、指甲 2. 转抄执行单,核对医嘱 3. 洗手,戴口罩	3	● 一项不符合要求 ● 未转抄或双人核对 ● 未洗手、戴口罩	−1 −1 −1
	环境准备	1. 安静、整洁、舒适、光线明亮 2. 环境无明火 3. 用氧管道无积灰	2	● 未陈述环境 ● 未检查管道	−1 −1
	患者准备	1. 自我介绍,核对患者信息,清醒者做好解释,以取得配合 2. 了解患者病情、意识、呼吸、缺氧程度,鼻腔通畅情况	5	● 未自我介绍 ● 一项不符合要求	−1 −2
计划10分	用物准备	1. 高流量湿化氧疗仪(流量感受器及涡轮系统、湿化水罐、呼吸管、鼻塞)、棉签、橡皮筋、别针、执行单、治疗盘 2. 手消毒液、垃圾桶	10	● 少一件 ● 物品放置无序 ● 物品过期	−1 −2 −5
实施70分	吸氧50分	1. 核对,解释 2. 患者取舒适体位,环境准备 3. 连接电源和氧源 4. 启动治疗仪、完成预热 5. 遵医嘱正确调节治疗仪各项参数 6. 清洁鼻腔 7. 佩戴高流量管路的鼻导管 8. 固定导管牢固、美观,鼻塞上左、右标识的位置与患者鼻孔方向一致,松紧适宜	2 2 3 4 4 4 4 6	● 未核对 ● 未安置体位 ● 未正确连接 ● 未进行预热 ● 调节参数错误 ● 未清洁鼻腔 ● 鼻导管佩戴错误 ● 一项不符合要求	−2 −2 −3 −4 −4 −4 −4 −2

（续表）

项目	操作程序	标准分	扣分内容及标准	扣分
	9. 指导患者有效呼吸(鼻吸口呼)	6	• 未指导患者有效呼吸	−3
	10. 观察患者病情及血氧饱和度	4	• 未观察患者病情	−4
	11. 告知患者高流量吸氧注意事项(禁明火,勿随意调节)	6	• 未告知注意事项	−5
			• 一项不符合要求	−1
	12. 清理用物,分类处理,洗手,签字并记录用氧时间、流量、浓度	5	• 一项不符合要求	−1
停止吸氧20分	1. 核对及评估,解释	4	• 未核对/未评估	−2/−2
	2. 松固定,取下鼻导管	2	• 未松固定	−1
	3. 按启动键结束治疗,待氧浓度降至21%后关机,拔氧源及电源,待机器冷却后取下湿化罐	6	• 关机时氧浓度不达标	−2
			• 未关电源	−2
			• 未取下湿化罐	−2
	4. 帮助患者清洁面部,安置舒适体位	4	• 未清洁面部/安置体位	−2/−2
	5. 整理用物,分类处理,洗手,签字并记录停止时间	4	• 一项不合要求	−1
评价10分 质量	1. 人文关怀	2		
	2. 伴随语言	2		
	3. 技术品质	2	• 根据情况酌情打分	
	4. 操作流程	2		
	5. 完成时间:15 min	2		

🖥 拓展阅读 13 − 12　经鼻高流量湿化氧疗临床操作

（张金凤）

主要参考文献

[1] 张志愿.口腔颌面外科学[M].8版.北京:人民卫生出版社,2020.

[2] 赵佛容.口腔护理学[M].4版.上海:复旦大学出版社,2022.

[3] 赵佛容,李秀娥.口腔颌面外科护理基础[M].北京:人民卫生出版社,2019.

[4] 毕小琴,龚彩霞.口腔颌面外科护理基础[M].北京:人民卫生出版社,2019.

[5] 毕小琴,邓立梅.口腔颌面外科护理技术[M].北京:人民卫生出版社,2022

[6] 李秀娥,毛靖.口腔保健与护理[M].北京:人民卫生出版社,2022.

[7] 郭传瑸,张益.口腔颌面外科学[M].3版.北京:北京大学医学出版社,2021.

[8] 张震康,俞光岩.口腔颌面外科学[M].2版.北京:北京大学医学出版社,2013.

[9] 赵怡芳,等.口腔疾病诊疗并发症[M].武汉大学出版社,2023.

[10] 高岩,李铁军,等.口腔组织学与病理学[M].北京大学医学出版社,2021.

[11] 俞光岩,王慧明.口腔医学口腔颌面外科分册[M].北京:人民卫生出版社,2016.

[12] 马洪涛,韩文军.麻醉护理工作手册[M].北京:人民卫生出版社.2017.

[13] 窦祖林.吞咽障碍评估与治疗[M].2版.北京:人民卫生出版社,2017.

[14] 何三纲,于海洋.口腔解剖生理学[M].人民卫生出版社,2020.

[15] 陈卓铭.语言治疗学[M].3版.北京:人民卫生出版社,2020.

[16] 胡雁,陆箴琦.实用肿瘤护理[M].第3版.上海科技出版社,2020:299.

[17] 田国华.口腔护理学[M].北京:人民卫生出版社,2017.

[18] 姚树桥,杨艳杰.医学心理学[M].7版.人民卫生出版社,2020.

[19] 杨艳杰,曹枫林.护理心理学[M].4版.人民卫生出版社,2020.

[20] 蒋红,顾妙娟,赵琦.临床实用护理技术操作规范[M].北京:人民卫生出版社,2019.

[21] 邱蔚六,张震康,王大章.口腔颌面外科理论与实践[M].北京:人民卫生出版社,2009.

[22] 郑家伟.口腔颌面外科学精要[M].上海:上海科学技术出版社,2014.

[23] 高明.头颈肿瘤学[M].3版.北京:科学技术文献出版社,2014.

[24] 胡勤刚.口腔颌面外科查房手册[M].北京:人民卫生出版社,2015.

[25] 国家麻醉质控中心,中华医学会麻醉学分会常委,中华医学会麻醉学会麻醉质量管理学组.2021麻醉科质量控制专家共识[EB/OL].http://www.csaqh.cn/guide/detail_1623.html.[2021-09-30].

[26] 中国临床肿瘤学会指南工作委员会.肿瘤患者静脉血栓防治指南[M].北京:人民卫生出版

社,2020.

[27] 中国康复医学会康复护理专业委员会.吞咽障碍康复护理专家共识.护理学杂志,2021,36 (15):1-4.

[28] 中国吞咽障碍康复评估与治疗专家共识组.中国吞咽障碍评估与治疗专家共识(2017年版) [J].中华物理医学与康复杂志,2017,39(12):881-892.

[29] 中华医学会肠外肠内营养学分会.中国成人患者肠外肠内营养临床应用指南(2023版) [J].中华医学杂志,2023,103(13):946-974.

[30] 中华护理学会.成人鼻肠管的留置与维护[S].[2021-12-31发布].[2022-03-01实施].

[31] 中华护理学会.成人有创机械通气气道内吸引技术操作[S].[2021-02-01发布].[2021-05-01实施].

[32] 中华医学会麻醉学分会.麻醉后监测治疗专家共识[J].临床麻醉学杂志,2021,37(1):89-94.

[33] 中华预防医学会医院感染控制分会第四届委员会重点部位感染防控学组.术后肺炎预防和控制专家共识[J].中华临床感染病杂志,2018,11(1):11-19.

[34] 熊照玉,柯卉,李素云等.围手术期患者口服营养补充的最佳证据总结[J].中华护理杂志, 2021,56(2):283-288.

[35] 中国抗癌协会肿瘤营养与支持专业委员会肿瘤放疗营养学组.头颈部肿瘤放疗者营养与支持治疗专家共识[J].中华放射肿瘤学杂志,2018,27(1):1-6.

[36] 尚伟,郑家伟.2019年NCCN口腔口咽癌诊疗指南更新解读[J].中国口腔颌面外科杂志, 2019,17(6):481-485.

[37] 孙坚,沈毅,李军等.颅颌面联合切除术后缺损的分类和修复重建[J].中华显微外科杂志, 2014,37(5):421-426.

[38] Bassett KB, DiRmarco A, Naughtom DK.口腔局部麻醉学[M].朱也森,姜虹,译.北京:人民军医出版社,2011.

[39] Key N S, Khorana A A, Kuderer N M, et al. Venous thromboembolism prophylaxis and treatment in patients with cancer: ASCO clinical practice guideline update [J]. J Clin Oncol, 2020,38(5):496-520.

[40] Muscaritoli M, Arends J, Bachmann P, et al. ESPEN practical guideline: Clinical Nutrition in cancer [J]. Clin Nutr, 2021,40(5):2898-2913.

[41] Mimica X, McGill M, Hay A, et al. Distant metastasis of salivary gland cancer: Incidence, management, and outcomes [J]. Cancer, 2020,126(10):2153-2162.

[42] Wilkinson J M, Halland M. Esophageal motility disorders [J]. Am Fam Physician 2020,102: 291.

[43] Camus-Jansson F, Longueira-Diaz N, Salinas-Diaz B, et al. Preoperative oral practices and incidence of postoperative complications in hospital medical-surgical procedures: A Meta-analysis [J]. Med Oral Patol Oral Cir Bucal, 2023,28(3):e217-e228.

[44] Pezdirec M, Strojan P, Boltezar1 I H. Swallowing disorders after treatment for head and neck cancer [J]. Radiol Oncol, 2019,53(2):225-230.

[45] Lee Y H, Goo-Yoshino S, Lew H L, et al. Social participation in head and neck cancer survivors with swallowing disorder: World Health Organization Disability Assessment Schedule 2.0 study [J]. Head Neck, 2020,42(5):905-912.

[46] Harris A, Lyu L, Wasserman-Winko T. Neck disability and swallowing function in posttreatment

head and neck cancer patients [J]. Otolaryngol Head Neck Surg, 2020,163(4):763-770.

[47] Baijens L W J, Walshe M, Aaltonen L M, et al. European white paper: oropharyngeal dysphagia in head and neck cancer [J]. Eur Arch Otorhinolaryngol, 2021,278(2):577-616.

[48] Yao M, Yang L, Cao Z Y, et al. Chinese version of the Constant-Murley Questionnaire for shoulder pain and disability: a reliability and validation study [J]. Health Qual Life Outcomes, 2017,15(1):178.

[49] Sawaki M, Shien T, Iwata H, et al. TNM classification of malignant tumors(Breast Cancer Study Group) [J]. Jpn J Clin Oncol, 2019,49(3):228-231.

[50] Dawson C, Pracy P, Patterson J, et al. Rehabilitation following open partial laryngeal surgery: Key issues and recommendations from the UK evidence based meeting on laryngeal cancer [J]. J Laryngol Otol, 2019,133(3):177-182.

中英文对照索引

第三章 口腔颌面部囊肿围手术期护理

第四章 口腔颌面部良性肿瘤和瘤样病变围手术期护理